医案春秋

张　博　编著

中国科学技术出版社
·北　京·

图书在版编目（CIP）数据

医案春秋 / 张博编著 . — 北京 : 中国科学技术出版社 , 2024.1
ISBN 978-7-5236-0012-2

Ⅰ . ①医… Ⅱ . ①张… Ⅲ . ①医案—汇编—中国—现代 Ⅳ . ① R249.7

中国国家版本馆 CIP 数据核字（2023）第 035993 号

策划编辑　于　雷　韩　翔
责任编辑　于　雷
文字编辑　靳　羽
装帧设计　佳木水轩
责任印制　李晓霖

出　　版　中国科学技术出版社
发　　行　中国科学技术出版社有限公司发行部
地　　址　北京市海淀区中关村南大街 16 号
邮　　编　100081
发行电话　010-62173865
传　　真　010-62179148
网　　址　http://www.cspbooks.com.cn

开　　本　710mm × 1000mm　1/16
字　　数　404 千字
印　　张　22.5
版　　次　2024 年 1 月第 1 版
印　　次　2024 年 1 月第 1 次印刷
印　　刷　北京顶佳世纪印刷有限公司
书　　号　ISBN 978-7-5236-0012-2 / R · 2998
定　　价　58.00 元

幸福中医文库编委会名单

内容提要

医案是医学的第一手资料，也是行医的真实写照。本书采撷了大量名家医案及作者医案，总结了其中的临床经验、感悟，并自解自析，传教于人。全书共10章，通过对头面神经、心脏循环、肺呼吸、脾胃消化、肝胆情志、妇儿科、泌尿生殖、皮肤病、代谢免疫、脊柱四肢方面的医案讲述真实的临床治疗过程，针对其中不足之处，结合作者的治学心得进一步梳理，整理出一条清晰的中医学脉络，以便读者学习、了解和掌握。

本书行文流畅，条理清楚，医案翔实，贴近临床实际，适合中医药工作者、中医药院校广大师生及中医药爱好者阅读参考。

序

余不敏，无特殊才能，亦无建树，仅一普通临床中医师，回顾余在中医这个行道里，仅是把前圣后贤们的理论和经验拿到临床上再实践和检验一下，正确的、有效的留之扬之，错误的、不全的弃之更之。临证几十年，读书不可谓不多，发现书中虚言不少，同时也有大量真实有效的东西被淹没在冗文中，后学者要想觅得真经，非皓首穷经不可。为此，余大胆地走一步，先将自己多年实践的点滴成果分享出来，目的是想让青年中医学子省点时间、省点精力，直接掌握中医之精华，从而学习更多的知识。本书所述都是自己经历和验证过的，书中的验案也都是真实可信的。余一生信奉的宗旨乃唯实、唯真、唯简，不唯名、不唯大、不唯全。人不分有名无名、职位高低、年龄大小、在朝在野，只要有真才实学、真知灼见，即学之用之扬之。书中很多的经验就是这样得来的，诸位同道切莫轻之。望诸公在临床上进一步验证，继续丰富完善。有效者留下自用，无效者弃之太平洋。

需要说明的一点是，书中所载的见识和经验仅为余临床中很少的一部分，奉之是为抛砖引玉，希望更多的同道把自己的绝招和独到经验贡献出来，供青年中医学习。

王幸福

前　言

2018年，我经人介绍认识了王幸福老师，此前我并不认识王老师。与王老师的交谈时，我夸夸其谈，王老师听后问了我几个问题，如附子到底起什么作用？如果六经辨证不能明确诊断时该怎么办？这几个简单的问题一下就点中了我的“死穴”。我收起轻狂，认真听取眼前的这位和蔼老师讲解。讲解时间不长，仅一个多小时，但我却觉得字字珠玑，犹如当头棒喝，令我醍醐灌顶，终于认识到自己的瓶颈问题。

20多年前我考入中国人民解放军第一军医大学（现南方医科大学），学的是西医，毕业后在基层部队工作，紧张的训练和生活让时间过得很快，而冬季集训使我落下了膝关节疼痛的问题。上级医院磁共振检查一切正常，但左膝酸软无力，上下楼梯尤为明显。当时，单位来了几位中医学院毕业的学生，用针灸为我治疗了几次，症状缓解很明显，于是我对中医产生了兴趣。

对中医产生兴趣后，我开始自学针灸，先在网上找到了倪海厦老师的视频，因自身有西医解剖基础，故学习时并不困难。一个月后，我开始在自己身上试针。一针下去，颈椎疼痛就缓解了。于是又以针灸治疗身边的战友，效果明显。至此用针灸技术解决了很多战友的疼痛问题，并因此荣立“个人三等功”一次。

针灸的治疗效果坚定了我学习中医的决心，于是我又开始学习中药、方剂。自学几年后，一位老班长因“急性支气管炎，咳嗽加重1周”来检查，检查结束建议他服用中药试试。老班长接受建议，并按方抓药服用，结果第二天即可正常参加体能训练。同学的孩子感冒咳嗽，也是一剂药就见效，由此我真正见识了“覆杯而愈”。

随着接触的患者越来越多，开始出现患者服药后未好转的情况，当时也认识到有问题，但不知道问题在哪。直到2018

年遇到王老师，我终于意识到自己的问题，之后拜读了王老师的书，重新认识中医。王老师的书就像个大宝库，随便一篇文章都是宝。我把王老师的书当作工具书，因为大部分患者是网诊，遇到我不熟悉的病例，就在老师的书里找，十者九愈。老师的书不止是教授方剂的使用，更重要的是教方法、教思路，这才是令我收获最大的地方。

此后，我便特别关注王老师的动向。2021年，看到王老师在秦皇岛举办第二届名老中医交流会，我与常文师兄联系，报名参加。参会前，先去西安再次拜见王老师，汇报这几年的学习经历。没想到回家后，常文师兄主动联系我，问我愿不愿意拜师。我当时太激动了，因为自己之前都是自学，没有拜过师，而第一次拜师，竟是王老师这样的名老中医。

在秦皇岛正式拜师后，我便开始每天在微信群学习。因大家都在全国各地，不方便现场跟诊，所以王老师会在微信群里分享自己坐诊的经典案例，并让弟子们分析讨论，最终针对我们的讨论情况，对我们的疑点、难点进行讲解。这样学习大家提高得很快，虽然刚开始有些跟不上，但随着时间的推移，慢慢也能跟上王老师的思路了。

师兄弟们也经常在群里分享自己临床中的经典案例，有问必答，每天都有欣喜和收获。但是过了一段时间，我发现当时觉得印象深刻的东西，不在临床上运用，很快就会变得陌生。为了不让这些分享的精彩内容流逝，我用了一个多月的时间，将微信群里的医案、大家的分析讨论及王老师的总结讲解整理编撰成册。

最开始只是为了方便自己学习，将医案按照系统归类，同类疾病尽量放在一起，以便查找和集中学习，没想到经过如此整理，竟成了如今手上这本书。书中收录的医案大多是第一次面世，且大部分医案都有分析讨论和王老师的讲解，有助于更好地学习王老师的中医思维。

王老师常说自己无门无派，正如书中医案中可以看到的，他对经方、时方、民间秘方了如指掌，经常一药多用、一方专用。王老师反复强调，不仅要关注中医传承创新，还要认真学习西医的基础研究，如解剖、生理、病理、药理，要了解医学的最新进展和前沿研究。王老师一直坚持每周看三本中医书、学习一些西医知识，以了解前沿科技发展的动态。

正是这种博大的胸怀，才让王老师医术超群，相信大家在阅读本书时，不仅能深刻体会王老师的人格魅力和思想高度，也能更好地从中西医角度重新认识一些中药、方剂，更清晰明了中医药作用的原理。正所谓大道至简，相信认真看完本书的读者，一定会找到自己的答案。

张　博

目 录

第1章 头面、神经系统医案

柴胡汤合一味都梁丸治疗外感头痛不止

【验案】吴某，男，29岁。

病史：患者瘦高白皙，主诉感冒1周多，头痛，发热，乏力，咳嗽，痰多，饮食二便尚可。自服辛温类感冒汤方，后又服清热解毒类汤方，服药后发热、乏力、咳嗽基本好转，但头痛不止，并伴有微咳、鼻塞、少痰等症状。故到医院进行CT检查，诊断为额窦炎。后求诊于中医，诊断为外感余邪，少阳胆郁的脑漏鼻渊证。

处方：柴胡汤合一味都梁丸加减。柴胡15g，黄芩15g，清半夏15g，党参30g，败酱草30g，白芷30g，石菖蒲30g，生甘草30g，生姜10片，大枣（切）6个。5剂，水煎服，日3次。

随访：患者服药后第2天额窦炎引起的头痛已基本痊愈，服用5剂药后头痛完全消失。

按：此证为太阳病不愈转为少阳证，小柴胡汤专治此类感冒，时久不愈，一味都梁丸专治脑漏鼻渊证。《神农本草经》记载白芷有祛风、燥湿、消肿、止痛作用，再加石菖蒲芳香开窍，败酱草消痈排脓，专方加专药，方证对应，故收效较速。

天麻钩藤饮合二至丸治疗高血压之肝阳上亢、头痛欲裂

【验案】另某，女，43岁。

刻诊：患者主诉头痛欲裂，无法忍受，多年高血压病史，饮食二便基本正常，眠差。实测血压190/90mmHg。脉寸上鱼际尺不足，舌淡苔薄白。中医辨证为典型的肝阳上亢证。

处方：天麻钩藤饮合二至丸加减。白蒺藜30g，钩藤150g，菊花30g，夏天无30g，夏枯草30g，川芎12g，怀牛膝30g，鸡血藤15g，黄芩30g，天

麻30g，车前子30g，石决明30g，生龙骨、生牡蛎各30g，益母草30g，泽兰15g，蝉蜕30g，女贞子15g，墨旱莲15g。3剂，水煎服，日3次。

随访：3天后患者头已不痛，血压降至正常。效不更方，续服15剂，血压平稳。嘱常服杞菊地黄丸善后。

按：此方白蒺藜、钩藤、菊花、夏枯草、黄芩平肝降火；石决明、生龙骨、生牡蛎潜阳重镇；川芎、怀牛膝、鸡血藤、夏天无活血逐瘀；车前子、益母草、泽兰利水减压；女贞子、墨旱莲、天麻滋阴补精；蝉蜕安神定志。既针对病机，又照顾主症，药量精准，丝丝入扣，故见效较快。

补中益气汤治疗气虚头痛

【验案】杨某，女，52岁。

病史：患者主诉右侧偏头痛3个多月，困乏无力，血糖高，脂肪肝。实测血压70/40mmHg。舌淡苔白薄，脉沉弱无力。前医以川芎茶调散为主方加减不效，又用散偏汤加大量蜈蚣、全蝎亦无效。患者转投我处就医，辨为气虚头痛。

处方：补中益气汤合三仙汤加减。生黄芪60g，山药30g，苍术12g，玄参15g，柴胡10g，升麻6g，当归15g，仙鹤草60g，仙茅10g，淫羊藿15g，炒山楂15g，陈皮15g，生甘草10g，川芎10g，鸡血藤30g，干姜10g，茯苓25g，白芍30g。7剂，水煎服，日3次。

二诊：1周后，患者反馈服用前3剂药后无好转，头痛照旧，服用第4剂药后头痛止，困乏亦好转。患者希望继续调理糖尿病和脂肪肝。

按：此病治疗并不难，我以前医治疗为基础分析辩证。前医仅从专病入手寻专方专药，未针对病机，为什么前医不效而我效？并非我高明，而是患者脉沉弱无力，舌淡苔白，血压偏低，困乏无力，明显的气虚，中气不足，清阳不升，此时若用攻法，活血祛瘀，进一步耗伤气血，只能加重。相反，针对病机，选方用药治疗，一箭中的，即取速效。

此案，补中益气汤升阳益气，三仙汤解困，山药、玄参、苍术、黄芪控制血糖，川芎、白芍解痉缓急，乃名医施今墨先生经验，标本兼顾，故而取效。

葛根汤加钩藤、秦艽治疗眼睑瞤动

【验案】冯某，女，西安某中药店会计。2007年3月初诊。

病史：患者频繁眨眼七八年，而且一紧张就加重。我参考台湾张步桃老中医《小中药大功效》一书关于面部痉挛和眨眼症的方子，尝试治疗。

处方：葛根30g，麻黄10g，桂枝10g，白芍15g，生姜6g，大枣6个，炙甘草10g，钩藤15g，秦艽10g，蝉蜕10g，蜈蚣2条，全蝎10g。加蝉蜕、蜈蚣、全蝎以增强解痉镇静作用。5剂药大见成效，10剂药治愈。

同年，用此方为一位50多岁患者治疗遇强光就眨眼不停的症状，也是10余剂药治愈。

按：葛根是蔓藤类豆科植物，含有一种使人松弛的成分。葛根汤共7味药，即葛根、麻黄、桂枝、白芍、甘草、生姜、大枣。

本方加钩藤、秦艽。秦艽是龙胆草科植物，钩藤是茜草科植物，两味都是松弛剂。眼睑瞤动、眨眼，眼睛闭不起来，是眼睑产生的一种痉挛反应，西医治疗，一般注射肉毒杆菌，但疗效不佳。然而服葛根汤，快者3～5日，慢者7～10日，即可治愈。

【小贴士】

眼肌痉挛

眼肌痉挛是指眼周围的肌肉发生不自主地抽搐，就是我们平常所说的眼睑抽动。一般情况下，患者的眼肌痉挛可能与疲劳或支配眼肌的神经异常情况有关。眼肌痉挛患者主要表现为频繁地眨眼睛、眼睑瞤动。现代医学主要采取镇静安定类药物来缓解精神紧张状态，达到缓解症状的目的，症状严重的患者采取注射肉毒素等治疗手段。

眼肌痉挛的常见原因是用眼过度或劳累、精神过度紧张等，只局限于上下眼睑瞤动。这些症状主要是神经末梢受刺激的表现，往往局限于一侧的上下眼睑，偶然出现。

多数患者只要通过缓解压力、适当休息就可得到恢复。但少数人支配眼部肌肉的面神经纤维受到炎症刺激或血管压迫，每次瞤动会持续几秒钟，病情有阶段性加重趋势，反复发作，或紧张时容易诱发，从单纯上眼睑或下眼睑瞤动发展为上下眼睑同时瞤动，甚至发展为同侧面部肌肉不自主抽动。

补中益气汤治疗眼肌无力

【验案】屈某，男，40岁。

病史：患者1个月前感冒，治愈后，左侧上眼睑下垂，无力上展。经多次中西医治疗，即新斯的明和针灸治疗均无效，求诊于我处。

刻诊：患者中等个子，面色泛黄，双目无神，左侧上眼睑下垂盖住半个眼睛，甚为沮丧，右手脉沉弱无力，左手脉浮濡，舌质淡白，苔薄微腻，饮食二便基本正常。

中医诊断：中气不足，眼肌痿废。

西医诊断：肌无力症。

治则：补中益气，健脾壮肌。

处方：补中益气汤加减。生黄芪 150g，党参 30g，苍术 10g，当归 12g，陈皮 12g，柴胡 10g，升麻 10g，羌活 12g，生麻黄 10g，鸡血藤 15g，细辛 6g，桂枝 15g，甘草 12g，生姜 6 片，大枣 3 个。7 剂，水煎服，日 3 次。

复诊：1 周后，患者反馈左侧上眼睑已恢复正常，要求再服几剂巩固治疗。效不更方，原方 7 剂后痊愈。

按：此症治疗不复杂，亦无其他兼症。根据中医学脾主肌肉理论，治疗用补中益气汤，补中健脾，故收效较速。

补中益气汤治疗吞咽无力

【验案】郇某，女，43 岁，甘肃省。2015 年 5 月 26 日初诊。

病史：患者胸腺瘤手术后出现肌无力，无吞咽感尤其明显，进食困难，全身乏力。辗转各大医院治疗无效，经人介绍求诊于中医。

刻诊：患者白皙、偏瘦，神情漠然，一副求助无望之情态，饮食困难，大小便较少。舌淡苔薄白，脉浮濡。患者之前服用中药腹泻不止，停药即止。辨证为气虚无力，中气不足。

处方：补中益气汤加减。生黄芪 150g，太子参 30g，茯苓 30g，苍术 30g，生甘草 30g，升麻 6g，柴胡 6g，陈皮 10g，生麻黄 15g，干姜 30g，赤石脂 50g，枳实 30g，桂枝 30g，葛根 15g，细辛 3g，大枣 10g。30 剂，水煎服，日 3 次。

复诊：1 个月后，患者反馈症状无变化。上方生麻黄加至 20g，细辛加至 6g，继续服 30 剂。

三诊：1 个月后，患者反馈仍无大变化。上方生麻黄加至 25g。守方不变。续服至 9 月中旬，患者吞咽有感觉了，但仍进食困难，嘱其坚持服药不停。

四诊：10 月，患者大喜，吞咽好转，基本正常，人也有力气了。嘱其再坚持服药 1 个月巩固疗效。

处方：生黄芪 200g，太子参 30g，茯苓 30g，苍术 30g，生甘草 30g，升麻6g，柴胡6g，陈皮10g，生麻黄25g，干姜30g，赤石脂50g，枳实30g，桂枝30g，葛根15g，细辛3g，淫羊藿15g，砂仁10g，大枣10g。30剂，水煎服，日3次。

按：此病诊断不复杂，西医称肌无力症，中医称痿证。西医无特效疗法，中医一般从气虚入手，治疗效方为补中益气汤。但是最初临床效果不佳，我认为原因有二：一是药量不够，二是时间不足。药量不够，杯水车薪，无济于事；时间不足，量变达不到质变，无功而返。故后人治痿要三思。

蒲黄组方治疗肝肾阴虚肝火上炎引起的眼底出血

【验案】王某，男，76岁。

病史：患者除有糜烂性胃炎病史外，无其他大病。现年老眼花，玻璃体浑浊，视力下降。眼科检查发现其眼底静脉炎引起眼底出血，玻璃体积血严重，医生要求住院治疗，立即手术。因患者与我熟识特电话咨询，希望中医治疗。

刻诊：患者身高175cm左右，稍瘦，面略暗，视物昏花，模糊不清，耳稍聋，性情急躁；舌微红，苔白，脉弦硬，饮食二便尚可，精神还好。中医辨证为肝肾阴虚，肝火上炎。

处方：菊花10g，密蒙花6g，枸杞子15g，生蒲黄30g。7剂，开水泡茶喝。

复诊：1周后，患者反馈眼睛视物较为清晰，感觉清凉，涩痛减轻。续服7剂，到医院行眼底检查，已无积血。玻璃体仍混浊，系老年退行性眼疾。至此，嘱其常饮枸杞蒲黄茶善后。

按：此案患者眼底出血为重症，之所以敢用中医治疗，乃我多年治疗效果卓著。本方关键用药在于蒲黄一味。我30多岁时曾因眼底静脉炎引起出血，用西药蝮蛇抗栓酶静脉推注1周，效果不明显；后参考有关文献，用失笑散治疗1周后痊愈。因失笑散服用不方便，将此方精减为一味蒲黄当茶常饮，活血、降脂、软化血管三位一体，效果非常好。治疗高血压、糖尿病、冠心病等引起的眼底出血，常重用蒲黄组方，一般眼底出血均在半月内吸收痊愈，故分享给大家。

小青龙汤合五苓散治疗面色黧黑、阳痿

【验案】王某，男，36岁，汽车培训教练。

病史：患者面色黧黑，纳差，阳痿，曾长时间服用补肾壮阳、活血散结药，均不效，经人介绍特来求治。

刻诊：患者面色黧黑，似非洲黑人，手提一大水杯，不停饮用。查舌胖大苔白腻，脉沉滑有力。细观患者面部不仅色黑，而且发亮湿润。辨证为水饮证。

处方：小青龙汤合五苓散。桂枝15g，麻黄10g，干姜10g，白芍12g，甘草5g，细辛10g，清半夏30g，茯苓60g，猪苓15g，泽泻90g，苍术30g，羌活10g，草果10g，厚朴15g。10剂，水煎服，日3次。嘱其不可一直饮水，不渴不喝，渴了再喝。

复诊：10天后，患者面黑略有好转，转变为黑黄色，舌仍胖大，苔腻略减。效不更方。

上方坚持服60余剂，面色已不黑，只是比起正常人还略黑。但患者已非常满意了，同时反馈服药期间未使用任何壮阳药，性功能亦恢复正常。患者舌质不胖大，舌苔亦转薄，基本告愈。

按：治疗面部黑斑和面黑，一般多从活血祛瘀入手，多数有效，但也未必。此案治疗成功仍是辨证准确的结果，抓住水饮上泛的病机，学习运用刘渡舟先生的经验，治其根本。刘老从事中医临床及教学工作50余载，在长期的医疗实践中，积累了丰富的医疗经验，尤其是对水气上泛的辨证治疗独具创见。他认为水气上泛证的临床表现有以下特征。

水舌：舌质淡嫩，舌苔水滑。这是由于阳气虚弱，水气不下而上，津液不化。

水色：即面色黧黑或面见水斑。由于水之色黑，水邪为患，故面色黧黑；且水寒久客，而心不华面，荣卫凝泣，故面生“水斑”。水斑，即见于天庭、鼻柱两侧、两颧、两颐、颏部的棕褐色或黑褐色斑点，其色暗滞，在临床上往往被认为是瘀血征象。

脉沉弦：沉脉主水，弦脉主饮，二者皆属阴脉，反映水寒为病。

我临床治疗就是学习吸取了刘老的辨证方法，无论何种病，只要辨为水饮证，即温阳化湿，健脾利水，多收佳效。此案例就是明证，也是中医异病同治的不二法门。

五苓散合抵当汤治疗脑部肿瘤

【验案】付某，女，47岁。

病史：患者颅内CT检查示左侧额叶见片团状混杂密度影，最大面积2.2cm×1.7cm，边界不清；颅内增强MRI检查示左侧额颞叶及左侧基底节区见不规则团块占位影，范围约4.8cm×5.0cm×4.5cm，考虑肿瘤病变，胶质瘤待查。

刻诊：脑部占位性病变，颈椎病，眩晕头昏，全身无力，纳可，汗多，眠差，易醒，右脉浮软左寸沉弱，舌淡苔白，舌边有齿痕。

处方：五苓散合抵当汤。生黄芪90g，桂枝30g，白芍30g，生姜6片，大枣3枚，党参30g，柴葛根60g，茯神30g，泽泻30g，猪苓30g，生白术30g，酒大黄10g，生水蛭10g，虻虫10g，桃仁10g，生牡蛎30g，牛蒡子10g，生龙骨30g，山茱萸30g。15剂，水煎服，日2～3次。

二诊：服药后，患者出现干呕，头痛，腹胀和消化不良等情况。换方为旋覆代赭汤加减（具体处方不赘述），先解决患者干呕、头痛、腹胀和消化不良问题。服药3天后问题解决，恢复原方，3天服用1剂，半月后改为2天1剂，25剂。

三诊：颈椎病、眩晕头昏好转，纳可，汗多改善，右脉浮软左寸沉弱，舌淡苔白，舌边有齿痕。原方略作加减。

处方：生黄芪60g，桂枝30g，白芍30g，生姜6片，大枣3枚，柴葛根60g，茯神30g，泽泻30g，猪苓30g，生白术30g，酒大黄6g，生水蛭10g，虻虫10g，桃仁10g，生牡蛎30g，牛蒡子10g，生龙骨30g，山茱萸30g，仙鹤草30g，枳壳30g，苍术30g，蔓荆子10g，干姜15g，肉桂6g，车前草20g。20剂，日1剂。

随访：经过4个月不停调整药方，患者服药后肿瘤缩小了很多，避免了手术的痛苦和风险。

按：本案主方应是五苓散合抵当汤加牛蒡子、蔓荆子等。葛根，川芎易于穿过脑屏，引药上行。

五苓散、外台茯苓饮、升麻葛根汤合用治疗耳鸣

【**验案**】郭某，男，20岁。

刻诊：患者感冒引发耳鸣20天，寸关浮弱尺滑，舌淡苔白，舌边有齿痕，苔略厚，小便略黄。

处方：茯苓30g，肉桂10g，泽泻30g，猪苓30g，生黄芪45g，生甘草10g，白芍10g，黄柏6g，升麻6g，柴葛根60g，蔓荆子10g，茯神30g，生白术15g，苍术15g，太子参30g，陈皮30g，枳壳30g，生姜10片。

治喉“十六字诀”治疗扁桃体发炎

【**验案**】王某，男，12岁。

患者感冒后引起扁桃体发炎化脓，在医院注射头孢曲松钠1周，仅控

制了发热，咽喉仍红肿疼痛，咳嗽有痰。后求诊于中医，诊断为热毒壅滞咽喉，属中医学双蛾喉。

处方：生地黄30g，麦冬30g，玄参30g，白芍12g，浙贝母15g，僵蚕15g，姜黄10g，蝉蜕6g，大黄10g，牡丹皮10g，薄荷10g，山豆根15g。3剂，水煎服。

复诊：3日后，患者咽喉红肿已退，不咳亦不吐痰，双侧扁桃体稍红肿。因服药后大便稀，每日2～3次，故上方减量，续服2剂而痊愈。

按：咽喉病临床很常见，但大多数医者治疗难得其法。五官科大家干祖望老先生在《干祖望医话》中将秘诀传授如下。

【小贴士】

治喉“十六字诀”

余治喉症六十多年，总算不虚度一世，总结出十六字治法口诀：“先锋解表，把守四关，虚扶险劫，脾肾先衰。”所谓“先锋解表”，指一切喉病开始治疗时都可以用解表法来做开路先锋。“解表”的含义，是把病邪推出体外，即“表而出之”。君不见外科名著《外科证治全生集》用于治疗初期痈疽的方药，没有一首不是解表的。作者清代王维德强调“以消为贵”，的确有临床实用价值。

一般解表常用方为荆防败毒散，喉科则为六味汤。以单味药来说，麻黄最神奇。君不见外科治疗至阳至危的疔疮，就是用七星剑（麻黄、苍耳子、野菊花、豨莶草、重楼、紫花地丁、半枝莲）；治疗至阴至毒的阴疽，用阳和汤（麻黄、熟地黄、鹿角胶、干姜、肉桂、白芥子、甘草）。两种截然不同的重症，都恃麻黄为主药，绝不是偶然的。《白喉忌表抉微》把麻黄列为喉科禁忌之药，而且还列为第一名，毕竟外行人写专业书，难免暴露出外行话。

解表适应期已过或解表法失效后，乃考虑四个关口，即痰凝、热毒、血瘀和气滞。不过急症之痰，多风痰、热痰；慢症多燥痰、结痰。热在急症多实证；虚火或龙雷之火的虚热，都在慢性病中出现。血瘀、气滞少见于急性病，多见于慢性病。出现虚证，当然必须扶正补养；危症险症急症如会厌水肿、喉梗阻、声门痉挛等，则非劫法不可。谈到劫法，只有喉科所独有，控涎丹、雄黄解毒丸以及外治法中的巴豆油捻子等，都是喉科劫法中的佼佼者，还有竹沥水、六神丸、猴枣、明矾等，有时也作为劫药来使用。

虚证在喉科急症中，除了白喉的恢复期往往很容易出现之外，其他急性病基本上没有虚证，慢性病虚证习惯上多强调肾虚。事实上并不尽然。临床上属脾虚的多于肾虚。治脾虚的代表方为参苓白术散等，治肾虚的代表方为六味地黄汤之类。（摘自《干祖望医话》）

五苓散、真武汤、玉屏风散、附子理中汤合用治疗脊髓空洞症

【验案】段某，男，34岁。

患者脊髓空洞，怕冷易感，易疲劳，心动过速，重度脂肪肝，汗多，慢性肠炎，咽部滤泡增生，舌胖大齿痕，苔黄腻，脉沉弱。

处方：麸炒白术30g，苍术30g，制附子6g，干姜30g，生甘草15g，茯苓25g，泽泻30g，猪苓30g，肉桂10g，生黄芪45g，防风10g，仙鹤草30g，茯神25g。

按：此症主要辨证看点在舌。全方据舌用药，五苓散、真武汤、玉屏风散、附子理中汤合用加减。

胡德禹按：患者幼时患脊髓空洞症，现坐轮椅几十年，身体肥胖，怕冷易感（营卫气虚），汗多，慢性肠炎，予玉屏风散益气固表，同时防风等风药对肠炎效果也不错；汗多加仙鹤草。脉沉弱、心动过速，少阴心肾两虚证，予真武汤，温阳利水治疗水气凌心。重度脂肪肝重用泽泻，且五苓散中苍术、白术同用健脾燥湿。

附子理中汤合导赤散加减治疗舌尖麻

【验案】魏某，女，46岁，甘肃人。2020年5月23日初诊。

患者3个月前开始时常感觉舌尖麻，食不知味，四处求医，经人介绍求诊于我处。

刻诊：患者主诉舌尖麻，平时脾胃不好，进食生冷则胃痛不适，余无他症。舌淡红，苔白略厚，脉浮滑。

处方：附子理中汤合导赤散加减。制附子6g，陈皮15g，党参30g，茯苓30g，麸炒白术30g，生甘草15g，淡竹叶15g，川木通10g，生地黄30g，白茅根30g，怀牛膝10g。7剂，水煎服，日3次。

复诊：服7剂药后舌尖麻症状消失，求治脾胃虚寒问题，嘱其常服中成

药附子理中丸调理即可。

张光按：此患者从症状来看，似乎辨无可辨，属怪病范畴。但从中医学理论思考："舌为心之苗，心开窍于舌"，说明舌之病，与心关系密切。患者脉浮滑，提示上焦有热。

依据"心与小肠相表里"的中医学理论，以导赤散为主方，使心火移热于小肠，由小便导出。加白茅根清热利小便，加怀牛膝引热下行兼利尿通淋。另，考虑患者素有脾胃虚寒之症，以附子理中汤顾护脾胃，加陈皮，茯苓健脾化湿。寒热兼顾，补泻同调，故取效甚捷。

桂枝汤加减治疗全身疼痛医案二则

【验案 1】张某，男，64 岁，退休医生。

患者全身酸痛不已，多种药物治疗不效，镇痛药只能暂时解痛，不能根除，数月不愈，甚为懊恼，余无他症。

刻诊：脉浮滑略涩，舌嫩，苔薄白，饮食二便基本正常。患者特别提示，房事后和遇风寒天时全身酸痛症状加重，出汗后略轻。

处方：桂枝汤加减。桂枝 45g，白芍 45g，生姜 10 片，甘草 6g，大枣 6 枚，麻黄 10g，苍术 15g，羌活 15g，当归 15g。5 剂，水煎服，每日 3 次。嘱其服药后覆被取汗，勿再受风。

随访：患者用药 2 剂后酸痛止，5 剂后痊愈。

按：此案治疗快速，除了用对桂枝汤，关键一味镇痛药就是羌活。羌活可以说是镇痛专药，专行皮肤，也就是末梢血液循环部位。临床上治疗身痛，不管是风寒风热、是虚是实，一律加入羌活，收效颇速。根据羌活能有效改善微循环这一特性，临床将此药广泛地运用于中风偏瘫、冠心病、阳痿、肌无力、类风湿关节炎等病的治疗，都取得很好的效果。

【验案 2】王某，男，55 岁。2016 年 7 月 6 日初诊。

病史：患者侦察兵出身，体格健壮，面色紫红，两目炯炯有神。近几年身体疼痛，尤其是锻炼后全身疼痛不已，服用解热镇痛药发汗后能缓解，药效退去后仍疼痛。中西医治疗多次均不见效，经人介绍到我处就医。

刻诊：患者舌淡苔白腻，脉象浮滑濡，饮食正常，大便不干略溏，小便正常，余无他症。

辨证：风湿郁积体表，经络不通。中医常说，通则不痛，不通则痛。

处方：三仁汤合桂枝汤加减。生薏苡仁 30g，白豆蔻 12g，杏仁 12g，淡竹叶12g，厚朴12g，通草6g，滑石30g，清半夏15g，羌活12g，荆芥10g，防风10g，桂枝15g，白芍15g，生姜6片，大枣3枚。本意开5剂药，患者不允，故开3剂，水煎服，日3次。嘱其出汗后不得吹空调、喝冷饮。

随访：患者服用3剂后，疼痛大减，因我外地出诊未能复诊。患者照原方又服3剂，多年疼痛除去。患者大喜，告曰近日腰有点酸痛，前方加肾着汤3剂，服药后痊愈。

按：此案并不复杂，治疗不效是因未抓住病机，一味活血通络，或补肾强精。该患者舌淡苔白腻，大便略溏，脉浮濡，已经提示是湿邪，发汗后痛轻，风去湿在，只要针对病机用药，就能很快取效的。

三仁汤祛湿；桂枝汤治汗后身痛，祛风调营卫；羌活、荆芥、防风改善微循环镇痛。汤方对证，故多年疼痛，药后迎刃而解。

当归补血汤、桂枝新加汤、活络效灵丹治疗癌症晚期浑身疼痛

【验案】郭某，男，66岁。

病史：患者患输尿管肿瘤1年有余，手术治疗后尿血不止，后经中药治疗血已止住。最近浑身疼痛不已，卧床不能起身，项背肩膀手臂湿冷，剧痛，口服镇痛药及乌头四逆汤均无效，持续艾灸也无法缓解。时有血尿，服用红参阿胶后有所好转。舌淡苔薄，脉搏沉弱。

辨证：气血不足，阴阳失衡。

处方：当归补血汤、桂枝新加汤、活络效灵丹加减。生黄芪60g，桂枝15g，肉桂10g，白芍60g，白晒参15g，丹参15g，当归15g，制乳香、制没药各6g，炙甘草30g，生姜15片，大枣（切）10枚。3剂，水煎服，日3次。

随访：家属反馈患者服用1剂药后，疼痛缓解。嘱其坚持服药，随后再调整。

按：此病案属重症，治疗较困难。患者的疼痛，不是阳虚寒凝造成的，而是因久病卧床不起，气血虚弱，营卫不和，故乌头四逆汤不起作用，应该用桂枝新加汤。《伤寒论》第62条：发汗后，身疼痛，脉沉迟者，桂枝加芍药、生姜各一两，人参三两新加汤主之。

疼痛一症，在临床上有虚有实，有寒有热，治疗一定要辨证清楚。该患者癌症晚期长期卧床不起，显然是血不营肌引起的虚证疼痛，所以治疗要补血益气，活血通阳。补血益气用当归补血汤；活血通阳用桂枝新加汤合活络效灵丹。方证对应，即可取效。中医看病其实不复杂，严格按照八纲辨证，找准方证，对应治疗一般就可以达到“一剂知，二剂已”之效。

炙甘草汤合补中益气汤治疗头晕心悸

【验案】刘某，男，68岁。2016年10月12日初诊。

病史：患者头晕、头昏、全身乏力多年，最近1周出现活动后症状加重，无恶心、呕吐。心电图提示窦性心律、频发室性期前收缩、心肌供血不足。西医治疗多年，现想寻求中医治疗。

刻诊：患者身体偏瘦，精神不振，纳差，血压105/50mmHg，脉结代，舌质淡红，少苔，舌下紫色瘀血点。

西医诊断：冠状动脉粥样硬化性心脏病（室性期前收缩）。

中医诊断：眩晕、心悸，辨证为气血亏虚。

治则：补气养血。

处方：炙甘草汤合补中益气汤加减。党参20g，炙甘草15g，熟地黄20g，阿胶10g，麻子仁15g，麦冬15g，生姜12g，大枣5枚，黄芪30g，黄精18g，炙升麻8g，柴胡8g，当归15g，桂枝12g，葛根15g。7剂，水煎服，日1剂，早晚分服。

二诊：2016年10月24日，患者反馈偶有头晕、乏力，多梦。血压110/55mmHg，脉沉无力，脉率不齐，舌苔薄白。

处方：西洋参12g，麦冬15g，桂枝10g，黄精15g，枳实10g，生黄芪20g，当归12g，陈皮12g，炒白术12g，炙升麻8g，柴胡10g，白芍12g，炙甘草10g，红枣6枚，生姜10g，远志10g，龙眼肉12g。8剂，水煎服，日1剂，早晚分服。

三诊：2016年11月3日，患者反馈头晕乏力症状消失，偶有做梦。血压110/60mmHg，脉滑无力，脉率齐，舌苔薄白根而黄。

处方：续服上方，去柴胡、白芍、枳实，加藿香15g，黄连3g，白豆蔻12g，薏苡仁20g，清暑祛湿，健脾，以增强巩固疗效。7剂，水煎服，早晚分服。

罗建华按：本验案中医诊断为眩晕、心悸，病机为气血亏虚。《景岳全书》曰："眩晕一证，虚者居其八九，而兼火兼痰者，不过十中之一二。"故有"无虚不作眩"之论，本医案符合这一立论。炙甘草汤具有益气滋阴，通阳复脉之功效，是益气养血、治疗心动悸之经典名方，合补中益气汤不仅升提中气，还使气血阴阳上行，补心之气血不足，起健脾益气、填补上虚致眩的作用。临床治疗心悸，眩晕，乏力，善用"炙甘草汤合补中益气汤"加减治疗，疗效明显。

苓桂术甘汤合金匮肾气丸治疗高血压头晕目眩

【验案】别某，女，48岁，新疆乌鲁木齐人。2019年6月远程网诊。

病史：患者中等身材，稍偏胖，既往有高血压病史，无其他病史，家族亦无特殊遗传病史。

刻诊：近来因工作繁忙，过度劳累疲惫，身体感觉不适，头晕目眩，不敢站立行走，只能躺在床上，亦不能睁开眼睛，一睁眼睛便觉天旋地转，想呕吐却又无呕吐物，心慌，心动过速。血压为185/120mmHg。舌质偏淡，舌苔薄白，舌体水滑，舌底静脉无明显曲张。大小便均正常，经带亦正常。

中医诊断：水气凌心，心阳虚衰。

处方：苓桂术甘汤合金匮肾气丸（中成药）。茯苓（捣碎）60g，桂枝45g，炒白术30g，炙甘草30g。1剂。足水武火急煎半小时，倒出汤液，趁热慢慢服用。同时服用半瓶金匮肾气丸（中成药）。

随访：患者服用上方后，身微汗，约1小时头晕目眩、心慌等症状消失，通体轻松舒畅。

针对患者体质及病情，又开了一处方和一茶疗方。嘱其隔三岔五按处方抓几剂中药煎服以调养体质善后，茶疗方可每天喝。

血府逐瘀汤、消瘰丸、抵当汤合用治疗颈动脉斑块

【验案】陈某，女，60岁。

患者颈动脉斑块，声哑，右脉弦滑尺不足，左脉关弱，舌淡苔白；有少量更年期症状，轻微烘热。

处方：柴胡10g，枳壳10g，生甘草10g，穿山甲（代）3g，生牡蛎30g，玄参30g，浙贝母30g，桃仁10g，红花10g，当归10g，生地黄15g，川芎10g，桔梗3g，川牛膝6g，赤芍15g，黄柏10g，知母10g，生水蛭10g，虻虫10g，酒大黄10g，茯苓30g，生白术30g，羊红膻15g。15剂，水煎服，日1剂。

按：这是一位二诊患者，颈动脉斑块治疗至少要一个半月，不可能毕其功于一役。血府逐瘀汤合消瘰丸、抵当汤加减，活血化瘀，行气化痰；重用茯苓、白术利水散结；黄柏、知母、羊红膻是二仙汤治变法。

温胆汤、五苓散、犀角地黄汤合用治疗高血压脑梗死

【验案】唐某，女，70岁。

患者患有高血压、脑梗死，手麻、左腿麻、足部发热，腿软无力，纳差腹痛，瞌睡。右脉浮滑无力，左脉浮滑，舌淡苔白水滑。

处方：陈皮 10g，清半夏 30g，茯苓 30g，生甘草 10g，竹茹 30g，枳壳 30g，猪苓 20g，泽泻 30g，肉桂 6g，生白术 30g，黄芩 10g，苦参 10g，生地黄 30g，制龟板 15g，苍术 10g，水牛角 30g。7 剂，水煎服，日 1 剂。

胡德禹按：纳差、腹痛、瞌睡、脉滑、苔白，这些症状都是脾虚痰重，清窍失于濡养，痰浊阻于脑窍所致。温胆汤重用半夏、茯苓、竹茹清热化痰、止呕除烦、凉血止血、利湿热，健脾化湿杜绝生痰之源。高血压、脉浮，苔水滑，五苓散苍术、白术同用温阳化气利水降压。手麻、左腿麻、足部发热、腿软无力，肝肾阴血不足，血道不通，重用补阴药，生地黄 30g，制龟板 15g，水牛角 30g，滋阴清热，透血分热毒治疗足部发热，黄芩、竹茹、苦参清利肝胆湿热。

阳和汤合五味消毒饮、消瘰丸治疗腮部肿胀疼痛

【验案】杨某，男，15 岁。

病史：患者右侧颈腮部 1 周前突起一鸽子蛋大小肿块，不红，硬结肿痛。西医要求手术，家长不同意，故寻求中医治疗。

刻诊：患者体胖壮实，满脸痤疮，脉弦滑数有力，舌淡苔白，饮食二便基本正常。

中医诊断：少阳郁热，痰火热结。

处方：阳和汤合五味消毒饮、消瘰丸加减。鹿角胶 10g，熟地黄 30g，白芥子 30g，干姜 10g，生麻黄 10g，蒲公英 45g，生甘草 30g，海藻 30g，野菊花 15g，连翘 15g，紫花地丁 15g，重楼 20g，玄参 30g，生牡蛎 30g，浙贝母 30g，金银花 30g，露蜂房 10g。7 剂，水煎服，日 3 次。

复诊：1 周后，患者右侧颈腮部肿块变软缩小。效不更方，上方加夏枯草 30g，续服 7 剂，后痊愈。

胡洋按：体表局部的肿块一般属于“痰核”“瘰疬”的范畴。《慎斋遗书》曰：“痰核，即瘰疬也，少阳经郁火所结。”此例患者的肿块位于颈腮处，人体侧面为少阳经所过之处，结合其形体胖壮，痤疮与舌脉等，判断为少阳郁热。

阳和汤本是治疗阴疽流注的方剂，王师常用其作为消肿散结之专方，且重用白芥子达 30g，疏解寒凝，透达经络，消肿散结，能搜剔皮里膜外之痰瘀。对于病案中这种身体壮盛、实象较为明显的患者，合消瘰丸、五味消毒

饮，与露蜂房、海藻、重楼、连翘等大队清热解毒消肿散结之品，使用重剂，集中优势兵力，直达病所，谨遵内经所言“实则泻之”。

阳和汤其性虽为辛温，合用大队清热药物中则其热性不显而散结之力犹在，寒温并用，各趋其所。

人参败毒散治疗面目浮肿

【验案】杨某，女，62岁。

病史：患者高血压已有七八年，常年服用西药控制血压。最近2个月晨起面目浮肿，两眼难睁，双手手指肿胀拘急，饮食二便均正常。服用利尿药不见效，经人介绍转诊于中医。

刻诊：患者肤黑，略胖，面目胀似圆球，双目眼睑尤甚，眠差，舌尖舌边略红，苔薄白，脉弦紧有力，左尺略不足。辨为风水证，予以五皮饮合当归芍药散加减，7剂，水煎服。

二诊：1周后，患者觉服药见效不大。仔细辨证，认为上诊有误，患者不是水肿，而是浮胀，其依据为腿不肿，尿又利，何来水停？应是气机郁滞，故更方而治。

处方：人参败毒散合天仙藤散加减。荆芥12g，防风12g，前胡12g，柴胡12g，羌活12g，独活12g，麻黄12g，苍术12g，枳壳12g，党参15g，陈皮15g，天仙藤18g，台乌药25g，香附15g，川芎12g，怀牛膝15g，大腹皮30g，茯苓30g，甘草10g。7剂，水煎服，日3次。

三诊:1周后，患者喜笑颜开，面部浮肿好转。效不更方，续服5剂痊愈，停药。

按：此症临床上比较多见，一般习惯按水肿治疗。我前诊也是犯了习惯思维定式的错误，故无效。此症临床上一定要分清是水肿还是气郁，针对不同病因施用不同方药才能治之有效。水肿可用发汗利水法，气郁只能用疏肝理气法，此案用人参败毒散合天仙藤散即是此意。

【小贴士】

人参败毒散

“人参败毒散”出自《太平惠民和剂局方》卷二。

人参败毒散又名十味汤，由柴胡、甘草、桔梗、人参等十味药材制成的散剂，味辛、苦，具有抗炎、解热、镇痛、护肝等功效。

临床上用于治疗急性病毒性肝炎、婴幼儿腹泻等。

别名：败毒散、羌活汤、十味汤、人参前胡散。

汤头歌：人参败毒草苓芎，羌独柴前枳桔同；生姜薄荷煎汤服，祛寒除湿功效宏。

组成：柴胡（去苗）、甘草（烂）、桔梗、人参（去芦）、川芎、茯苓（去皮）、枳壳（去瓤，麸炒）、前胡（去苗，洗）、羌活（去苗）、独活（去苗）各900g。

用法：上药十味，研为粗末。每服6g，用水150ml，入生姜、薄荷各少许，同煎至100ml，去滓，不拘时候，寒多则热服，热多则温服。

功效：扶正匡邪，疏导经络，表散邪滞，益气解表，散风祛湿。

主治：伤寒时气，头痛项强，壮热恶寒，身体烦疼，寒壅咳嗽，鼻塞声重，风痰头痛，呕哕寒热。

益胃汤合生脉饮治疗口干舌裂

【验案】张某，女，62岁。

病史：患者口干渴在某中医院诊治半年效果不佳，求诊我处。

刻诊：患者略黑，偏瘦，口干渴，饮食一般，大便略干，舌微红嫩，舌上裂纹多条，个别有渗血，疼痛，眼略干涩，眠差，脉右沉弱无力，左弦细略滑。辨证为胃气阴两虚，气阴不足，津不上承。

处方：益胃汤合生脉饮加减。西洋参15g，白扁豆15g，怀山药30g，玉竹18g，茯神10g，枸杞子30g，五味子15g，苍术10g，生蒲黄30g，麦冬30g，百合25g，生甘草25g，大枣（切）6枚。3剂，水煎服，日3次。

复诊：3天后，患者口干渴好转，舌裂纹基本愈合，大便不干，睡眠有改善。效不更方，续服5剂，诸证消失，久治不愈之口干渴、舌裂痊愈。

按：此病辨证不难，结合脉证断为胃气阴两虚，一般都会想到甘寒育阴，用沙参益胃汤之类润之，于法不错。但诊之右脉沉弱不细应为胃气虚，舌红津涸为阴虚，除了用益胃汤育阴，还应健脾，配扁豆、山药、苍术、甘草、大枣。尤为关键的是用苍术一药，在阴不足的情况，能不能用、敢不敢用，确实考验人。

过去治此证，从不用辛燥之苍术，往往久治不效。后学习四川老中医治血分湿温病，舌红无苔加苍术，一剂津回，真乃惊讶。将其移治杂病亦收速效。由此可见，理论是一说，关键还要靠实践证明。苍术具有健脾生津之效，不虚传也。另一味药蒲黄，活血止血，乃我治疗口腔疾病常用专药，其他案中有解释，故不再赘言。

五苓散合抵当汤治疗眼底水肿

【**验案**】李某，女，53岁。

患者眼底水肿，视物模糊，脉浮滑，舌淡苔白。

处方：五苓散合抵当汤。茯神25g，茯苓25g，肉桂10g，生白术30g，苍术12g，生甘草10g，车前子20g，葶苈子3g，怀牛膝10g，丹参30g，桃仁10g，生水蛭10g，土鳖虫10g，虻虫10g，夜明砂20g，羌活10g，生麻黄5g，穿山甲（代）3g，猪苓15g，泽泻20g，干姜6g。10剂，水煎服，日1剂。

张博按：此病案参考《眼科奇书》八味大发散，方用五苓散合抵当汤。五苓散常用于治疗眼睛玻璃体浑浊，眼压过高等水饮病。抵当汤活血化瘀效力很强，又加丹参增强活血。葶苈子、车前子加强利水，也是治疗眼压高的常用药；穿山甲消肿散结；夜明砂即蝙蝠屎，清热明目；麻黄有散结利水作用。

苓桂术甘汤加减治疗眼压过高

【**验案**】王某，女，42岁，超市会计。2006年6月12日初诊。

患者诉之前患甲状腺功能亢进，经过治疗已愈，由于用药过度，现已变成甲状腺功能减低。目前突出症状是双目胀痛，突出，眼压过高，要求中医治疗。

处方：苓桂术甘汤加车前子、怀牛膝。茯苓30g，桂枝15g，白术15g，甘草10g，车前子30g，怀牛膝30g。3剂，水煎服，日3次。

复诊：服药3天后，患者眼睛不胀不痛，希望再吃几剂巩固一下。后随证变化，开20余剂，治愈其甲状腺功能减低一病。

按：临床上用此方治疗眼压过高症，不分具体病种，利水减压，疗效都比较好。如能结合患者本病辨证施治，将此方运用进去，效果更为理想。如此方若治疗青光眼、高血压眼症，另加葶苈子，效果更佳。

八味大发散治疗外障眼病验案举隅

八味大发散出自《眼科奇书》。

药物组成：麻黄 10g，蔓荆子 10g，藁本 10g，细辛 3g，羌活 10g，防风 10g，白芷 15g，川芎 10g，生姜 5 片。

功用：发汗祛湿，明目止痛。

主治：外感风寒湿邪。症见目赤肿痛，兼恶寒发热，头身疼痛，涕泪交加。

近代将此方用于治疗急慢性结膜炎，角膜炎，角膜溃疡，角膜薄翳，虹膜睫状体炎，泪囊炎见有上述症状者。中病即止不可久服，阴虚津少慎用。笔者运用此方治疗多种外障眼病验案如下。

【验案 1】暴风客热

石某，男，25 岁。2004 年 6 月 15 日初诊。

病史：患者双眼发红，异物感 1 周。晨起有较多黄色分泌物。曾用阿昔洛韦、左氧氟沙星滴眼液及红霉素眼膏点眼治疗，效果不显。视力检查：右眼 1.0，左眼 1.2。双眼球结膜充血，少量球结膜下出血。角膜清亮，染色（–），角膜后沉着物（–），晶状体清亮。眼底检查未见异常，双耳前淋巴结不大。二便如常，舌质淡红，苔薄白，脉象平和。

西医诊断：急性结膜炎。

中医诊断：暴风客热。

治则：祛风清热散邪。

处方：八味大发散加减。麻黄 10g，蔓荆子 10g，藁本 10g，细辛 3g，羌活 10g，防风 10g，白芷 15g，川芎 10g，桑白皮 10g，生姜 5 片。日 1 剂，早晚分服。

复诊：3 天后，患者双眼异物感缓解，无分泌物。查双眼球结膜略充血。续服原方 2 剂病愈。

按：本例为暴风客热，症见胞睑红肿，白睛红赤，眵多胶结，畏光流泪，相当于现代医学之急性结膜炎。本病多为外感风热之邪引起，风热毒邪侵袭于目，风热相搏，目暴发赤肿。本方诸药合用，不仅使风邪得之外散，热邪亦赖以宣通。白睛属五轮中的气轮，内应于肺，故加桑白皮清肺泻热。

【验案 2】时复证

郑某，女，32 岁。2006 年 5 月 26 日初诊。

病史：患者双眼痒 4 天，夜间痒甚，揉则眼部充血发红，晨起有较多分泌物。既往有类似病史，每于春季发病，无鼻炎病史。视力检查：右眼 1.2，左眼 1.5。双眼睑结膜略充血，可见视盘、滤泡增生。角膜清亮，晶状体清亮，眼底检查未见异常。二便如常，舌质淡红，苔薄白，脉象平和。

西医诊断：双眼变应性结膜炎。

中医诊断：时复证。

治则：辛温祛风散邪。

处方：八味大发散加减。麻黄 10g，蔓荆子 10g，藁本 10g，细辛 3g，羌活 10g，防风 10g，白芷 10g，川芎 10g，荆芥 10g，制川乌头（先煎）3g，全蝎 3g，白僵蚕 6g。日 1 剂，早晚分服。

复诊：3 天后，患者眼痒症状减轻，无分泌物。续服原方 7 剂症除。随访 6 个月未见复发。

按：本例为时复证，症见眼痒不适，重则痒极难忍，白睛淡红，春夏及秋凉前发病，反复发作。相当于现代医学之春季卡他性结膜炎或变应性结膜炎。此系风邪侵袭，邪气往来流行于睑眦腠理之间所致。故以本方祛散风邪止痒。荆芥、制川乌头、全蝎、白僵蚕是祛风力强的药物，加以配伍应用可以增强本方祛风的疗效，风去则目痒自止。

【验案 3】胬肉攀睛

高某，女，49 岁。2005 年 2 月 26 日初诊。

病史：患者左眼生胬肉 8 年，近 6 个月来左眼发红。曾用氯霉素（润舒）、妥布霉素地塞米松（典必殊）滴眼液治疗，效果不显。视力检查：右眼 0.4，左眼 0.2。左眼内眦部球结膜局限充血，有胬肉生长，其头部伸入角膜缘内 2mm，呈胶样隆起，体部肥厚。二便如常，舌质淡红，苔薄白略腻，脉象平和。

西医诊断：左眼翼状胬肉。

中医诊断：胬肉攀睛。

治则：辛温祛风散邪。

处方：八味大发散加减。麻黄 10g，蔓荆子 10g，藁本 10g，细辛 3g，羌活 10g，防风 10g，白芷 15g，川芎 10g，熟大黄 10g，蝉蜕 10g，蛇蜕 10g，生姜 5 片。日 1 剂，早晚分服。

复诊：2 周后，患者球结膜充血消退，胬肉头部、体部变薄。随访 6 个月未见胬肉发红增长。

按：本例为胬肉攀睛，症见眦部胬肉，攀侵黑睛，赤脉相伴，日久不消，或自觉发痒，或畏光流泪，眼珠露于外易于外感，加之风尘刺激，邪客眼络瘀滞，胬肉胀起，相当于现代医学之翼状胬肉。若素体脾胃结热，邪热上攻，更致瘀滞加重。故胬肉高起赤瘀，以本方祛散风邪，散郁化滞，另加蝉蜕、蛇蜕疏风退翳，熟大黄清除脾胃积滞。

【验案4】聚星障

邓某，女，52岁。2002年10月21日初诊。

病史：患者右眼异物感，畏光流泪，视物不清3天。视力检查：右眼0.5，左眼0.8。右眼球结膜混合充血，角膜瞳孔下方呈树枝状白色浸润，染色（–），晶状体轻度混浊，眼底检查未见异常。二便如常，舌质淡红，苔薄白，脉象平和。

西医诊断：右眼病毒性角膜炎，双眼白内障。

中医诊断：聚星障、圆翳内障。

治则：辛温散邪，祛风退翳。

处方：八味大发散加减。麻黄10g，蔓荆子10g，藁本10g，细辛3g，羌活10g，防风10g，白芷15g，川芎10g，生姜5片（自备）。日1剂，早晚分服。

复诊：服药7剂后，患者右眼异物感、畏光诸症减轻，角膜病灶融合缩小，视力增至0.6。于上方加当归尾15g，蝉蜕10g，蛇蜕10g，服用2周后右眼症状消失，双眼视力0.8。球结膜充血消失，角膜瞳孔下方遗留一薄云翳。予补中益气丸合明目地黄丸口服15天善后。随访6个月未见复发。

按：本例为聚星障，症见眼部赤涩疼痛，畏光流泪，抱轮微红或红赤，黑睛星翳，或散漫如云雾，或连缀如树枝，相当于现代医学之单纯疱疹性角膜炎。风性轻扬易犯上窍，黑睛骤起星翳多由风热或风寒之邪犯目所致。故首先以八味大发散祛散风邪，中期加蝉蜕、蛇蜕退翳明目，当归尾补血使邪去而正不伤，又可活血通脉；邪去后用补中益气丸合明目地黄丸扶正善后。

【验案5】混睛障

王某，女，51岁。2004年6月3日初诊。

病史：患者右眼角膜炎10年，每遇感冒反复发作，视物模糊。近日感冒后出现右眼视物不清4天，无眼部赤涩疼痛和畏光流泪症状。视力检查：右眼0.12，左眼0.6。右眼球结膜轻充血，角膜中央基质层灰白色圆盘状混浊病灶，并见散在斑翳，染色（–），角膜后沉着物（–），瞳孔直径约25mm，对光反应存在，晶状体隐约可见。大便略干，舌质淡红，苔薄白，脉象平和。

西医诊断：右眼盘状角膜炎。

中医诊断：混睛障。

治则：辛温祛风散邪。

处方：八味大发散加减。麻黄10g，蔓荆子10g，藁本10g，细辛3g，羌活10g，防风10g，白芷10g，川芎10g，当归尾15g，蝉蜕6g，蛇蜕10g，生姜5片。日1剂，早晚分服。

复诊：7天后，患者右眼球结膜不充血，角膜基质层混浊明显减轻。视力右眼0.15。上方加黄芪30g，继续服药2周，右眼角膜混浊吸收。散在斑翳，右眼视力0.25。因角膜炎反复发作导致右眼视力减退，目前视物感觉与平时无异。予补中益气丸合明目地黄丸口服15天善后。随访6个月未见复发。

按：本例为混睛障，症见黑睛深层灰白翳障，混浊不清，白睛微赤，障碍视力，相当于现代医学之基质性角膜炎或盘状角膜炎。黑睛为风轮，内应于肝。肝经风热，升扰于目，损及黑睛，使之混浊不清，抱轮红赤。故以本方祛散风邪，加蝉蜕、蛇蜕退翳明目，当归尾补血扶正，又可活血通脉。邪之所凑，其气必虚，祛风散邪的同时，正气受伐益虚，故中期邪去大半时加黄芪补益中气。邪去后用补中益气丸合明目地黄丸扶正善后。

【验案6】眉棱骨痛

靳某，女，41岁。2005年10月15日初诊。

患者双眼眉眶疼痛15天，遇风更甚，得温减轻。视力检查：右眼1.0，左眼1.2。双眼结膜不充血，角膜清亮，晶状体清亮，眼底检查未见异常，眼压正常。双眼眶上切迹处压痛明显。二便如常，舌质淡红，苔薄白，脉象平和。耳鼻咽喉科会诊未见明显异常。

西医诊断：双眼眶上神经痛。

中医诊断：眉棱骨痛。

治则：祛风散邪，疏肝止痛。

处方：八味大发散加减。麻黄10g，蔓荆子10g，藁本10g，细辛3g，羌活10g，防风10g，白芷15g，川芎10g，天麻10g，香附15g，夏枯草20g，生姜5片。日1剂，早晚分服。

复诊：5天后，患者双眼眉眶疼痛明显减轻。原方续服10天病愈。

按：本例为眉棱骨痛，症见轻者眉棱骨痛，按之痛甚，伴有目珠胀痛；

重者为眼眶骨和前额板骨皆痛，痛剧拒按，相当于现代医学之眶上神经痛。此为风邪上扰清窍所致，风邪外犯，上先受之，故发眉棱骨痛；病属外感风邪，故遇风加重。本方专为祛风，又长于止痛，再加天麻，可使风邪去除、头目清宁；目为肝窍，清阳受阻，脉道不通，疼痛不止，故加香附、夏枯草疏肝理气止痛。

【验案 7】撞击伤目

赵某，男，28 岁。2003 年 5 月 10 日初诊。

病史：患者左眼被人用拳击伤 2 天，现感左眼肿痛难睁，视物不清。视力检查：右眼 1.2，左眼 0.4。左眼睑青紫肿胀，睑闭难睁，球结膜下大片出血，未见巩膜裂伤。角膜清亮，前房呈暗红色，积血至瞳孔下缘，眼底看不清；右眼正常。舌淡红，苔薄白，脉略数。

西医诊断：左眼钝挫伤、左眼睑钝挫伤，左眼球结膜钝挫伤，左眼外伤性前房积血，左眼底待查。

中医诊断：撞击伤目。

治则：祛风益损，温散活血。

处方：八味大发散加减。麻黄 10g，藁本 10g，细辛 3g，羌活 10g，防风 10g，白芷 15g，川芎 10g，当归 15g，桃仁 10g，红花 10g，三七粉（冲服）3g，生姜 5 片。日 1 剂，早晚分服。

复诊：1 周后，患者左眼睑肿胀消退，开合自如，前房积血吸收，视力恢复至 1.2。眼睑瘀血及球结膜下出血未完全吸收，眼底检查未见异常。停服中药，嘱其局部热敷。

按：本案为撞击伤目，症见胞睑青紫肿胀，疼痛难睁，白睛溢血，色若胭脂，抱轮红赤，若伤及瞳神，可见血灌瞳神，相当于现代医学之机械性非穿透性眼位伤。本方均为辛味药物，可消散肌肤瘀滞并止痛。加三七止血，防血再出，同时三七又具有化瘀止痛的功效，为血证要药。前房积血为离经瘀血，故加桃仁、红花活血化瘀，桃仁还能通利大便，防大便干燥加重出血。

小结：目赤肿痛之外障眼病，多因火热或风邪客目，郁而不得发。如用寒凉以阻逆之，恐郁火内敛，不得散矣。八味大发散方中麻黄、蔓荆子、藁本、细辛、羌活、防风、白芷、川芎、生姜之属，性温，味辛，辛味之药走气而性散，具发散、开窍之功，可使清窍之火发散，又无助火敛火之虑，与“其高者因而越之”有同工之处，外障眼病可霍然而愈。因本方长于走表，能鼓舞气血津液蒸腾于表以驱邪外出，与活血化瘀药物合用亦可治疗外伤血证。

饮酒后结膜出血速愈案

【**验案**】陈某，女，52岁。

患者因与朋友聚会乘兴喝了半斤多烈性白酒，当晚双眼结膜通红如兔眼，连夜电话咨询。我根据症状诊断为木火刑金，热伤脉络。

处方：霜桑叶50g，杭菊花30g，生麻黄5g。3剂，水煎服，当茶饮。

复诊：3天后面诊，患者结膜出血已经散去八成，要求继续治疗。

处方：霜桑叶50g，密蒙花30g，生麻黄5g，蒲黄粉15g。3剂，水煎服，当茶饮。

随访：患者在服用3天后彻底痊愈。

按：此案并不复杂，因肝火上冲，伤及肺络，导致结膜出血。眼白归肺，故用桑叶、菊花、密蒙花清肝降火，治本；麻黄散结，蒲黄祛瘀，治标。病机吻合，标本兼治，故收效显著。

五苓散配合活血胶囊自医视物模糊

【**验案**】王某，男，62岁。

病史：2017年11月20日左右，自觉视物模糊。最初以为是年龄大了，老花眼，并没在意。症状持续2个多月后，开始怀疑为眼疾，老花眼视力减弱是逐渐发展的过程，而这次视物模糊是突然发生的。故到医院眼科检查，结果为眼底中央静脉闭塞缺血型，黄斑囊性水肿引起的视力急剧下降。本人考虑手术风险太高，故放弃了手术治疗，采用中医治疗。

刻诊：视力下降2个月，看书、看手机均模糊不清，不能识别。舌淡白胖大，有齿痕，脉象浮濡，饮食二便基本正常。

中医诊断：气虚湿盛，血瘀壅塞。

治则：健脾利湿，活血祛瘀。

处方：五苓散加减，配合活血胶囊。茯神15g，猪苓15g，泽泻30g，桂枝15g，肉桂10g，苍术15g，香附25g，夏枯草25g，生麻黄10g，生甘草10g，白蒺藜30g。10剂，水煎服，日3次。

胶囊方：生水蛭200g，土鳖虫200g，生麻黄50g，血竭30g。日3次，每次10粒。

二诊：服药10天，症状无改变，仅舌苔变薄已无齿痕，处方略作加减，胶囊方不变。

处方：茯神15g，茯苓皮30g，猪苓15g，泽泻30g，桂枝15g，肉桂10g，苍术15g，香附25g，夏枯草25g，生麻黄10g，生甘草10g，白蒺藜30g，车前子20g，茺蔚子30g。5剂，水煎服，日3次。

三诊：服药5天，症状仍未改变。处方改为苓桂术甘汤加减，胶囊方不变。

处方：茯苓30g，茯苓皮30g，桂枝30g，苍术15g，白术15g，香附25g，夏枯草25g，生麻黄10g，生甘草10g，白蒺藜30g，车前子20g，葶苈子10g，茺蔚子30g，川牛膝30g，丹参30g。5剂，水煎服，日3次。

四诊：又服用3天后，症状突然好转，能辨认清楚书上、手机上的字。但与之前相比只恢复七成。大喜，守方成功！四诊处方略作加减，胶囊方不变。

处方：茯苓30g，茯苓皮30g，桂枝30g，苍术15g，白术15g，香附25g，夏枯草25g，生麻黄10g，生甘草10g，白蒺藜30g，车前子20g，葶苈子10g，茺蔚子30g，川牛膝30g，丹参30g，羌活10g。6剂，水煎服，日3次。

服药6天后，视力恢复八成。效不更方，继续服药。

按：治疗此病，坚持辨证方案不变，以健脾化湿为主，同时兼顾活血化瘀。化湿气以五苓散和苓桂术甘汤为主；散结以香附、夏枯草、生麻黄、生甘草、羌活、白蒺藜为主。此方是我之前治疗眼结膜出血的经验方，我推断此方既然能散去眼结膜瘀血，也应能散去眼底中央静脉瘀血。实践证明，这个推断是正确的。这又为眼底瘀血治疗发现了一个新的用药思路，以车前子、葶苈子、茺蔚子、川牛膝利水减轻眼压，胶囊方活血散结。标本兼治，所以在很短的时间里就取得了显著的疗效。

防风通圣散治疗十岁女童暴发火眼

【**验案**】许某，女，10岁。

病史：患者经常暴发火眼，西医诊断为睑腺炎，即麦粒肿。近期患者此病再次发作，左眼红肿，睁不开眼，流有脓性分泌物，发热疼痛。依西医诊断，需要手术治疗，但无医生愿意做此手术，故寻求中医治疗。

刻诊：患者脉滑，舌淡厚腻，易食肥腻，大便秘结。中医辨证为阳明少阳合病，热攻眼睑。

处方：防风通圣散加减。荆芥6g，防风6g，麻黄6g，薄荷6g，生大黄15g，玄明粉10g，栀子10g，滑石15g，生石膏30g，黄芩15g，连翘15g，桔梗6g，金银花60g，当归10g，赤芍10g，川芎10g，茯苓10g，生甘草15g，菊花10g，野菊花15g，白蒺藜12g，甜叶菊2g。7剂，水煎服，日3次。

随访：1周后，患者大便通畅，肿消炎退，麦粒肿痊愈。

按：西医诊断中，麦粒肿分内外症，即内麦粒肿和外麦粒肿。此症属于内麦粒肿急性发作，西医学认为内麦粒肿为睑板腺的急性化脓性炎症，其临床症状不如外麦粒肿那么明显、猛烈，但处于发炎状态的睑板腺被牢固的睑板组织所包围，故痊愈较慢。在充血的睑结膜表面常隐约露出黄色脓块，可能会自行破裂，此时睑板腺开口处可能会有轻度隆起和充血显现，脓液可以沿睑腺管排出，亦有少数穿破皮肤流出脓液。如脓液未能穿破睑板流出，而病毒的毒性又比较强烈，则炎症扩大，侵犯整个睑板组织，形成眼睑脓肿。西医通行的治疗方法是用抗生素和手术，但是痊愈后易复发，不如中医治疗彻底，釜底抽薪，一劳永逸。

桂枝汤合苍耳子散加专药治疗过敏性鼻炎、疳积

【验案】柳某，8岁，男。

刻诊：患者患过敏性鼻炎，疳积，羸瘦，个子偏矮，挑食。关浮濡，舌淡红苔厚，杨梅舌。

处方：荆芥6g，白芍10g，防风6g，辛夷3g，桂枝10g，苍耳子6g，白芷10g，生大黄3g，陈皮10g，黄连6g，鸡矢藤30g，生姜6片，大枣3枚，生甘草10g，穿山甲（代）1g，全蝎2g。7剂，水煎服，日1剂。

随访：患者家属反馈，服药后患者早晨阳强勃起后小便不出。现已好转，晨起小便正常。

按：患者早晨阳强小便不出是什么原因？学生李中文认为是白芷和桂枝引起的，这两种药能增加阴茎海绵体供血，我也认为是白芷引起的。我治阳痿有个方子白芷散，陈武山也重用白芷治阳痿。白芷有兴奋中枢神经的作用，与马钱子治疗阳痿有效是一样的作用原理。此方中用全蝎、穿山甲主要是消积作用。

桂枝龙牡汤、二加龙牡汤、外台茯苓饮合用治疗过敏性鼻炎

【验案】柳某，男，46岁。

刻诊：患者过敏性鼻炎，头皮屑多，右眼外伤，视物不清，脉浮濡，舌

淡红苔白。

处方：茯神30g，生白术45g，桂枝15g，白芍15g，制附子6g，生龙骨30g，生牡蛎30g，白蒺藜50g，羌活10g，丹参30g，太子参30g，枳壳30g，木香10g，干姜10g，生姜10片，生甘草10g，芡实15g，莲须15g，陈皮15g。10剂，水煎服，日1剂。

日本汉方主治慢性鼻炎

日本汉方：柴胡15g，枳实9g，白芍15g，甘草5g，吴茱萸6g，夏枯草15g，红藤15g，生牡蛎20g。

【**验案**】杨某，男，32岁。

刻诊：患者慢性鼻炎，鼻塞，咽干，脓涕，双关浮滑，舌淡苔白。

处方：柴胡10g，枳壳10g，白芍30g，生甘草15g，升麻30g，白芷15g，辛夷3g，苍耳子10g，红藤30g，夏枯草15g，急性子30g，炙麻黄6g，忍冬藤30g。3～5剂。

高效方治疗鼻炎医案两则

主方：辛夷6g，当归30g，柴胡15g，黄芩12g，炒栀子9g，玄参30g，贝母3g，枳实9g，白芍15g，甘草6g，藿香10g，生牡蛎20g，夏枯草15g，红藤15g。

功效：宣散通窍，化湿清热，祛涕开塞。

主治：鼻渊脑漏，即现代医学过敏性鼻炎（加地龙、蝉蜕、乌梅），黏膜化脓性炎症（鼻窦或副鼻窦炎）、变应性鼻炎、血管运动性鼻炎。

加减：流黄色浊涕或脓性浊涕，或带有腥臭味，脉见弦滑或滑数，舌红苔黄或黄腻者，加鱼腥草（后下）30g，冬瓜仁10g，生薏苡仁30g。

如见鼻塞重浊，嗅觉不敏，甚至不辨香臭者，加荜茇10g。

反复发作，久羁缠绵，而见鼻道干涩，或见涕中带有血丝，脉细或弦细，舌红苔薄，出现肝肾阴虚症状者，加细生地黄10g，女贞子10g，墨旱莲10g。

如流涕清稀而见舌淡苔薄或薄白者，加荆芥10g，白芥子10g，紫苏子10g，云茯苓15g，炒白术12g。

表虚腠理疏松，卫外不固，易染外邪，加绵黄芪15g，炒白术10g，关防风6g。

按：此方为清朝陈士铎“取渊汤”、日本治鼻窦炎汉方与消瘰丸之合方加减而成。中医学认为鼻渊当责之肺窍失利或肝胆湿热内蕴而发，方中既有宣散之辛夷、藿香开窍，又有黄芩、栀子清热；加之四逆散疏肝利胆，合当归、红藤活血通络等，共奏宣散通窍，化湿清热之功治，临床效验尚可。

【验案1】陈某，男，10岁，小学生。

刻诊：患者鼻炎1年有余，经常鼻塞流黄涕，偶有上额头痛，易外感虚胖，动则汗出。饮食二便尚可，舌微红，苔白略厚，脉浮滑微数。中医诊断为鼻渊证。

处方：上方加玉屏风散。辛夷6g，当归30g，柴胡15g，黄芩12g，炒栀子9g，玄参30g，贝母3g，枳实9g，白芍15g，甘草6g，藿香10g，生牡蛎20g，夏枯草15g，红藤15g，鱼腥草15g，黄芪15g，炒白术l0g，关防风6g。7剂，水煎服，日3次。

随访：1周后患者鼻塞流浓涕减轻。效不更方，又续服10剂基本痊愈。后以桂枝汤合玉屏风散1周服2次，巩固治疗1个月彻底治愈。

【验案2】吴某，男，46岁。

刻诊：患者过敏性鼻炎，纳呆，舌淡苔厚白。

处方：柴胡15g，黄芩15g，姜半夏10g，仙鹤草30g，厚朴15g，杏仁12g，炙麻黄10g，银柴胡10g，防风10g，北五味子15g，乌梅15g，草果10g，生甘草15g，陈皮30g，生姜12片。10剂，水煎服，日1剂。

按：小柴胡汤合过敏煎，舌苔厚白加草果。

【小贴士】

鼻　炎

鼻炎，即鼻腔炎性疾病，是病毒、细菌、变应原、各种理化因子以及某些全身性疾病引起的鼻腔黏膜炎症。鼻炎的种类不同，症状有所差别，但鼻炎患者常出现鼻塞、流鼻涕、鼻痒、打喷嚏等多种症状。鼻炎的主要病理改变是鼻腔黏膜充血、肿胀、渗出、增生、萎缩或坏死等。

鼻炎具有遗传性，接触花粉、尘螨等过敏原可引发该疾病；也可因维生素缺乏、内分泌紊乱等引起发病；长期使用雾化吸入药物或是麻黄素等药物，会造成鼻肺反射等，继而引起发病；空气过热或是长期受粉尘的刺激等，也会引起发病。

鼻炎的好发人群比较普遍，尤其好发于儿童和青壮年。受凉、疲劳、营养不良、维生素缺乏以及各种全身慢性疾病，均可使机体免疫功能和抵抗力下降，诱发鼻炎。鼻中隔偏曲、鼻腔狭窄、异物、肿瘤妨碍鼻腔通气引流，也会使病原体易局部存留，反复发生炎症。

急性鼻炎反复发作或治疗不彻底，可变为慢性鼻炎。职业和环境因素，长期吸入各种粉尘，如煤、岩石、水泥、面粉、石灰等可损伤鼻黏膜纤毛功能。各种化学物质及刺激性气体，如二氧化硫、甲醛及酒精等均可引起慢性鼻炎。

外台茯苓饮、焦三仙、良附丸合用治疗鼻炎

【验案】王某，男，10 岁。2021 年 8 月 17 日初诊。

刻诊：患者鼻炎，季节交替时鼻子严重不通气，疲乏易困，腹痛，脉浮滑，舌淡苔白。

处方：党参 30g，茯神 15g，生白术 30g，枳壳 10g，生甘草 10g，陈皮 10g，白芍 15g，炒山楂 15g，柴胡 3g，红藤 10g，炒麦芽 15g，炒神曲 15g，高良姜 10g，香附 6g。

慢性鼻窦炎治疗验方

张根源教授在《张根源方药妙用》中介绍了一个治疗慢性鼻窦炎的验方，转载如下。

笔者十几年前因患慢性鼻窦炎，终日头痛鼻塞，服药罔效，又行上颌穿刺，针药并举，苦不堪言，却均未获效，几欲辍学。同窗好友曰其父善治此疾，遂前往就诊。诊查方毕，书予一方曰：“服 20 剂。”

处方：苍耳子、黄芩各 15g，白芷、薄荷、辛夷、桔梗各 10g，连翘 20g，金银花 30g，麻黄 8g。

笔者观是方，类似诸药，服之不少矣，心颇疑之。至煎服 10 余剂，尚如饮淡水，未见寸功，意欲改辙。然思之所嘱，且将剂尽，观其所以。孰料药始服尽，次日早晨，出鲜黄浊涕一盏，鼻腔霍然通畅，冷风入鼻，头目清爽，沉疴顿失。

遂又依原方照服数剂，鼻病迄今未发。每忆及此，感慨万分，故虽时隔 10 余载，记忆犹新。

思之本案，笔者体会最深的就是针对顽疾，认准病情后须守方不移，坚持到底，一病一证，必有其主方正治，不得弄巧成拙。诚为岳美中老先生所言“临证须守拙勿巧”，此实乃数十年经验之谈耳。

【小贴士】

慢性鼻窦炎

慢性鼻窦炎是发生于鼻窦黏膜的慢性炎症性疾病，中国流行病学调查报告的发病率为2.2%～8%。一般患者有鼻塞、流黏性鼻涕等症状，如果病程超过12周，称为慢性鼻窦炎。患者可出现鼻窦区域压迫感或闷胀感，部分患者伴有头痛。

慢性鼻窦炎患者需进行鼻腔局部检查，观察鼻窦区域有无炎症表现、黏膜是否水肿、有无分泌物，部分患者会出现鼻息肉。必要时做鼻窦CT扫描，观察鼻窦是否受累以及受累程度。慢性鼻窦炎需结合病史、临床检查以及辅助检查，方能做出正确诊断。

慢性鼻窦炎分为不伴鼻息肉的慢性鼻窦炎和伴鼻息肉的慢性鼻窦炎两大类型，皆主要依靠药物和手术两种方式来治疗，但越来越多研究显示，两者在免疫病理学特征、治疗、预后等方面存在诸多不同。

慢性鼻窦炎的病因非常复杂，传统观点认为感染、变态反应、鼻腔鼻窦解剖学异常是三大主要致病因素。这些致病因素经常交叉在一起，同时环境因素、遗传因素、骨炎、胃食管反流、呼吸道纤毛系统疾病、全身免疫功能低下等，也可成为诱因。

慢性鼻炎、鼻窦炎治疗的关键是守方

之前有位妈妈求助，诉孩子鼻塞，打鼾，早上鼻子流脓涕。医院诊断为鼻炎，建议冲洗鼻腔。患儿冲洗一段时间，每天都能洗出脓涕，但症状并没有缓解，故寻求中医治疗。

我结合舌诊，予以健脾、化痰、去热、开窍的常规中药。患者服药后症状有所缓解，鼻塞、打鼾减轻，但脓涕还是每天都有。我判断患者已不是单纯的鼻炎了，应该是慢性鼻窦炎。慢性鼻窦炎的病因非常复杂，传统观点认为感染、变态反应、鼻腔鼻窦解剖学异常是三大主要致病因素，且这些致病因素经常交叉在一起。

我读了《张根源方药妙用》中记载的医案后，觉得奇怪，自己用药与书中用药差不多，都是鼻炎、鼻窦炎（中医称鼻渊）的常规用法，为什么我的患者没有痊愈？我想不通，后专门请教了王幸福老师。

王老师两个字就点醒我——“守方”。很多老先生都说：“学医三天，天下无不治之病。”我们刚学中医不久时，觉得自己任何病都能治，且都可以在短时间内治好。所以，往往开几剂药，没有效果，就马上换药，结果自乱阵脚。

我有位痛经患者，痛经30多年，用了我开的20剂药后都没变化。因为是网诊，针刺、艾灸亦无法操作，都想放弃了。结果，她坚持吃了1个月药后痛经彻底治愈了。

还有一位中学生甲亢患者，服药2周效果不明显，我也准备放弃。但患者之前因药物作用脱发严重，家长希望坚持中医治疗。患者坚持用药1个月后，甲亢症状缓解；持续用药半年后甲状腺指标终于正常了，可以回去上学了。

岳美中老先生说“临证须守拙勿巧”。现在，生病后能第一时间找中医看病的人不多，故来找中医看病的大多是久病、慢性病，不能总希望三五剂药就可以治愈。面对患者，医生首先要认真分析病情，制定方案后，要有信心坚持，要“守方”。

阴虚内热，身面皆赤医案解读

清代王堉《醉花窗医案》中的一则医案解读如下。

星槎服侍之女，十三岁，聪明伶俐，能读诗经四书，唐诗古文也朗朗上口，而且还会写字作画，星搓爱之有加。

乙卯年夏，该女突然发热，周身脸颊泛红发热。请众医诊之：有说温疫，用藿香正气散；有说过食生冷，阳郁于脾，用散火汤；有说中暑，用香薷饮；有说实火，用承气汤、天水散；结果均无效。急忙叫仆人请我医治。

我问：头痛么？答曰：不痛。我说这不是温疫。

再问：有呕吐腹泻肚痛么？答曰：没有。我说这不是中暑。

又问：摸手烫么？答曰：不烫。我说这不是脾郁。

又问：有烦躁口渴汗出么？答曰：没有。我说这不是实火。

我说：既然没有上述症状，那么必然午后发热厉害。答曰：是的。

我接着说：而且还眼黑耳鸣，口干咽痛。答曰：很对。

主人星槎在旁观之，惊讶。问：先生尚未诊脉，仅凭几句问话，何以对病证了如指掌。我回答说：这是阴虚内热，不是外感发热。非此即彼，这是必然。症已明了，脉一定是沉数，没有必要再按脉了。于是处方，大剂归芍地黄汤，加生地黄、蝉蜕。二剂而愈。

事后主人星槎答谢时问我：他人诊脉久按不放，处方沉思不决，先生却寥寥数语即认清病因，且用药如神，真乃绝顶聪明之人。我说：过奖了。

按：此案我最欣赏的是王堉的辨证，思路清晰，方法科学。学医者不仅要学方药，还要善于学习前人名贤的辨证思路。此案在辨证中运用逻辑学中的排除法是一绝。疾病无非外感内伤。先排除外感三阳证，头痛太阳也，呕吐少阳也，口渴阳明也。三者排除，发热不是外感，那就是内伤。内伤发热，有气虚发热、郁积发热，上证不符，剩下的只有阴虚发热，眼黑耳鸣，口干咽痛，是典型的肝肾阴虚，至此一切明了，用药大剂滋补。顺理成章，一气呵成。妙哉！

鼻咽癌放疗术后中医调理

【验案】王某，女，58岁。

刻诊：患者鼻咽癌放疗后，浑身乏力，口干，无味，观其双目无神，言语低微，全身浮肿，舌红无苔，脉细无力。中医辨证为热邪，放疗损伤真阴，治以滋阴清热，解毒抗癌。

处方：沙参15g，石斛15g，川楝子6g，枸杞子12g，麦冬15g，生地黄15g，玄参15g，芦根30g，桑叶25g，天花粉15g，生山药25g，五味子10g，白花蛇舌草25g，半枝莲25g，仙鹤草50g，芙蓉叶20g。切丝装口罩吸入疗法。

随访：患者用药后所有症状大为减轻，能食，能做家务，水肿全消。（周厚田医案）

学王老师三仙汤应用与拓展治疗

【验案】刘某，女，66岁，农民。2018年4月15日初诊。

患者自诉脑梗死、脑萎缩3年余，便秘，小便不禁，口角流涎，生活尚能自理。

刻诊：患者面容清瘦，目光发呆，语言能沟通，思维尚可，流涎不断，脉缓无力，舌淡白，舌苔白腻，水滑。中医辨证为气血不足，脾肾两虚。

治则：益气养血，补肾填精，健脑益智。

处方：黄芪120g，当归30g，川芎6g，石菖蒲15g，远志12g，益智仁12g，赤芍15g，地龙6g，炒桃仁6g，红花6g，仙鹤草30g，仙茅10g，淫羊藿 15g，甘草 10g，茯苓 15g，炒白术 15g，枳壳 10g，防风 10g。7 剂。

复诊：4 月 27 日，患者大便通畅，流涎明显减少，精神好转，小便稍微改善。效不更方，原方加覆盆子 12g，固肾止遗。（周厚田医案）

按：本案中大剂量黄芪、当归益气养血通便；石菖蒲、远志、益智仁醒脑益智止涎；配伍赤芍、地龙、桃仁、川芎、红花活血通络；茯苓、白术、枳壳、防风健脾胃，丰肌肉；三仙汤（仙鹤草、仙茅、淫羊藿）加覆盆子补元气，固肾气，止遗尿。

龙胆泻肝汤合瓜蒌薤白汤治疗失眠、视物不清

【验案】徐某，48 岁，男。2021 年 8 月 17 日初诊。

刻诊：患者自诉视物不清，眼睛痒，便秘便黏，慢性胃炎，眠差入睡难，痛风，冬季脚凉。关尺洪滑，左沉弱无力，右寸不足，舌暗红苔净。

处方：黄芩 10g，栀子 6g，龙胆草 10g，木通 10g，生地黄 30g，当归 15g，泽泻 15g，生甘草 10g，柴胡 10g，肉桂 10g，牡丹皮 10g，赤芍 10g，薤白 30g，密蒙花 30g，全瓜蒌 15g，车前草 20g，首乌藤 30g，怀牛膝 10g，蛤蟆草 30g，白马骨 30g，金雀根 30g。

龙胆泻肝汤、四妙丸、口苦专方合用治疗口苦、口腔溃疡

【验案】徐某，男，49 岁。2021 年 8 月 3 日初诊。

刻诊：患者自述视物不清，便秘便黏，腰椎间盘突出，口苦，口腔溃疡，慢性胃炎，冬季脚凉。右寸不足，关尺洪滑，左沉弱无力，舌淡苔白齿痕。

处方：龙胆草 10g，栀子 6g，黄芩 10g，当归 15g，生地黄 15g，木通 10g，泽泻 15g，柴胡 10g，生甘草 10g，车前草 20g，黄柏 10g，苍术 10g，生薏苡仁 30g，川牛膝 10g，生牡蛎 30g，肉桂 10g。

巩和平按：龙胆泻肝汤合四妙丸，肉桂引火归元，苍术乃口腔溃疡特效药，柴胡、龙胆草、生牡蛎合为口苦专方。

重用二药治疗脱发

【验案】患者，女，39 岁。2015 年 9 月 1 日初诊。

病史：患者产后脱发 13 年，脱发加重 4 个月，头顶发稀疏，晨起枕头上可见散在脱发，颇以为苦。

刻诊：患者形体中等偏瘦，面色暗黄，头晕眼花，少腹有下坠感，双膝

怕风，温覆后好转，大便成形2～3天1次，经前烦躁，痛经，睡眠可，舌淡苔腻，脉弦。中医辨证为肝肾不足，血瘀湿滞。

治则：滋补肝肾，活血化湿。

处方：《外科正宗》神应养真丹化裁。川芎30g，熟地黄20g，菟丝子20g，枸杞子20g，当归20g，天麻10g，木瓜15g，荆芥10g，羌活15g，五味子6g。7剂，水煎服。

复诊：2015年9月11日，患者欣喜反馈脱发减少，并可见少许毳毛生长，大便恢复正常。守方，再进10剂。（刘志龙医案）

按：《内经》认为脱发多由血气虚、肝肾虚所致，故而治疗相对都是需要较长时间。而此患者服药1周即可见少许毳毛生长，且脱发减少，速度之快在于辨证用药准确。患者病起于产后，而产后多虚多瘀，故而可见头晕眼花、少腹有下坠感、双膝怕风等肝肾不足之症，亦可见痛经、经前烦躁的瘀血之症。广东虽气候湿热，可近些年来凉茶冷饮等损阳生活习惯大行其道，故而患者舌淡苔腻，说明患者湿有，热不显反而偏寒。方用熟地黄、菟丝子、枸杞子、五味子、天麻、木瓜滋补肝肾，川芎、当归活血养血，荆芥、羌活祛风胜湿。

刘志龙临床治疗脱发喜大剂量的川芎与当归同用，一则川芎行气血达巅顶之上；二则大量川芎有助于改善头皮的血供，有助于毛发的滋养，与梅花针直接叩头皮有异曲同工之妙；三则可气血同调。诚如《本草汇言》所言："川芎，上行头目，下调经水，中开郁结，血中气药。尝为当归所使，非第治血有功，而治气亦神验也……味辛性阳，气善走窜而无阴凝黏滞之态。虽入血分，又能去一切风，调一切气。"

脱发的中医辨证及临床经验

临床脱发一症大致可分为两种类型。一种类型为头发突然脱落，常在一夜之间成片成块脱落，脱发处头皮光亮如镜，不留发根。这种情况古称油风，俗名鬼剃头，现称斑秃。另一种类型为头发逐渐稀落，尤以头顶为甚，日久形成秃顶。脱发症的原因是多方面的，比如长期的心理压力、未治愈的感染或不正确的饮食结构，某些疾病或先天性疾病也可能导致脱发。中医学认为肝肾两虚、血虚风燥、湿热内蕴、瘀阻经脉等为脱发症病因，发失濡养为其共同病机。

脱发症的治疗，主要以虚实两类分别处方。虚则补之，实则泻之是治疗的原则。虚证，一般为肝肾阴虚，精不上承，或气血不足，血不荣发，方药主要有麻仁丸、二至丸、首乌延寿丹、七宝美髯丹、桃红四物汤等，填补精血，疏通发根，滋养头发，促进发生。这个方法一般稍有经验的临床大夫都会用，我的有效专方叫“乌发丸”。

处方：制何首乌 150g，黑芝麻 15g，霜桑叶 30g，桑椹 30g，墨旱莲 30g，女贞子 5g，生地黄 30g，金银花 30g，菟丝子 30g，杜仲 30g，金樱子 15g，豨莶草 30g，侧柏叶 30g，黄精 30g，怀牛膝 15g，桃仁 15g，红花 15g，西洋参 30g，代赭石 30g。制成蜜丸，每丸 9g，每日 3 次，每次 1 丸。3 个月为 1 个疗程。

需要特别强调的是，很多医生把这一补法作为治疗脱发的唯一方法，不分寒热虚实，一概都用滋补，结果，虚者蒙对了，实者却越补越实，湿火越补越旺，脱发未止住，反而掉得更多，犯了中医上的“实实之戒”。

临床上相当多的患者并不是虚证而是实证，尤其是年轻人和脂溢性脱发者。这类患者并不缺乏营养，而是营养过剩，阻塞毛囊，造成脱发。观此类患者大多头皮油渍较多，一摸满手指都是油，头发油黑锃亮，舌红苔腻，脉象滑实，能吃能喝，荤腥不忌，精力旺盛，看不出一点虚象。治疗此类脱发，患者千万不能用补法补药，只能用清热利湿，疏通经络毛囊的办法。方药一般取龙胆泻肝汤和三黄泻心汤加减。下面举两例示之。

【验案 1】脂溢性脱发

此案摘自《刘渡舟运用三黄泻心汤验案》。

余某，男，42 岁，脂溢性脱发。每晨起则枕巾落发成片，头顶片片成秃。经人介绍，前来诊治。余问曰：头皮痒否？曰：甚痒。问：头皮溢出脂液为何味？曰：以指甲搔而嗅之，有臭味。切其脉数，视其舌红绛。乃命侍诊学生书三黄泻心汤予服。

大黄黄连泻心汤方：大黄二两，黄连一两。上二味，以麻沸汤二升渍之，须臾绞去滓，分温再服。三黄泻心汤，由大黄、黄连、黄芩三味药组成，为商朝伊尹所创。方传至东汉末年，又为张仲景编写的《伤寒杂病论》所收。但是仲景用的是大黄、黄连，而缺少黄芩，故称为“大黄黄连泻心汤”。宋林亿等校医书时，认为本方当有黄芩，系属脱落之误。

学生不解余意，问三黄泻心汤如何能治脱发？

余曰：发为血余，而主于心。其人头皮甚痒，为心有火之象。皮脂有臭味，亦为火臭寒腥之意。且脉数舌绛，非心火旺而何？心主血脉，今心火及血，则血热而不荣于毛发；发脆则脱，液多则痒，此乃头痒发脱之所因。余用三黄泻心汤泻其心火，凉其血液，坚其毛发，肃其脂液，服药后其发必不脱矣。

患者服药3剂，大便作泻，小便黄如柏汁，从此头皮痒止，发不落而病愈。

【验案2】湿热脱发

邢某，女，22岁，西安某大学研究生。2008年9月初诊。

病史：患者最近一段时间突然发现头发逐渐脱落严重，以头顶部较显著，梳头、洗头或搔头皮时脱发更甚，病损部位发根较松，容易拔出。患者平素爱吃荤食，尤其爱吃肯德基，口苦口干，晨起口黏，小便短赤，有时伴热感，舌质偏淡，舌苔黄厚腻，脉象滑实。曾服益气养血、滋补肝肾、养血祛风以及胱氨酸、维生素类等中西药物，局部涂抹生姜等均未见明显效果。近日忧心忡忡，精神压力和心理负担增大，生怕头发掉光。

刻诊：患者头顶部毛发已稀疏，病损处皮肤光亮，发根疏松，易将毛发拔出，其余头发乌黑油渍。辨证为肝经湿热，循经上扰巅顶，经络气血瘀滞，毛发失养。

治则：清肝利湿泻热。

处方：龙胆泻肝汤加减。龙胆草15g，生栀子12g，黄芩10g，生地黄12g，车前草15g，泽泻15g，木通10g，生甘草6g，当归10g，柴胡24g，赤小豆15g，牡丹皮12g，侧柏叶30g，豨莶草30g，生首乌30g。10剂，水煎服，日3次。

二诊：患者服药后舌苔黄腻已除，脉象滑实转为细软，食减，口已不苦不干，小便已清，病损区已布满短嫩发，梳头时已极少脱发，拟改用参苓白术散善后。

后追踪随访，疗效巩固，未再出现脱发。

按：上述两案，一是已故名医大家刘渡舟经典医案，一是本人治疗众多脱发中的一则医案，均从辨证入手，针对病机，断为实证，不落俗套，清热、利湿、活血、疏通于一体，故收速效。在此，再次强调治疗脱发一症时，一定要辨证分清虚实寒热，该清则清，该补则补，千万不要一味蛮补。

血府逐瘀胶囊加味治疗脑萎缩

【验案】患者，女，年长。

病史：患者脑萎缩数年，老年痴呆，不能走动，手足震颤，求治多地均无效，已丧失求治信心。

处方：灵芝25g，紫河车25g。血府逐瘀胶囊2盒，玉金方1盒。

随访：患者服药第2天，患者儿子反馈其浑身发热，问是什么情况。患者浑身发热是全身经络通畅，血液循环加速，神经血管营养好转的表现。此方中的“玉金方”为张勋博士研制的专药。（常文医案）

甘草泻心汤、附子理中汤、封髓潜阳丹合方治疗慢性复发性口腔溃疡

慢性复发性口腔溃疡是临床常见病和多发病，以口腔黏膜反复溃疡、疼痛为主要临床表现，中医学称为“口疮”或“口疳”。该病病程漫长，反复难愈，患者痛苦，病情顽固，治疗起来颇为不易。临床多年，对此病研究探讨长久，我终于摸索出来一个疗效在90%以上的方子，应用颇为顺手。

主方：甘草、黄连、黄柏、胡黄连、苍术、干姜、肉桂、太子参、制附子、鸡内金、砂仁、制龟板。

该方实为甘草泻心汤、附子理中汤、封髓潜阳丹之合方，集清热燥湿健脾补肾于一体。根据中医学“心开窍于舌”“脾开窍于口”，脾之经脉“连舌本，散舌下”的理论，本病的发生与心、脾二脏相关最甚。

病因多与火热湿有关，且久病之后又有伤肾阴之虞。可以说是虚实交杂，寒热并存。该证多由于口腔不洁，复感受邪毒，使脾胃蕴结热毒，或由于脾虚失运，湿阻中焦，又常服辛辣醇酒、膏粱炙煿之品，湿聚化热，热盛化火，火热循经上蒸所致。且由于久治不愈或劳损过度，真阴受损，不能上济于心，进一步导致心火上炎。

病机表现为实中有虚，虚中有实，寒热夹杂。故在辨证治疗上要考虑全面，既要清热燥湿，又要温阳滋阴。

甘草泻心汤是治疗湿热交织的名方，也是治疗黏膜疾病的专方，口腔内黏膜、胃内黏膜、女性阴道宫颈也是黏膜，这类疾病仲景先圣均用此方，我临床也常用，如狐惑病，胃脘痞证等，很有效果。湿热之所以产生，脾虚是根本，故又选附子理中汤，健脾燥湿。久病伤阴，封髓潜阳丹是正治。

该方在运用中有几味药非用不可，特别要注意，希望有志于发扬中医者记住。先说苍术，该药健脾燥湿，现代药理研究表明苍术含有大量B族维生素，正是治疗口腔黏膜的要药，且不可以白术代替。川黄连泻火解毒，清热燥湿，治疳热之良药。胡黄连助黄连燥脾湿、清火热，二药相辅相成，缺一不可。肉桂，味辛甘，性大热，归肾、脾、心、肝四经，此药为纯阳之品，善补命门之火，又能引火归元，治疗复发性口疮配伍肉桂，旨在引火归元，

剂量宜小，通常入煎剂用6～10g，冲服粉剂用0.6～1.5g。鸡内金，消积滞，健脾胃，治食积胀满、呕吐反胃、泻痢、疳积、消渴、遗溺、喉痹乳蛾、牙疳口疮。《陆川本草》中说鸡内金生肌收口，治消化性溃疡。口腔溃疡，在辨证的基础上加鸡内金，其效更验；尤其是复发性口疮兼夹消化不良及有脾胃症状者，更为适宜。是因口疮而使咀嚼困难，以致食物难于消化，影响脾胃功能而造成脾胃更虚，胃浊熏蒸口腔。所以，鸡内金具有磨谷助消化之功能，故达健脾胃疗口疮之目的，不可少此药。龟板滋阴补肾，引火归元。已故名老中医邹云翔最善用龟板治疗口腔溃疡病，导龙归海汤是其代表方，我借以用来，效果非凡，治此类病不能舍此药。切记不要因其贵而不用。

【验案】刘某，女，65岁。

病史：患者口腔溃疡病反复发作10余年，每隔1周即犯，痛苦无比，无法饮食，痛不欲生。

刻诊：患者舌体两侧溃疡3～4处，两颊2～3处溃疡，红底白头，舌红苔腻，脉寸关弦滑，左尺不足，饮食不便，二便尚可，余无他症。迫切要求治疗口腔溃疡。中医辨证为湿热蕴积，火热伤阴。

处方：苍术30g，生甘草30g，黄连15g，胡黄连15g，鸡内金15g，半夏12g，太子参15g，干姜10g，徐长卿30g，肉桂6g，制附子6g，黄柏30g，砂仁6g，制龟板20g，蒲公英30g，生蒲黄30g。5剂，水煎服，日3次。

复诊：1周后，患者口腔溃疡痊愈。患者十分惊讶，叹真乃神方。效不更方，续服10剂，彻底治愈。又以附子理中丸和六味地黄丸交替服用3个月善后，未再复发。

当归补血汤加专药治疗肝硬化、口腔溃疡

【验案】张某，男，52岁。

患者肝硬化，治疗后其他的症状都有所缓解，现口腔溃疡仍反复性发作，舌尖、舌边和中间均溃疡发红，口腔里起白色泡状疙瘩。

处方：生黄芪45g，柴胡10g，当归15g，赤芍30g，茯苓30g，生白术60g，丹参30g，枳壳15g，莪术30g，黄连6g，垂盆草30g，制鳖甲15g，胡黄连10g，生甘草30g，土贝母30g，白花蛇舌草30g，肉桂10g，鸡内金10g，炒山楂、炒神曲、炒麦芽各15g。30剂，水煎服，日3次。

桃红四物汤合泽泻汤治疗腔隙性脑梗死

【验案】罗某，女，69岁。

刻诊：患者脑腔梗死，头晕，微喘，颈椎反弓，椎管狭窄，动脉硬化，便干，舌淡苔白。

处方：红景天30g，羊红膻30g，柴葛根30g，桃仁10g，红花10g，当归10g，赤芍10g，生地黄15g，川芎10g，茯神30g，生白术45g，泽泻30g，怀牛膝10g，丹参15g，蛤蚧1只，生姜6片，大枣（切）6枚。3剂，水煎服，日2次。服后如无异常反应，可继续服10剂。

按：此案重点要解决头晕，解决头晕最有效方药是泽泻汤。《伤寒论》和《金匮要略》记载，凡是治头昏目眩的都要用到白术。故我们认为，除血瘀和神经性头痛以外，白术为治头昏目眩的专药。

这位患者加水蛭也可以，但是水蛭味道太难闻了。患者年龄较大，第一次接诊最好不要用这些药。这个病例还可以用“冠心二号”或者抵当汤。年龄大、病情复杂或不熟悉的患者，第一次开药一定要开少一点，平和一点，切记不要猛浪下重药。

漏芦连翘汤治疗嘴唇反复红肿

【验案】苏某，女，56岁。

患者面瘫10多年，近3年一侧面部颊车穴及半侧嘴唇反复红肿，皮温高，原因不明，3天前又出现红肿前来就诊。

刻诊：口干，舌红，无苔，二便正常，脉偏数。

处方：漏芦连翘汤。漏芦15g，连翘30g，黄芩15g，麻黄5g，升麻15g，白蔹15g，甘草10g，枳实15g，大黄9g，石膏30g。5剂，水煎服，日3次。(巩和平医案)

按：诊断时还考虑了温清饮、五味消毒饮，但还是觉得漏芦连翘汤更直接有效。

漏芦：泄热解毒，咸软坚，苦下泄，寒胜热；入胃、大肠，通肺、小肠；散热解毒，通经下乳，排脓止血，生肌杀虫。治遗精尿血，痈疽发背，古方以漏芦汤称首，及时行痘疹毒，取其寒胜热，又能入阳明故也。连翘为使，二药是清热解毒散结，消痈排脓的最佳搭档。漏芦连翘汤由清热解毒散结的漏芦、升麻、白蔹、清上焦之热的黄芩、火郁发之的麻黄（小剂量）、泻下清热的枳实、大黄、芒硝组成，清热，宣发，通便攻下，以达到治愈的目的。

普济消毒饮：牛蒡子、黄芩、黄连、甘草、桔梗、板蓝根、马勃、连翘、玄参、升麻、柴胡、陈皮、僵蚕、薄荷。方中也有升麻、僵蚕散结，桔梗排脓，但少了能使火毒排出的麻黄、大黄、芒硝、枳实。

李中文按：临床上我常用漏芦和海藻治疗颈动脉硬化斑块，有一定临床效果。现代药理研究表明，漏芦具有降血脂、抗动脉粥样硬化、抗炎、镇痛、保肝作用；尚有抗衰老作用，增强免疫，抗缺氧、改善记忆，抑菌等功能。

当归补血汤、泽泻汤、清震汤、四君子汤合用治疗脑垂体瘤

【验案】史某，女，34岁。2021年6月17日初诊。

刻诊：患者脑垂体瘤（鞍区占位性病变，垂体瘤卒中）术后复发，双关浮软，困乏，舌淡苔白齿痕。

处方：生黄芪60g，当归10g，茯神30g，生甘草10g，泽泻60g，猪苓15g，怀牛膝10g，车前子20g，肉桂10g，清半夏15g，猫爪草20g，细生晒参15g，生白术45g，葶苈子3g，苍术15g，荷叶15g，升麻10g。15剂，水煎服，日1剂。

按：此案中所用四汤为当归补血汤、泽泻汤、清震汤、四君子汤。

其中清震汤主治脑积水。苍术30g，升麻30g，荷叶30g，可加怀牛膝、车前子引水下行，为张步桃方。曾有一例因脑瘤引起脑积水的82岁男性患者，当时西医用甘露醇治疗无效，我用前方加六味地黄汤治疗共服药二月余痊愈，效果惊人，临床不可小视。

【小贴士】

清震汤

清震汤，原名升麻汤，出自刘完素《素问病机气宜保命集》。以升麻、苍术、荷叶研末水煎服，治雷头风。近代沪上名医范文虎先生认为茅术（苍术）健脾燥湿，升麻升阳辟邪，荷叶清香解郁消暑。治湿阻脾阳，用升麻三钱，生茅术一两，荷叶一张同煮，效如桴鼓。

夏令间常有水肿患者，迁延不已，查尿常规等又无明显异常，唯稍事劳作则小便短少，遍体肿胀，服用利水之剂往往反复不愈。投以清震汤，重用苍术30g，升麻、荷叶各10g，或加生黄芪、猪茯苓，数日内肿退胀消。

清震汤重用苍术合防己黄芪汤，可用于原发肾病综合征。

清震汤合济生肾气丸治疗脑积水

【验案】郭某，男，82岁。

病史：患者为抗美援朝老兵，患有心脏病和高血压病，近期又发现脑瘤，引起脑积水。西医用甘露醇治疗无效，故寻求中医治疗。

处方：清震汤合济生肾气丸。苍术30g，升麻30g，荷叶30g；怀牛膝30g，车前子30g，熟地黄45g，山茱萸30g，怀山药30g，茯苓45g，泽泻30g，牡丹皮10g。水煎服，日3次。

患者服两月余而痊愈。

五苓散加减治疗视神经萎缩、玻璃体浑浊

【验案】殷某，男，77岁。2021年6月22日初诊。

刻诊：患者脑梗死，2021年5月1日眼睛失明（血糖8mmol/L），眼底神经萎缩，玻璃体混浊，便干尿频，舌胖大苔厚腻。

处方：粉葛根50g，猪苓30g，茯神45g，泽泻30g，肉桂10g，生白术30g，夏枯草30g，香附15g，生麻黄3g，羌活10g，丹参30g，车前子20g，怀牛膝10g，土鳖虫15g，穿山甲（代）10g。

黄连温胆汤、栀子豉汤、龙胆泻肝汤合用治疗多发性脑梗死

【验案】王某，男，60岁。2007年9月10日初诊。

病史：患者痴呆烦躁，肢体动作僵硬迟缓1个月，先后就诊两家医院，住院治疗，效果不佳。

刻诊：患者痴呆烦躁，肢体动作僵硬迟缓不配合，舌体大，伸舌于外，舌左偏，苔黄腻，涎水外流，两家医院脑CT诊断为多发性脑梗死，经扩管、溶栓、营养支持治疗，症状不改善，烦躁不安，甚至彻夜不眠，脉沉弦滑数有力。中医辨证为痰热上扰脑窍，脑窍失养。

处方：黄连15g，胆南星15g，枳实15g，竹茹12g，半夏30g，陈皮24g，云茯苓24g，甘草12g，瓜蒌24g，远志9g，石菖蒲15g，栀子12g，淡豆豉15g，龙胆草9g，竹叶9g，泽泻24g，生白术24g，生姜、大枣为引。

随访：药煎好后，患者不服，强行灌喂约1/3碗，剩余药置于桌子上。第二天家属反映，患者半夜起床自行服用剩余药。3天后病情好转，先后加减1个月，痊愈。（魏庆富医案）

按：此病患者伸舌于外，舌偏向左舌苔黄厚腻，乃痰热上扰心神，清热

化痰，痰化热清，药病相应，效果良好。

牙痛治疗方

【验案】唐某，女，广东江门人。

处方：黄连、黄芩、栀子、茵陈、龙胆草、花椒、细辛、薄荷各 1g，大黄 5g。1 剂。沸水冲泡，免煎，先入口中含漱而后慢慢吞咽下去。（余峰医案）

鲜藕榨汁治疗小儿鼻衄

此医案根据王幸福老师书中鲜藕汁治鼻衄偏方试验。

【验案】患者，女，8 岁。

患者为医案提供者女儿，进入酷暑后，连续几天早晚流鼻血。医者将鲜藕洗净、去皮，用榨汁机生榨后，兑约 200ml 冷水，患者喝后再无流鼻血。医者也曾隔三岔五流鼻血，服用藕汁后也再没有流鼻血。

按： 肺中有火鼻衄（流鼻血），腹中有寒胀满，先服茯苓甘草汤，再喝鲜藕汁。唱建远医生建议治疗鼻衄可于鲜藕汁中加水梨，基本喝 1 次就痊愈，如未能痊愈，可再服几次，莲藕药食两用，多食无副作用。

大黄黄连泻心汤治鼻衄、齿衄、吐血

1995 年 5 月，我因公到河南新乡出差。半天车马劳顿后，入住宾馆已是晚上 8 时，我牙龈突然大量出血，甚是骇人。我考虑，若是去医院治疗，一般是注射止血药、维生素 K 或仙鹤草素；若是自己治疗，用云南白药还是喝汤剂？汤剂快。

于是我想到了大黄黄连泻心汤，不用煮，方便。刚好楼下不远有个药店，我就去买了酒大黄 10g，黄连 10g，回到房间用开水浸渍了一小杯，约有 150ml。10 分钟后开始喝，每次喝 50ml，每 5 分钟喝 1 次，20 分钟后齿衄完全止住，药效快得令人惊讶！没想到《伤寒论》的经方这么神奇速效，真令人不可小觑。

以往我用经方都大剂水煮，对这种一两味的小方，尤其是泡渍的，极少用到，认识也不深刻。自此以后，我彻底转变了观念，不管大方小方，经方时方，偏方单方，只要有效，尽管拿来一用，不能存偏重大方正方之念。

大黄黄连泻心汤出自《伤寒论》第 154 条："心下痞，按之濡，其脉关上浮者，大黄黄连泻心汤主之。"第 164 条："伤寒大下后，复发汗，心下痞，恶寒者，表未解也。不可攻痞，当先解表，表解乃可攻痞。解表宜桂枝汤，攻痞宜大黄黄连泻心汤。”

《金匮要略》：“心气不足，吐血衄血，泻心汤主之。”（方内有黄芩）

大黄黄连泻心汤：大黄二两，黄连一两。上二味，以麻沸汤二升渍之，须臾绞去滓，分温再服（注：“麻沸汤”即开水）。水沸腾时，水面气泡很多，浮动如麻，故名。

本方可以清热泄痞。大黄用量只有承气汤的一半，又只用开水（麻沸汤）泡一泡而不煎煮，目的不在泻下，与黄连同用，可清胃中邪热而泄痞气。此方清泻上焦头面之火很灵，虽说张仲景《伤寒论》中叙述过简，但是后人运用基本以清上焦火盛而致的各种衄证，如鼻衄、目衄、齿衄、肌衄等为主。我在临床上治疗鼻衄、舌衄、吐血等，不论虚实，均用此方，或单用，或加入复方中，都能收到很好的疗效。

需要特别强调的是，此方要用开水泡渍，单服或兑入复方中，不能随其他药一起煎，此点尤为重要，切记。对于虚实寒热等问题，我从汤方辨证角度使用，有是症，用是药，这是《伤寒杂病论》中一个很常用的原则，所以不顾其他。对于这一点只是自己的认识，仅供参考。

补阳还五汤、桂枝茯苓丸、承气汤合用治疗脑梗死

【验案】谢某，男，81岁。2021年7月1日初诊。

刻诊：患者中风，脑梗死，口㖞，言语不利，腿脚无力不利索，便干，脉浮软左弦硬，舌面干，苔白厚，血压110/80mmHg。

处方：当归30g，生黄芪180g，赤芍30g，茯神30g，生白术60g，地龙10g，川芎10g，红花10g，桃仁10g，桂枝10g，牡丹皮10g，怀牛膝10g，大黄10g，芒硝10g。7剂，每日1剂，水煎两次混合取600ml，分3次服用。

随访：患者服药当晚开始睡得踏实，大便情况也比原来好了，走路有力，精神也好了很多。

按：学生问本例中补阳还五汤合桂枝茯苓丸，为何不用甘草？是因为患者脾虚湿盛，甘草本身能引起水液潴留，不利于排湿。又问这例是否加水蛭。患者年纪大，身体比较虚，所以不需要加太多太猛的活血药，一定要切记这一点。我用生黄芪180g就是考虑到患者身体虚弱的问题。

玉女煎加减治疗牙痛、耳鸣

【验案】薛某，女，78岁。

病史：患者牙痛耳鸣1周，打针服药无效，还因服下火药而腹泻。

刻诊：患者精神矍铄，面略黑，舌质微红，苔薄白，脉右略沉弱，左弦滑，饮食一般，大便不干，口略干，心烦，耳鸣，有高血压病。辨证为肝阴不足，虚火上亢，右脉沉弱为服苦寒药伤气所为。

处方：玉女煎加减。麦冬30g，生地黄30g，生石膏50g，知母15g，怀牛膝30g，玄参30g，白芍30g，细辛15g，甘草10g。3剂，水煎服，日3次。药到病除。

按：此类病临床上很常见，偏热的我一般都是用玉女煎加减，效如桴鼓。大家一定要注意，方中有味关键药少不得，就是细辛。细辛辛温，在大队的甘寒药中具有反佐性质，同时也有温肾作用。在多年治疗偏虚寒牙痛的临床实践中，用八味地黄丸加入引火归元的肉桂就能起到速效，去之则不效；加细辛的道理也一样。所以说细辛也有温肾引火归元的作用，只是我个人观点，仅供参考。

其实也可以把细辛理解为一个治疗牙痛的专药。西医药理研究也证明细辛有麻醉止痛作用。玉女煎加减治牙痛疗效很好，尤其是用于治疗阳明火盛引起的牙痛，疗效更好。

玉女煎治疗牙痛兼咽喉肿痛

【验案】贾某，女，45岁。

病史：患者因喝酒、进食麻辣引起牙痛不止，同时兼有咽喉肿痛，口服抗生素和祛火中成药缓解，均无效，疼痛难忍，故来求诊。

处方：生石膏60g，麦冬30g，生地黄30g，知母10g，怀牛膝10g，木蝴蝶6g，细辛6g，川椒3g，生甘草30g。3剂，水煎服，日3次。

随访：患者服用1剂后痛缓，3剂后痛止。

按：本案是典型的胃火郁热引起的牙痛，属玉女煎证。玉女煎清热散火，细辛、川椒止痛，木蝴蝶、生甘草利咽解毒，标本兼治，故收效快捷。玉女煎临床常用于治疗牙龈炎、糖尿病、急性口腔炎等胃热阴虚者，亦治消渴，消谷善饥等。本证多由阳明气火有余，胃热耗伤阴精所致，治疗以清胃热，滋肾阴为主。阳明之脉上行头面，入上齿中，阳明气火有余，胃热循经上攻，则见头痛牙痛；热伤胃经血络，则牙龈出血；热耗少阴阴精，故见烦热干渴；舌红苔黄且干，为阴亏症状。

方中石膏辛甘大寒，清胃火，故为君药。熟地黄甘而微温，以滋肾水之不足，故为臣药。君臣相伍，清火壮水，虚实兼顾。知母苦寒质润、滋清兼备，一助石膏清胃热而止烦渴，一助熟地黄滋养肾阴；麦冬微苦甘寒，助熟地黄滋肾，而润胃燥，且可清心除烦，二者共为佐药。牛膝导热引血下行，且补肝肾，为佐使药，以降上炎之火，止上溢之血。该方的配伍特点是清热与滋阴共进，虚实兼治，以治实为主，使胃热得清，肾水得补，则诸症可愈。本方用于胃热阴虚证，临床应用以头痛，牙痛，齿松牙衄，烦热干渴，舌红苔黄而干为辨证要点。

玉女煎与清胃散治疗牙痛的区别：玉女煎与清胃散同治胃热牙痛，但清胃散重在清胃火，以黄连为君，属苦寒之剂，直折胃腑之热，配伍升麻，意在升散解毒，兼用生地黄、牡丹皮等凉血散瘀之品，功能清胃凉血，主治胃火炽盛的牙痛、牙宣等；而玉女煎以清胃热为主，而兼滋肾阴，故用石膏为君，配伍熟地黄、知母、麦冬等滋阴之品，属清润之剂，功能清胃火、滋肾阴，主治胃火旺而肾水不足的牙痛及牙宣诸症。《成方便读》曰："人之真阴充足，水火均平，决不致有火盛之病。若肺肾真阴不足，不能濡润于胃，胃汁干枯，一受火邪，则燎原之势而为似白虎之证矣；方中熟地黄、牛膝以滋肾水，麦冬以保肺金，知母上益肺阴，下滋肾水，能治阳明独胜之火，石膏甘寒质重，独入阳明，清胃中有余之热。虽然，理虽如此，而其中熟地黄一味，若胃火炽盛者，尤宜斟酌用之，即虚火之证，亦宜改用生地黄为是，在用方者神而明之，变而通之可也。"《景岳全书》："水亏火盛，六脉浮洪滑大；少阴不足，阳明有余，烦热干渴，头痛牙疼，失血等证如神。"

外台茯苓饮合桂枝汤治疗鼻炎

【验案】王某，男，10 岁。2021 年 7 月 13 日初诊。

患者患有鼻炎，晨起头晕，季节交替时鼻子严重不通气，疲乏易困，脉浮滑，舌淡红，苔薄水滑。

处方：党参 15g，茯神 15g，生白术 30g，生甘草 10g，枳壳 10g，陈皮 10g，白芷 15g，苍耳子 6g，生姜 10 片，大枣 6 枚，桂枝 10g，白芍 10g，生麻黄 6g，苍术 10g，细辛 2g。10 剂，水煎服，日 1 剂。

当归补血汤、五味消毒饮、四物汤加减治疗严重痤疮

【验案】杨某，女，19 岁。

病史：患者面部痤疮 5 年多，中西医治疗效果不满意，此消彼伏，无法彻底治愈，经人介绍求诊我处。

刻诊：患者面白皙，瘦高，两腮下巴及唇周，比较严重，长满红疖子，有脓头，四肢冰冷，饮食二便基本正常，脉关部滑，舌淡苔白。中医辨证为

肺胃火热，气血虚弱。

处方：当归补血汤、五味消毒饮、四物汤加减。当归12g，生黄芪30g，野菊花30g，蒲公英30g，紫花地丁30g，川芎10g，白芍12g，连翘30g，忍冬藤30g，生地黄30g，白芷25g，黄柏15g，知母15g，生甘草30g，陈皮10g，煅牡蛎30g，浙贝母12g，太子参15g，玄参12g，生麻黄10g，赤小豆30g，天花粉25g。

随访：原方不变，每次7剂，连续服用3次，一次比一次好转。3次后，基本痊愈。第4次复诊，守方，巩固治疗，原方加丹参，再10剂。其中5剂汤剂，5剂加工成水丸善后，每次6g，每日3次。

加味化瘀消坚汤治疗囊肿性痤疮

囊肿性痤疮是指形成脓肿的痤疮，是痤疮的一种较严重型。本病多见于青年男性，表现为大小不等的结节、囊肿，常继发化脓感染，部分瘢痕可增生，影响容貌。平时宜低脂饮食，注意营养均衡。

【验案】杨某，男，23岁，厨师。2019年4月26日初诊。

病史：患者近半年来面部出现许多痤疮，面部油腻发亮，继而形成脓疱及囊肿，排出脓液后形成瘢痕疙瘩，缠绵不断。患者曾于医院治疗，效果不佳，经朋友介绍来诊。

刻诊：患者面部红赤，散在脓包、囊肿，颌部多处瘢痕疙瘩，皮脂溢出明显，脉象弦滑，舌质红。诊断为囊肿性痤疮。

处方：加味化瘀消坚汤。生地黄30g，赤芍15g，牡丹皮30g，蒲公英50g，三棱15g，莪术15g，海藻30g，昆布30g，重楼12g，夏枯草15g，黄柏10g，砂仁6g，丹参30g，紫草15g，甘草10g。5剂，水煎服，日3次，饭后服。

复诊：5日后，患者面部已不起脓包，囊肿转平变软。其后稍作加减，服至月余，瘢痕囊肿已平，面容平整。（董建峰医案）

按：本方口感实在不佳，其中海藻、昆布又腥又咸，但是临床疗效很好。其中生地黄、赤芍、牡丹皮为犀角地黄汤去犀角，清热凉血散血；又加软坚散结之海藻、昆布、三棱、莪术；重用蒲公英至50g，清热解毒散结消肿；重楼消诸疮、无名肿毒。此药对瘢痕增生伴红肿者有控制作用。封髓丹治疗虚火上亢。

方中海藻、甘草同用，属中药“十八反”，笔者随王幸福老师学习时，屡见王老师对瘤肿、包块、结节二药合用，不仅无不良反应，而且临床效果极佳。王老师说此二药相反相激，合用散结之力倍增，且多年应用极少有不良反应。此方对于囊肿性痤疮，只要见基底发红，脓包满布，皮下有结节，舌质红，脉滑数，效果良好。

此方得来颇有趣。笔者同事周召也有面部痤疮，且同是中医专业，故常一起讨论中医药，对我很信任。一日他拿一处方给我，此方乃外洗治疗瘢痕疙瘩，据说效果颇佳。我看后认为此方内服亦可，效果更佳，于是我就用原方加封髓丹开了5剂。周召服用5剂后大见效验，陆续服之竟至痊愈。

防风通圣散、四逆散、黄连解毒汤合用治疗闭合性粉刺

处方：荆芥10g，连翘15g，薄荷6g，白芷9g，防风9g，当归12g，川芎10g，赤芍15g，生地黄15g，黄连6g，黄芩10g，黄柏10g，栀子10g，柴胡12g，枳壳10g，甘草10g，白芍12g，薏苡仁30g，土茯苓40g，莪术9g。（巩和平医案）

荆芥连翘汤治疗化脓性中耳炎

荆芥连翘汤出自龚廷贤《万病回春》，后来经过日本医师的汉方改良，加了几味药。治疗热性的化脓性中耳炎是荆芥连翘汤，寒性的白色流脓是附子薏苡仁败酱散合阳和汤。（巩和平医案）

脑心通胶囊治疗恢复期以及后遗症期面神经炎

【验案】患者，男，27岁。

病史：患有面神经炎，中医汤药治疗1个月后，仍有口角歪斜，但不愿再喝中药治疗。

刻诊：候其脉弱，舌淡白苔薄白，舌底静脉迂曲，乏力，进食咀嚼无力。中医辨证为气虚血瘀证，补阳还五汤最适合。因患者不愿意喝汤药了，嘱患者服用治疗心脑血管疾病的中成药脑心通胶囊。

随访：患者服用1月后，口角歪斜基本上看不出来了，嚼东西也有力了。再嘱其服用半个月，完全康复。

随后我在科里推广以脑心通胶囊治疗面神经炎，都收到良好效果。（王正志医案）

一剂治愈疱疹性咽峡炎验案

【验案】张某，女，4岁。2021年6月25日初诊。

患者平时饮食不节，经常感冒咳嗽，小病不断。

刻诊：患者咽喉部多处疱疹，周围发红，但咽喉不觉疼痛，大便不干，精神不好，不吃不喝；舌质偏红，苔稍厚。诊断为疱疹性咽峡炎，中医称之为喉痹，辨证为热毒蕴结。

治则：清热疏风，解毒退热。

处方：金银花9g，连翘10g，竹叶6g，荆芥5g，牛蒡子6g，淡豆豉5g，薄荷4g，甘草4g，桔梗5g，芦根9g，石膏15g，大青叶10g，板蓝根10g，佩兰6g，薏苡仁12g，牡丹皮5g，赤芍5g，甜叶菊3片。2剂，水煎服，日1剂，不拘次数频服。

随访：当天下午14时抓药，煎药后到晚上一直喝，患者当晚热退，但是精神一般。第二天早上又喝几口，中午11时患者已恢复。嘱患者家属把剩下的另一剂药水煎后与其周围接触过的小朋友分服。（巩和平医案）

按语：疱疹性咽峡炎，西医学认为是病毒传染所致；中医学称为“喉痹”，是热毒蕴结喉部而发病。此病如果在医院用西药治疗，时间较长，而用中医药治疗则“半剂止，一剂已”！

通窍活血汤治疗脱发

【验案】张某，男，76岁。

病史：患者20年前着凉面瘫，治疗1个多月才好。现在睡觉忘关空调，又出现面瘫症状，左侧脸麻木，流口水，咀无力。

刻诊：叩诊患者额部、左颧部以及左下面颊处检查对称性，额纹消失，左面部痛觉以及温度觉明显减弱。口角下垂，左眼裂增大，说话含糊不清，四肢肌力与活动正常，基本确诊是面神经炎，中医学称为面瘫。候其脉弱，舌淡白苔薄白腻，舌底静脉瘀曲，有瘀点，一派气虚血瘀兼痰湿症状。问诊了解患者感觉乏力，纳谷不馨，头沉不清晰，感觉头戴帽子。脉与症相符，辨证准确，给予祛风化痰，补气活血治疗。

处方：牵正散与补阳还五汤加减治疗。

随访：处方相继加减调理1个月，患者眼裂缩小，能闭目，口角无下垂，能闭合，咀嚼有力，口角无流涎。左面部温度觉与痛觉恢复，舌淡红苔薄白，脉来有力和缓，基本恢复正常。又1个月后，患者回到门诊，白眉毛变黑，头四周白发变黑，头顶脱发处生出黑发。

按：无心插柳柳成荫。原本治疗面瘫，谁料同时治疗了脱发和白发，总结心得如下。

活血化瘀通络治疗对脱发、白发有治疗作用。病久必瘀，很多疾病，时间久了都会产生血瘀，通过活血化瘀治疗能够很快改善病情，甚至治愈。有些疑难杂症，只要用心辨证治疗，有时会收到意想不到的收获。中医的调理，通常以身体为整体观辨证施治，治疗一个病的同时，亦对其他病进行调理。

这个难忘的门诊案例对自己的医术提升有所启迪，用心去悟，不断总结临床经验，去开拓中医未知领域，才能在中医方面有所建树。

五苓散合三仙汤治疗脱发

【验案】杜某，男，21岁。2021年8月14日初诊。

患者患有脂溢性脱发，眉毛、体毛均脱落，六年病史，左脉沉弦右沉滑，舌淡苔白略厚，眠差入睡难。

处方：猪苓30g，生黄芪120g，柴葛根30g，桂枝6g，茯神45g，泽泻30g，羊红膻30g，肉桂10g，豨莶草45g，生龙骨30g，淫羊藿30g，白芍15g，鹿茸2g，生牡蛎30g，丹参30g，羌活10g，当归15g，侧柏叶30g，苍术30g，仙鹤草30g，川芎30g。

麻黄汤合止痉散治疗面肌痉挛

【验案】患者，女，55岁。

患者3年前患左侧面肌痉挛，经多方医治不效，经医院介绍去北京某医院做手术，后效果不佳，转诊于中医。

处方：麻黄10g，桂枝10g，白芍30g，葛根45g，防风6g，全蝎6g，蜈蚣1g，僵蚕10g，秦艽15g，钩藤30g，鸡血藤30g，甘草10g、生姜、大枣少许。6剂。（巩和平医案）

第2章 心脏、循环系统医案

瓜蒌薤白汤合泽泻汤治疗冠心病

【验案】惠某，61岁，男。2021年8月17日初诊。

刻诊：患者患有冠心病（2018年曾行心脏支架），心率快，心前区偶有疼痛，昏沉疲乏无精神，头晕耳鸣，脚麻，晨起口干，梦多，脉浮滑左寸不足，舌淡红，苔薄白，裂纹齿痕。

处方：全瓜蒌30g，桂枝15g，薤白30g，枳壳10g，茯苓30g，生白术30g，泽泻30g，怀牛膝15g，丹参30g，赤芍10g，红花10g，川芎15g，生甘草20g，生龙骨30g，生牡蛎30g，肉桂10g，玉竹20g，西洋参20g。

葛根、丹参、红景天、羊红膻治疗心供血不足、胸闷

【验案】陈某，男，66岁。

病史：患者自诉胸闷气短3个月，二便正常，饮食尚可，有点怕冷，无其他不适。

刻诊：患者舌苔暗红，舌下静脉曲张，脉结代，舌苔白，厚腻无力。诊断为君火不足。

治则：振奋心阳，活血理气通络。

处方：附子25g，干姜10g，茯苓30g，桂枝30g，甘草15g，黄芪50g，当归10g，赤芍10g，炒桃仁5g，红花5g，瓜蒌25g，薤白10g，红景天25g，羊红膻25g，柴葛根30g，丹参25g，川芎10g。

复诊：1周后，患者胸闷气短明显减轻，身体稍有力，脉平缓有力，舌质已不暗红，静脉已不曲张，干农活也无不适。效不更方，原方继续服用1周。（周厚田医案）

按：此患者是心阳不足引起的胸痹，处方四逆汤、桂枝甘草汤合半夏薤白瓜蒌汤救逆回阳，宽胸理气。方中黄芪、当归益气生血，赤芍、桃仁、红

花、川芎、丹参、葛根、丹参、红景天、羊红膻活血通脉，提高血氧量。全方救逆回阳，益气养血，理气通脉，切中病机，起效快，疗效好。

泽泻汤治疗高血压

【验案】胡某，男，65岁。2021年4月29日初诊。

刻诊：患者血压高（150/70mmHg），尿酸高，窦性心律，但心动过缓，脉沉，舌胖有齿痕，苔白略厚。

处方：茯苓30g，车前子20g，蓝布正30g，猪苓30g，泽泻45g，肉桂10g，麸炒白术30g，茯神30g，杜仲30g，葶苈子20g。

二诊：患者血压高（150/70mmHg），尿酸高，脉沉软，舌胖有齿痕，苔白略厚，舌缨线。

处方：茯苓30g，车前子20g，蓝布正30g，猪苓30g，泽泻45g，肉桂10g，麸炒白术30g，茯神30g，杜仲30g，苍术30g，钩藤30g，生百合30g，怀牛膝10g，生甘草10g。7剂，水煎服，日1剂。

按：该患者是二诊用药后效果很好，血压下降至正常，患者很满意。五苓散、杜仲、牛膝补肾，杜仲有降压功效，百合有降尿酸效果。该方利水降压，减少血容量，和西医的利尿剂比较相似，但是利尿剂多为救急，该方是标本兼治。

胡德禹按：患者高血压、胖大舌、苔白、齿痕重，都是脾虚湿重症状，治则温阳化气，利水降压。五苓散剂量加倍同时肉桂替桂枝助膀胱气化功能，引火归元降压；重用二术，健脾祛湿，助后天运化解决生痰之源。绝大多数高血压患者均有肝肾不足，肝阳上亢，平肝用钩藤，补肝肾用牛膝、杜仲，生百合配合车前子共同降尿酸。

五苓散治疗高血压验案二则

【验案1】患者，女，50岁。

病史：患者泌乳素增高，高血压，入睡困难、睡眠浅，常在凌晨1—3时醒来，有时梦多，白天困倦，易忘事，易烦躁，喜欢安静，思虑较多，平时易出汗，痰多色白、黏稠，胃胀满，上班久坐。

先用其他方剂治疗泌乳素高，后检查报告示恢复正常，再治高血压。服用五苓散治疗后，停药观察10天以上，血压稳定在正常范围内。

【验案2】郝某，男，58岁。2021年6月3日初诊。

刻诊：患者高血压，高压170mmHg，口气重，关部浮滑，舌淡苔白水滑。

处方：泽泻30g，猪苓30g，夏天无30g，鬼针草30g，生白术60g，蓝布正30g，怀牛膝30g，肉桂15g，茯苓皮45g，陈皮30g，枳壳30g，车前草30g，竹茹30g。15剂，日1剂，水煎两次混合后取600ml，分2～3次服。

按：本方中用茯苓皮而不用茯苓，主要考虑茯苓伪劣品太多。

茵陈五苓散治疗高血压

【验案】夏某，女，56岁。2021年5月11日初诊。

刻诊：患者高血压，心悸，目胀咽痛，眠差，脉浮滑，舌淡苔白腻。

处方：柴葛根60g，怀牛膝30g，茵陈30g，猪苓30g，肉桂10g，生白术45g，泽泻50g，车前子20g，代赭石40g，蓝布正30g，生甘草6g，茯神45g，全蝎5g，炒酸枣仁30g，金雀根30g。

李中文按：金雀根的功效是止汗和助眠。

周厚田按：金雀根、虎杖根、岗稔根组成的三根汤，对于关节炎、肾炎蛋白尿、肾炎高血压治疗均有效。

【小贴士】

金雀根

金雀根又名锦鸡儿根，味甘，性微温，有益气活血、祛风止痛功效。传统上用于体虚乏力、气短浮肿、风湿痹痛等症。

金雀根临床用于各种关节肿痛，如类风湿关节炎、强直性脊柱炎、银屑病关节炎、骨关节炎、颈椎病、腰腿痛、痛风等；用于各种肾病蛋白尿，如狼疮性肾炎、免疫性肾病、紫癜性肾炎等；用于多肌炎、皮肌炎、硬皮病、重症肌无力等多种自身免疫性疾病，肌酸、肌无力。

金雀根主要药理作用有免疫抑制作用，对小鼠淋巴细胞有明显的抑制作用，可明显抑制小鼠脾脏淋巴细胞溶血素抗体的生成和血清凝集素抗体的生成；有抗炎作用，与抑制前列腺素合成有关；降压作用，降低血液黏度的作用。

金雀根是治疗红斑狼疮、类风湿关节炎、慢性肾炎等免疫疾病、风湿病的常用药。对关节炎、肌炎、蛋白尿有一定的治疗效果，这可能与其有免疫抑制作用有关。金雀根用于失眠有一定效果。金雀根传统上是一味补气活血的强壮药，作为免疫抑制药，临床有效果，既没有副反应，而且还有强壮功效，又不苦，在中药中是比较少见的。（沈丕安）

温卫安以猪苓汤治疗高血压浮肿

处方：猪苓 20g，生白芍 10g，滑石 10g，制女贞子 15g，墨旱莲 15g，泽泻 20g，半枝莲 10g，白茅根 20g，地榆 15g，茜草 10g，泽兰 10g，楮实子 20g，茯神 20g，葶苈子（包煎）15g，麻黄 6g，肉桂（后下）3g。4 剂。

五苓散加降压角药治疗高血压、头晕

【验案】张某，女，60 岁。2021 年 5 月 10 日初诊。

病史：患者素有高血压，一直服用药物控制，5 月 10 日清晨，血压突升至 180/120mmHg，头晕，站立不稳，经人介绍转诊中医。

刻诊：患者高血压，头晕，胃胀，纳差，腿部酸软，舌胖大，苔白厚，有齿痕，寸关弦滑。

处方：五苓散加减。茯苓 30g，茯神 30g，泽泻 70g，生白术 30g，猪苓 10g，怀牛膝 30g，陈皮 30g，蓝布正 30g，生姜 10 片，肉桂 10g，代赭石 30g。3 剂，水煎服。

复诊：2021 年 5 月 13 日，患者反馈服 2 剂药后，血压降至 140/90mmHg，头痛头晕消失，腿酸软改善；舌苔厚略减轻，疗效满意。胃胀未消除，颈动脉斑块，里急后重。效不更方，原方略作加减，加薤白 30g 改善里急后重；加厚朴、枳壳各 30g 行气消胀；加太子参 15g 补气；加焦三仙各 15g 健脾开胃。7 剂，水煎服。

三诊:2021 年 6 月 15 日，患者反馈 7 剂药服完，已不头晕，未再继续服药。昨天路经药店测血压为 110/70mmHg。患者高血压病十几年了，一直服用降压药控制，从未低于 140mmHg，故来复诊。现场测量患者血压 120/80mmHg，患者连声道谢。

随访：患者目前头已不晕，血压正常，胃已不胀，里急后重消失，白厚苔褪去大半。效不更方，去蓝布正、代赭石、厚朴、焦三仙、薤白、太子参等行气开胃之品，加南沙参30g补气，加天麻30g以防高血压复发。7剂，水煎服，巩固治疗。

按：此案治疗能快速见效，在于辨证用方准确。抛开其他症状，抓住舌胖大、苔白厚这一点，即可诊断其高血压为水邪所致。以五苓散为主方温阳利水，加高血压专药鬼针草、蓝布正；代赭石降逆，怀牛膝引血下行（血水同源）；陈皮行气消胃胀，快速奏效。

方中茯苓、茯神共用，原因在于茯苓市场需求量大，担心药品质量参差不齐，加茯神起到双保险的作用。另外，肉桂和桂枝使用是有区别的，肉桂引火下行，还能让下半身血管充血，而桂枝温经走表。

常文按：最近受王老师指导用茯苓和泽泻比较多。关幼波的继承人关继波治疗脂肪肝、体胖也会着重使用泽泻。"代赭石、蓝布正、金雀根"为降压角药，泽泻汤临床治疗高血压头晕见效也很快。

天麻钩藤饮合桂枝龙牡汤、二陈汤加减治疗肝阳上亢之高血压头痛

【验案】黄某，女，70岁。

刻诊：患者瘦羸，中等个子，面略黑，主诉头痛如裂、昏胀、失眠、咳嗽一月有余，脉弦滑有力，寸上鱼际，舌淡苔白，血压190/110mmHg。求治中医，要求先解决失眠和漏尿问题，且勉强入睡，噩梦纷纭。脉浮滑，舌淡苔白，饮食大便基本正常。辨证为肝阳上亢，肾阴亏枯。

处方：天麻钩藤饮合桂枝龙牡汤、二陈汤加减。白蒺藜30g，钩藤200g，菊花30g，茺蔚子30g，夏枯草30g，川芎10g，怀牛膝10g，天麻30g，生龙骨、生牡蛎各30g，桂枝25g，白芍25g，清半夏30g，炒酸枣仁30g，柏子仁20g，木香15g，代赭石30g，灵磁石30g，玄参30g，生甘草6g，陈皮10g，茯神30g，紫菀15g，款冬花15g，焦三仙各15g，蓝布正30g。7剂，水煎服，日3次。

复诊：1周后，患者头痛咳嗽减轻，失眠好转，血压降至120/80mmHg。效不更方，续服7剂，诸症平稳。

按：此证治疗起来并不复杂，患者在乡下治疗一个多月不效，关键在于用方不当，药量不足。我用天麻钩藤饮合桂枝龙牡汤、二陈汤加减，平肝潜阳，滋补肝肾，很快见效。一是用方准确，二是用药量足。钩藤直接用到200g，这是关键，血压很快下降，诸症平息。此案治疗要抓住本质，平肝潜阳，直捣黄龙；不要只是局限于头痛、失眠、咳嗽诸症，舍本逐末，见症治

症。方中钩藤质轻不耐久煎，蓝布正民间俗称“头晕草”，两药合用，治疗头痛头晕效果较好。

周厚田按：心源性高血压，舌暗苔白腻者，要利水强心降压，桂枝茯苓丸加减合方。肾源性高血压，苔白腻者，真武汤、五苓散、金匮肾气丸辨证使用，稍加活血，改善微循环。

高血压治疗验案

【验案】黄某，男，55岁，新疆乌鲁木齐人。

病史：患者高血压合并眼底出血，计划行眼底手术，后经女儿劝阻，决定先看中医，不效再手术。患者女儿之前曾在我处治疗严重痤疮，后痊愈，故笃信中医。

刻诊：患者头晕，耳鸣，视物模糊，睡眠差，腰腿酸软无力，饮食二便尚可，血压190/120mmHg，舌暗红苔白，脉滑实有力，双尺略显不足。

西医诊断：高血压动脉硬化。

中医辨证：肝阳上亢，脉络溢血。

处方：白蒺藜30g，钩藤30g，菊花30g，白芍30g，生蒲黄（包煎）30g，五灵脂25g，丹参30g，茺蔚子25g，川芎10g，怀牛膝25g，玄参50g，女贞子15g，墨旱莲30g，豨莶草30g，炒杜仲30g，淫羊藿30g，合欢皮25g。10剂，水煎服，日3次。

二诊：患者血压降为150/100mmHg，头晕好转，视物模糊减轻，但增便溏。上方加干姜，带药返疆，续服20剂。

随访：患者电话告知血压130/85mmHg，视力也恢复正常，睡觉舒服，人走路上楼有劲，头不晕，耳不鸣。问还再服否，答曰：再服10剂巩固。

按：此案白蒺藜、钩藤、菊花平肝清热；蒲黄、五灵脂（失笑散）、川芎、茺蔚子、丹参活血祛瘀；玄参、女贞子、墨旱莲、怀牛膝、豨莶草、炒杜仲、淫羊藿调补阴阳；干姜护脾，因玄参、菊花等药偏凉，且已见便溏，故加干姜；白蒺藜、合欢皮是我从已故名医祝谌予处学的一药对，专治门静脉肿大和脾肿大，具有很强的软化血管作用，同时还有安神作用。

总之，该方集平肝清热，活血散瘀，调补肝肾于一体，标本兼治，药中病的，故收效颇著。患者不但避免了手术，而且将血压恢复到正常。由此可见，中医只要辨证准确，用药妥当，对一些疑难重症还是不错的。此案中要特别强调的是，我在治疗眼底出血一症时，不管是糖尿病、高血压，还是眼底动脉硬化等病造成的，一律用失笑散加茺蔚子，此乃我的经验效方，临床效果显著，读者从该案中即可见之。

治高龄老人高血压、冠心病重症之验方

【医案】和某，女，79岁。

刻诊：患者胸闷气短，心慌，心动过速，高血压，乏困无力，眼干涩，纳呆，便秘数天1次。舌红苔厚，脉滑结代，三五一停。

西医诊断：高血压、冠心病。

中医辨证：痰瘀三焦，气机不利。

治则：清热化痰，通泄三焦。

处方：瓜蒌45g，薤白10g，黄连10g，清半夏30g，代赭石30g，竹茹30g，生大黄10g，炒莱菔子30g，火麻仁10g，枳实15g，北沙参30g，红景天25g，银杏叶25g，麦冬30g。7剂，水煎服，日3次。

复诊：1周后，患者胸闷气短、心慌心动过速均好转，大便两天1次，舌苔转薄，脉搏已变为七八次一停。仍然纳差不想吃饭，眼睛干涩眵多。上方加莪术15g，焦三仙各30g，续服7剂。

三诊：胸闷气短，心慌已消失，心率、脉象恢复正常，饮食正常。眼睛仍然干涩糊眼。上方继续，又加入桑叶30g，夏枯草30g。7剂吃完，诸症消失，血压平稳，后以丸药调理善后。

按：此证治疗起来并不复杂，按中医学病机辨证治疗，有是证用是药，清热化痰，疏理三焦，很快见效。治疗此病，一般医生易犯见症发药的错误，见到结代脉和冠心病，不分寒热虚实，均用炙甘草汤，或活血化瘀之药，甚至一见耄耋老人，使用红参、黄芪、西洋参等补药。这种不分病机，不论寒热的治法很难取得好的效果。

中医治病一定要按规矩来，认真辨证，分清寒热虚实，有是证用是方，有是证用是药，针对病机治疗，才能取得好的效果。

泽泻汤合五苓散治疗头晕

【验案】胡某，女，年龄不详。

刻诊：患者头眩晕，舌淡苔白略厚，脉不详。晨起突然感觉头晕，呕吐，右手手指麻木，其他无不适，血压正常，人躺着就好点，一动便头晕欲吐。

处方：泽泻70g，生白术50g，茯神30g，茯苓30g，猪苓20g，肉桂10g，天麻30g。3剂，水煎服，日3次。

随访：患者服用2剂见效，不再头晕、手指麻木。后用羟苯磺酸钙胶囊，

并去医院进一步检查。

眩晕立效方柴陈泽泻汤

主方：柴胡10g，黄芩10g，法半夏10g，党参15g，甘草5g，大枣12g，生姜10g，陈皮10g，茯苓15g，白术15g，泽泻15g，天麻（轧细吞服）10g，钩藤（后下）12g，菊花10g。

主治：眩晕。

眩晕是常见病、多发病，有的是缠绵痼疾，根治不易。历代医家论治眩晕，有“无风不作眩”“无火不作眩”“无痰不作眩”“无虚不作眩”等学说，虽各具道理，终是一隅之见。而现代经方大师江尔逊老先生论治眩晕则是对上述各家学说兼收并蓄，融为一体，倡言眩晕之基本病机为风、火、痰、虚综合为患，治疗大法为祛风、清火、豁痰、补虚，面面俱到，自拟柴陈泽泻汤治之。

此方实为小柴胡汤、二陈汤、泽泻汤、六君子汤之合方。其中小柴胡汤转少阳枢机，透达郁火，升清降浊；二陈汤化痰降气；泽泻汤涤饮利水。方中既寓有小半夏加茯苓汤，降逆化痰，涤饮止呕；又寓有六君子汤，运脾和胃以治本。加天麻、钩藤、菊花，旨在柔润以息肝风。据大量临床病案验证，此方一般仅服2～4剂，多能迅速息止眩晕之急性发作，可谓高效验方。

【验案1】患者，女，42岁。

此案选自余国俊《中医师承录——我与先师的临证思辨》一书。

患者眩晕症十余年，常因受凉、劳累、生气、失眠而发病，发时感觉天旋地转，目不敢睁，伴耳鸣、耳闭、恶心，甚则呕吐。西医诊断为“梅尼埃病”。病症发作时中西药配合，迁延7天以上才能逐渐缓解，短则1个月，长则半年，必发无疑，右耳听力大减。

5年前在江尔逊老先生门人处诊治，用江老自拟方“柴陈泽泻汤”（柴胡、黄芩、法半夏、党参、白术、泽泻、茯苓、陈皮、天麻、钩藤、菊花、生姜、大枣）。仅服2剂，眩晕即止，诸症消失。患者大喜，乃索要处方，并预购药物以备急需。以后每次发病，急服此方2～3剂，无须他药，多能迅速息止眩晕。未发病时，遵医嘱常服香砂六君子丸、逍遥丸等。

按：眩晕一症自古以来就是难治之证。我临证多年，用过很多方子均不满意，于是一直留意老中医的经验。后终于得到余国俊先生传授其老师的治疗眩晕的高效验方。

此方运用于临床，疗效斐然，以一当十，实是一首好方。眩晕一证，参考古贤论述不出三种病机，无痰不作眩，无火不作眩，无风不作眩，余师江老又添无虚不作眩，自拟柴陈泽泻汤，治于临床，效验非凡。我自学之后，运用此方，治疗眩晕如鱼得水，得心应手，现也成了我的专方之一。下举应用验案一例。

【验案2】乔某，男，80岁。

病史：患者最近因眩晕不止，两次住院治疗，怀疑高血压、脑梗死，经西医治疗一段时间，眩晕略为减轻，走路仍感天旋地转，欲扑地。转诊我处求治于中医。

刻诊：患者身形魁梧，面黄，不能走动，一动就晕，欲扑地；血压略高，该年龄亦属正常；舌淡苔白腻，脉弦滑有力，尺略显不足；饮食二便尚可，腰时有酸痛。中医辨证为阳虚水泛，少阳郁火，清阳不升，浊阴不降。西医诊断为梅尼埃病。

处方：柴陈泽泻汤合真武汤。柴胡10g，黄芩10g，法半夏30g，党参15g，甘草5g，大枣10g，生姜10g，陈皮10g，茯苓50g，苍术15g，泽泻70g，天麻30g，钩藤（后下）12g，菊花30g，制附子10g，白芍15g。7剂，水煎服，日3次。

复诊：1周后，患者眩晕基本止住。效不更方，因有轻微耳聋，上方去附子、白芍，加三甲（龟甲、鳖甲、牡蛎），又7剂痊愈。

柴陈汤治疗眩晕重症临床验案一则

【验案】田某，男，84岁。

病史：患者头眩晕心悸3个多月，纳差，偶有恶心，血压高，冠心病，腿软，便秘。在医院住院治疗多时，诸种症状均为缓解，十分痛苦，无奈只好求诊于中医。

刻诊：患者关脉玄滑，双尺不足，舌淡苔白。

处方：柴陈汤。柴胡12g，黄芩12g，半夏12g，党参15g，陈皮15g，茯神30g，甘草10g，桂枝15g，赤芍30g，泽泻60g，生白术90g，天麻25g，钩藤25g，菊花20g，决明子30g，生大黄10g，桃仁10g，焦山楂、焦神曲、焦麦芽各15g。7剂，水煎服，日3次。

随访：只服1剂患者头昏立即减轻，7剂服完，诸症消失。

按：此方为余国俊先生治疗眩晕之专方，临床效果显著。

四逆散加减治疗高血压

【验案】甄某，女，61 岁。

患者 2016 年出现单耳耳鸣，2018 年出现双耳耳鸣，2019 年出现耳穿孔。2019 年春季突发晕厥，入院检查发现颈动脉斑块。患者述自幼睡眠不好，易醒，家族性高血压，血压高达 180/110mmHg。

处方：柴胡 10g，枳壳 10g，香附 10g，炙甘草 10g，丹参 20g，桑寄生 20g，杜仲 15g，川牛膝 15g，天麻 10g，钩藤（后下）50g，益母草 30g，茯神 15g，炒栀子 10g，黄芩 9g，酒大黄（后下）5g，桃仁 10g，泽泻 20g。

针对患者易醒用的补肾安神胶囊是研究生导师内部处方，由女贞子、墨旱莲、炒酸枣仁、沉香、郁金组成。(胡德禹医案)

归脾汤加失眠专药治疗心慌、不寐

【验案】邱某，女，27 岁。2021 年 8 月 3 日初诊。

刻诊：患者心慌，紧张时更为严重，胸闷，眠差易醒，寸浮滑，关尺浮软，左弦细，舌淡，苔薄白，有齿痕。

处方：大枣 10 枚，生甘草 10g，龙眼肉 30g，远志 10g，生白术 30g，木香 6g，生黄芪 60g，党参 30g，当归 15g，茯神 30g，生姜 6 片，炒酸枣仁 30g，首乌藤 30g，生牡蛎 30g，生龙骨 30g，金雀根 30g。

瓜蒌薤白汤加味治疗胸闷气短

【验案】侯某，男，35 岁。

病史：最近一段时间，患者感觉胸部憋闷，气息短促，心中很是郁闷。自述 2 个月前因家务纠纷生气，此后便胸闷气短，服用开胸顺气丸，效果不明显，症状仍存在，故求治于中医。

刻诊：患者面微黄，舌淡，苔薄白，脉弦滑，双关尤显，饮食二便正常。

处方：瓜蒌薤白汤加味。瓜蒌 45g，薤白 30g，枳壳 25g，清半夏 20g，桂枝 15g，青皮、陈皮各 25g，茯苓 25g，香附 18g，川芎 15g，白芍 30g，生甘草 15g，郁金 15g，丹参 30g，丝瓜络 15g，路路通 15g，生麻黄 6g，蛤蚧 1 对。7 剂，水煎服，日 3 次。

复诊：1 周后复诊，患者胸闷气短消失，痊愈。

按：瓜蒌薤白汤一般是用来治胸痹证的，但是我认为不应该局限于此，从汤方对应的角度出发，可以治很多病症。

胃病引起胸闷气结，抑或肝气郁结引起的胸闷气短等，均可用此方，而且临床效果还不错。此案显然不是胸痹证，但胸闷气短是主症，病因是肝郁引起的，曾用疏肝理气剂效果不佳，改以瓜蒌薤白汤为主，合柴胡疏肝散，7 剂就解决问题。我的思路还是见证发药，有瓜蒌薤白汤证就直接出方，临床效果还是不错的。

治疗久治不愈之多汗症

以下内容摘自张文选医生《温病方证与杂病辨治》。

临床上有不少医生只要一见到自汗、多汗，就认为是气虚或肾虚，重用玉屏风散或补肾方治疗。我在临床上观察到，自汗、多汗属于白虎汤证、白虎加人参汤证者尤多，介绍验案如下。

【验案 1】蔡某，男，25 岁。2005 年 10 月 1 日初诊。

患者体格壮实偏胖，多汗，头面、颈项部出汗尤甚，头发常因汗出而潮湿，汗出后背部发凉，口渴，面赤，腰痛。脉沉滑略数，舌胖，舌尖红赤，苔偏黄。从多汗、口渴、汗后背凉辨为白虎加人参汤证。

处方：白虎加人参汤。生石膏（先煎）60g，知母 12g，红参 5g，粳米 20g，炙甘草 8g。7 剂。

二诊：2005 年 10 月 11 日患者反馈服药后显奇效，汗出明显减少，腰痛止，以前阴茎软弱不能勃起，服此方后竟然性冲动增强，阴茎能正常勃起。脉沉细滑，舌胖红赤，苔偏厚。参照《金匮要略 • 血痹虚劳病脉证并治》桂枝加龙骨牡蛎汤法，上方加生龙骨（先煎）30g，生牡蛎（先煎）30g，7 剂。汗出痊愈，勃起正常。

【验案 2】谭某，男，41 岁。2004 年 12 月 20 日初诊。

病史：患者因呃逆就诊，情绪紧张则频繁呃逆。多汗，自诉每吃一顿饭，就会全身出汗，如同从水中捞出来一样，头面出汗尤甚。渴欲饮水，脉滑数有力而浮，舌红赤，苔黄白相兼。患者认为，在应酬场合，出汗比打嗝更难为情，希望先治疗多汗。自汗出、口渴属于典型的白虎加人参汤证，呃逆由“火逆上气”所致，系麦门冬汤证，用此两方加减。

处方：白虎加人参汤合麦门冬汤。生石膏（先煎）45g，知母 10g，炙甘草 8g，粳米 30g，生晒参 5g，清半夏 15g，麦冬 30g，竹茹 30g。7 剂。

二诊：2004年12月27日患者服药后反馈汗出顿减，呃逆也随之减少。继续服用上方7剂，多汗痊愈，改用半夏泻心汤法调治呃逆。

按：汗出一症临床特别常见，但正如张文选教授所述，治疗上大多以玉屏风散、当归六黄汤等处之；或者自汗予补中益气汤，盗汗予六味地黄汤，临床效果并不是很理想。临床上经常见身无他症、体格健壮的人动则大汗淋漓，或者一吃饭满头汗流不止。我过去治此类病证，也是以玉屏风散或浮小麦、麻黄根一类治之，基本无效。自看到上述医案后，深受启发。最近刚好又遇一例汗出严重的患者，仿效上法治之，效如桴鼓。

【验案3】患者，男，22岁。

刻诊：患者面黑体壮，白天稍微一活动就汗流浃背，湿透衣衫，吃饭时满头大汗，须不停擦拭，甚是苦恼，西医无法，故求诊中医。脉浮滑有力，舌淡苔薄白，饮食二便正常。阳明热盛，逼汗外出，白虎汤也；病久伤津，加人参也。

处方：白虎加人参汤。生石膏60g，知母30g，生薏苡仁30g，生甘草10g，红参片6g。7剂，水煎服，日3次。

复诊：1周后，患者汗出明显减少。效不更方，续服7剂痊愈。

按：由此可见，治疗汗出一症，要学会辨证，分清虚实，见证发药，才可以收到较好的疗效。

治疗挥汗如雨验案三则

临床上汗出一证表现比较多，且复杂，有虚有实，虚实夹杂，有阳明热盛汗出，有痰郁化火汗出，有阴虚汗出，有阳虚汗出，有血虚兼瘀汗出等。最常见的是自汗阳虚、盗汗阴虚及表虚桂枝证。

【验案1】动则挥汗如雨

周某，男，34岁。2010年9月7日初诊。

病史：秋季天已凉，患者还是动则一身汗，每天更换两三次衣衫；别人都说凉，他还怕热开电风扇，服用玉屏风散一类中成药无效。

刻诊：患者身高175cm左右，面略黑，声音洪亮，脉弦滑有力，舌红胖大，苔白腻，饮食、二便均正常。此患者年轻体壮，别无他症。从舌脉入手，辨证为中焦湿热，迫汗外泄。

处方：龙胆18g，车前子（包）30g，木通12g，黄芩15g，栀子15g，当归 15g，生地黄 25g，泽泻 45g，柴胡 12g，生甘草 10g，草果（打）6g，苍术 12g，淡竹叶 18g，厚朴 10g，滑石（包）30g。5 剂，水煎服。

复诊：1 周后，汗略减。效不更方，上方合白虎汤，7 剂，汗止。

按：动则出汗如雨一症临床上很常见，大多数患者为中青年，除了出汗一症，余无他症。有的是头汗如蒸汽，有的是全身出汗，有的是吃饭时头汗如雨，大多数是动则汗出如雨。症虽一样，治法用药不同。我觉得该病证比较典型多见，故写出。再列 2 例虚汗淋漓的病案以证之。

【验案 2】虚则挥汗如雨

王某，男，62 岁。2009 年 9 月 2 日初诊。

病史：入秋之后患者晨练结束仍是一身大汗，几乎不敢活动，过去从来没有该现象，要求中医予以治疗。

刻诊：患者自汗，舌淡苔白薄，脉浮大中空，有点疲惫，余无他证。凭脉辨证，气虚耳。阳浮于外，津液外泄，调和营卫，敛阴收汗。

处方：生黄芪 60g，防风 12g，白术 15g，鹿衔草 30g，桂枝 15g，白芍 15g，生龙骨、生牡蛎各 45g，山茱萸 60g，炙甘草 10g，生姜 3 片，大枣 10 枚。5 剂，水煎服。嘱咐晨练先减少运动量，适当喝些米粥自养。

复诊：1 周后，患者汗出已少许多，不感乏力。效不更方，再续 3 剂，痊愈。以补中益气丸善后。

按：此证亦可用桂枝加附子汤，因考虑到附子要先煎不便，故未用。

【验案 3】动则虚汗淋漓

张某，女，44 岁。2010 年 8 月 19 日初诊。

病史：患者 1 个月前做人工流产术，导致月经至今未来。

刻诊：患者动则虚汗淋漓，常悲伤欲哭，控制不住，疲乏无力，食欲减退，脉浮濡无力，舌暗，苔薄白。辨证为人工流产损伤气血，未能复原，气阴两伤，兼有血瘀。

处方：当归补血汤合玉屏风散、甘麦大枣汤加减。生黄芪 60g，当归 15g，鹿衔草 30g，防风 6g，羌活 6g，炒白术 30g，山药 50g，玄参 15g，炙甘草 30g，浮小麦 30g，大枣 15 枚，鸡内金 12g，鸡血藤 15g，熟地黄 45g，山茱萸 45g，生龙骨、生牡蛎各 30g。5 剂，水煎服。嘱咐每剂的大枣 1 枚也不能少，此枣非为一般药方的引子，乃为一主药。

二诊：8 月 26 日，患者易哭、多汗症状好转，特别是悲伤欲哭已愈，乏困已好转。脉已不濡细，略浮大，舌已不暗，偏淡，苔薄白，也可以吃东西了，有香味了，二便正常。要求继续治疗。

处方：生黄芪 60g，鹿衔草 30g，防风 6g，炒白术 30g，羌活 6g，山药 50g，玄参 15g，炙甘草 30g，浮小麦 30g，大枣 15 枚，鸡血藤 15g，熟地黄 50g，山茱萸 45g，生龙骨、生牡蛎各 30g，仙鹤草 50g，干姜 15g，菟丝子 30g。7 剂，水煎服。

三诊：9 月 2 日，患者多汗、易哭、乏困完全好转。要求通经，处桃红四物汤加丹参、鸡血藤。3 剂，未再复诊。

按：此案患者亦是以虚汗淋漓求诊，在治疗过程中使用了大量的滋补药。有一点要说明，滋补的过程要时刻注意患者的胃口，能吃可用大量峻补，不能吃要小量慢补，不要着急。并不是任何病证、任何体质都可以进行大补而不顾其他，一定要因人、因时、因具体情况而立法处方。

白日自汗及烘热汗出之治疗验案

正常人在进食热汤、辛辣食物后或活动后、天气炎热情况下会出汗，能够调节体温，排出代谢产物，属于正常生理现象。如果平素汗出过多，活动后明显加重，则属于病理现象，一般是由气虚或阳虚引起的，可伴有乏力等不适。

【验案 1】白日自汗

孟某，男，31 岁。

病史：患者中等身高，人壮实，白天出汗，尤其是吃饭活动时手脚出汗更严重，血脂高已十余年，多处治疗无效，十分烦恼。后经人介绍转投我处。

刻诊：患者脉象弦滑，草莓舌，舌尖边红，舌苔厚腻，疲乏无力，饮食二便基本正常，但大便黏腻不爽。辨证为湿热三焦，迫汗外出。

处方：三仁汤加减。生薏苡仁 50g，杏仁 12g，白豆蔻 30g，清半夏 30g，滑石 30g，川木通 10g，淡竹叶 15g，厚朴 15g，制南星 30g，炒谷芽、焦麦芽各 30g，炒神曲 30g，陈皮 25g，生龙骨、生牡蛎各 45g，山茱萸 90g。10 剂，水煎服，日 3 次。

二诊：患者服完 10 剂药后总体感觉身体轻快不少，早上起来有精神了，出汗略有改善。湿去热存，原方加减如下。

处方：三仁汤合三物黄芩汤加减。生薏苡仁 50g，杏仁 12g，白豆蔻 30g，清半夏 30g，滑石 30g，川木通 10g，淡竹叶 15g，厚朴 15g，制南星 30g，炒谷芽、焦麦芽各 30g，炒神曲 30g，陈皮 25g，生龙骨、生牡蛎各

45g，生地黄45g，山茱萸90g，黄芩30g，苦参10g。10剂，水煎服，日3次。

三诊：患者服完10剂药后，困扰十几年的自汗顽疾戛然而止，患者大喜。嘱常服保和丸善后。

按：此病治疗不复杂，就是抓住病机，三焦湿热，热邪内阻，热无出路，通汗外出。三仁汤化湿除热，三物黄芩汤通瘀去热。方证对应，故收效较速。

【验案2】烘热出汗

孟某，女，50岁。2015年7月1日初诊。

刻诊：患者自诉心烦心慌，失眠多梦，烘热出汗，特别是出汗，夜不停，衣服需要多次换洗，饮食二便基本正常。患者脉浮濡数，舌淡红，苔薄白，要求治疗烘热汗出和心慌。

处方：淫羊藿30g，仙茅10g，巴戟天10g，黄柏25g，知母25g，当归15g，生龙骨、生牡蛎各60g，浮小麦50g，炙甘草30g，麦冬20g，大枣12枚，北五味子30g，山茱萸120g，鹿衔草30g。7剂，水煎服，日3次。

复诊：1周后，患者大汗淋漓与心慌均已消失。效不更方，上方改为蜜丸调服1个月，慢慢调理。

按：此例为更年期综合征，中医为阴虚火旺，肾水不济心火，故用二仙汤合生脉饮治之。因出汗较烈，故方中加入大量山茱萸和生龙骨、生牡蛎，此经验为张锡纯的做法，临床上我屡用屡效。方证合拍，故收速效。

犀角地黄汤合二至丸加减治疗再生障碍性贫血

【验案】荣某，男，17岁。2013年2月10日初诊。

患者：患者头晕、心慌、疲乏、衄血已有2年。经当地医院治疗后而血止。于2013年12月再次鼻衄量多，伴头晕、心慌、心悸，面色苍白，常常感冒，记忆力下降。曾在两家医院诊断为“再生障碍性贫血”，经住院输血及口服药物治疗，未见好转，故求治于中医。

刻诊：患者鼻衄，头晕，面色苍白，畏寒发热，痿软无力，失眠多梦，饮食欠佳，大小便尚可。脉象滑数，舌微红苔薄白。血常规：血红蛋白37g/L，红细胞计数1.23×10^{12}/L，白细胞计数1.8×10^{9}/L，中性粒细胞0.46×10^{9}/L，淋巴细胞0.50×10^{9}/L，血小板计数30×10^{9}/L。

中医辨证：虚劳证，肝肾阴亏，血热妄行。

治则：滋养肝肾，凉血降火。

处方：犀角地黄汤合二至丸加减。水牛角60g，生地黄50g，赤芍20g，牡丹皮25g，补骨脂30g，鸡血藤30g，女贞子30g，墨旱莲30g，紫草30g，重楼30g，天花粉25g，生地榆15g，北沙参30g，制首乌30g，仙鹤草50g，生黄芪50g，当归15g，苍术15g，生甘草30g，大枣10个。30剂，水煎服，日3次。

另，紫河车60g，阿胶60g，龟板胶60g，鹿角胶60g，鹿茸30g。打粉，每次3g，每日2次。以上方为主，服用半年。

二诊：患者服药1个月后鼻衄停止，头晕、心慌、心悸，疲乏好转。

2013年8月22日血常规：血红蛋白93g/L，红细胞计数2.71×10^{12}/L，白细胞计数4.5×10^{9}/L，中性粒细胞1.6×10^{9}/L，淋巴细胞2.7×10^{9}/L；血小板计数52×10^{9}/L。效不更方，续服30剂。

另，紫河车60g，阿胶60g，龟板胶60g，鹿角胶60g，鹿茸30g，西洋参60g。打粉，每次3g，每日2次。

2013年10月19日血常规：血红蛋白112g/L，红细胞计数2.71×10^{12}/L，白细胞计数4.2×10^{9}/L，淋巴细胞2.0×10^{9}/L；血小板计数87×10^{9}/L。

三诊：2013年10月20日，患者病情基本稳定，各种症状消失。饮食二便正常，精力充沛，开始备战高考。将上药制成丸药，慢慢服用，巩固治疗。

按：此病的治疗，坚持中医辨证，有热则凉，有虚则补，长期守方，病机不变，方药不动，故收疗效。临床上对于一些慢性病或疑难病治疗，一定要判断准确，坚持守方，必见成效。

周厚田按：我治疗的第一例血小板低案例是我堂婶。她因血小板减少，花了3万多，行脾切除术。其实当时血小板量还可以，后来血小板量又降低了，又花了1万多行药物注射，疗效不理想。后来找我医治时面色萎黄，食少腹胀，失眠。我暂不管她血小板问题，先调脾胃，用了参苓白术散加炒神曲、炒麦芽。服药1周后，她胃口好转，睡眠正常，面色红润，又服1周后体重增加1.5kg，血小板也由40多万升到240多万。

后面我还遇一个血小板减少的病例。患者是多年胃病，我还是从脾胃调，予以参苓白术散，结果调了3周以后患者的血小板升到了正常值。

对血小板减少症一定要分寒热虚实，分门别类地用不同的方药。

四君子合桂枝甘草汤治疗心力衰竭

【验案】王某，女，74岁。

刻诊：患者心力衰竭近日加重，喘不上气，夜晚端坐呼吸。食不下饭，下肢水肿，小便少大便难。血压 100/90mmHg，心音强弱不等，舒张期杂音。舌淡暗水滑，右脉沉弱结代，左脉微弱。

处方：生晒参 20g，茯苓 30g，茯神 10g，生白术 20g，生白芍 20g，生姜 15g，红景天 30g，制附子（先煎）20g，丹参 30g，葶苈子 30g，枳实 20g，桂枝 30g，生甘草 30g。5 剂，水煎服，日 3 次。

因患者病情严重，亦嘱其子女准备好后事。

复诊：5 天后，患者下肢水肿消了很多，开始进食，晚上也能躺下睡觉，还去河边采野菜了，二便正常，口干。血压 130/90mmHg，心脏舒张期杂音。上方略作加减。

处方：生晒参 20g，茯苓 30g，茯神 10g，生白术 20g，生白芍 20g，干姜 15g，红景天 30g，制附子 30g（先煎），丹参 30g，葶苈子 30g，枳实 20g，桂枝 30g，生甘草 30g，羊红膻 30g，生鸡内金 20g。5 剂，水煎服，日 3 次。

随访：患者儿媳反馈服药后患者状态特别好，能上山采野菜了。（刘影医案）

老年冠心病中医辨证及医案

【验案】王某，男，72 岁。某年 12 月 26 日初诊。

刻诊：患者身材高大，偏胖，胸闷气短、头晕，有高血压病史，关、尺脉滑，舌淡苔白。饮食、二便基本正常。

中医辨证：胸阳不振，痰气互结，瘀阻脉络。

治则：通阳散结，祛痰宽胸，活血行气。

处方：瓜蒌薤白半夏汤、枳实薤白桂枝汤、桂枝甘草汤、丹参饮合方加减。全瓜蒌 30g，薤白 30g，清半夏 15g，桂枝 30g，生甘草 15g，羊红膻 30g，枳实 15g，丹参 30g，香附 12g，郁金 12g，天麻 25g，川牛膝 10g，夏天无 15g，生姜 6 片，大枣（切）3 枚。7 剂，水煎服，日 3 次。

二诊：1 月 4 日，患者服药后胸闷气短、头晕较前明显好转，已无其他不适。效不更方，嘱其继续服用 7 剂。

三诊：患者症状消失，以丸药善后。

按：“胸痹”之名出自张仲景的《金匮要略》，以胸部闷痛，甚则胸痛彻背，喘息不得卧为主要表现，轻者感觉胸闷，呼吸不畅，重者则有胸痛，严重者心痛彻背，背痛彻心。根据本证的临床特点，主要与西医所指的冠状动脉粥样硬化性心脏病（心绞痛、心肌梗死）关系密切。

瓜蒌薤白半夏汤和枳实薤白桂枝汤都出自《金匮要略》，类似的方还有瓜蒌薤白白酒汤，这三方为治疗胸痹的基础方。瓜蒌薤白白酒汤中，瓜蒌宽中下气、化痰，薤白偏温，温通心阳，两药合用主要针对胸阳不振、痰浊阻滞，是这三方中共有的。酒可以轻清上扬，专主上焦，有溶解、化合的作用，是很好的载体和引经使药。若痰浊重而胸痛，则在方中加入半夏降逆化痰散结，即为瓜蒌薤白半夏汤。若加入枳实、厚朴、桂枝则为枳实薤白桂枝汤，厚朴辛苦温，行气消积，降逆除满，枳实破气消积，化痰散痞，两药合用以降气祛痰为主。桂枝温通心阳、降逆，与薤白相须为用。桂枝与甘草相配又为桂枝甘草汤，能够温通心阳、补心气。羊红膻温中散寒、强心益肾。夏天无活血通络，行气镇痛，此案主要是用来治疗高血压，止痹痛。天麻祛风治头晕，川牛膝引气血下行，生姜散寒，大枣益气养血。

羊红膻治疗心力衰竭验案二则

【验案 1】蔡某，女，80 岁。

刻诊：患者中等个子，稍微丰满，面色偏白。因心力衰竭住院，胸闷气短，不能平躺，阵咳不已，有痰，下肢不浮肿，血压 90/60mmHg；食少，脉沉弱无力微数，舌淡苔白。多处求医不效，转诊中医，要求治疗失眠一症。

中医辨证：心肺阳衰，真气不足。

处方：生黄芪 60g，红景天 30g，羊红膻 30g，高丽参 30g，丹参 30g，枳实 30g，葶苈子 30g，桂枝 30g，生甘草 30g，大枣(切)6 枚。3 剂，水煎服，日 4 次。

复诊：3 天后，患者情况好转，已经不咳，可以平躺。仍时有心慌气短不宁，乏力，血压 145/85mmHg，饮食尚可。1 周后出院，续服。

处方：生黄芪 90g，红景天 30g，羊红膻 30g，高丽参 15g，丹参 30g，枳实 30g，桂枝 30g，生甘草 30g，山茱萸 60g，生龙骨、生牡蛎各 30g，龙眼肉 30g，陈皮 10g，大枣（切）6 枚。10 剂，水煎服，日 4 次。

患者服药后心力衰竭症状消失，身体基本恢复平稳。

【验案 2】高某，女，76 岁。2018 年 3 月 14 日初诊。

病史：患者心力衰竭，面目浮肿，胸闷气短，气喘咳嗽，双脚肿大，上楼不便。曾做过心脏搭桥手术，有高血压、脑梗死、心肌梗死病史。

患者咳嗽，气喘有痰，小便不利，大便较干，2～3 天一行，脉左弦滑右浮濡，舌淡，苔薄白。辨证为心阳气虚，痰瘀阻滞，治宜强心利水，活血通瘀。

处方：葶苈大枣泻肺汤合苓桂术甘汤加减。生黄芪45g，丹参30g，葶苈子20g，枳实20g，桃仁10g，杏仁10g，柏子仁25g，茯苓30g，生白术30g，车前子20g，怀牛膝10g，陈皮10g，夏天无15g，肉桂10g，红景天30g，羊红膻15g，大枣12枚。3剂，水煎服，日3次。

二诊：1周后，患者面目及双脚浮肿已退，大便已通，人已有精神，可自行上二楼就诊，气喘已平，还有微咳痰饮。效不更方，加金荞麦30g，再服5剂。

按：心力衰竭主要表现为胸闷、气喘、水肿，不能耐受劳动，严重者动则加剧，行走数步即感憋闷气喘，还可引起肺水肿，痰涎增多，甚者咳出绯红色泡沫痰。

葶苈大枣泻肺汤主治肺痈、喘不得卧、胸满胀、一身面目浮肿、鼻塞、清涕出、不闻香臭酸辛、咳逆上气、喘鸣迫塞、支饮胸满者。苓桂术甘汤为祛湿剂，具有温阳化饮，健脾利湿之功效，主治中阳不足之痰饮。胸胁支满，目眩心悸，短气而咳，舌苔白滑，脉弦滑或沉紧。临床常用于治疗慢性支气管炎、支气管哮喘、心源性水肿、慢性肾小球肾炎水肿、梅尼埃病、神经官能症等属水饮停于中焦者。

此患者水肿、气喘症状突出，结合舌脉显示一派阳虚水泛、气化不利、水气凌心犯肺之象，其本在心肾，其末在肺。《金匮要略》提出两大治疗方法："诸有水也，腰以下当肿，当利小便，腰以上肿，当发汗乃愈。"葶苈子为降气平喘、破坚逐痰之峻药，故有"泻肺"之说，与杏仁、陈皮、枳实合用驱逐蕴结于肺的痰水，恢复娇脏的生理功能；大枣固护中州，防峻药损伤正气；苓桂术甘合车前子利中下焦之水，使其从小便而去；黄芪、丹参、桃仁、牛膝、柏子仁、红景天益心气而通心脉。红景天生长于海拔较高的高寒地带，在缺氧低温的环境下显示了其顽强的生命力，现代研究表明红景天能提高心肌细胞的抗缺氧、抗缺血能力，有强心通脉的功效。水病常可致瘀，久病入络，气机不利，血流不畅，故瘀血也可致水肿，此种水肿若只采用温阳利水等方法，疗效往往不尽理想，如果化瘀得当，则水肿自消。夏天无专为降压而设。

《内经》提出水病治宜"平治于权衡，开鬼门，洁净府"。且患者有便秘一症，但非大实大满腑实证，务必使二便通畅，给水邪以出路，生白术富含油脂，大量应用，健脾燥湿之中还能润肠通便，一举两得。羊红膻始载于《陕北本草》，功效温补心肾阳气、活血通瘀，可以扩张冠状动脉，降低心肌耗氧量，一药两用，是一味简便价廉的民间草药。

葶苈大枣泻肺汤加减治疗顽固性心力衰竭

主方：葶苈子30～50g，丹参10～15g，枳实10～15g。日1剂，水煎频服。

主治：顽固性心力衰竭。心悸胸闷，咳嗽痰多，口唇及指端发绀，气短不足以息，水肿等。

【验案】常氏，女，76岁。住院。

刻诊：患者胸憋，气短，端坐，不能平躺，微咳，少量泡沫痰，下肢水肿，小便量少。医生使用西地兰（去乙酰毛花苷注射液）、硝普钠、速尿（呋塞米注射液）等一系列药，仍然无法改变现状，已下病危通知单。我接诊后，了解患者兼有糖尿病、高血压、肺气肿；脉滑数有力，舌微红，苔白腻，面黄浮肿，胃痛，呕吐，小便极少，呼吸上气不接下气。

中医辨证：肺气郁滞，痰停肺阻。

西医诊断：严重心力衰竭。

处方：葶苈大枣泻肺汤加减。高丽参20g，蛤蚧2对，葶苈子50g，麦冬30g，五味子15g，炙麻黄10g，大枣10枚。1剂，水煎服，每日多次分服。

复诊：第二天，喘息已轻，夜尿量增加到1900ml，大便1次。但是仍感内心发热，烦躁，出汗较多。效不更方，上方继续加减。

处方：高丽参1支（约20g），蛤蚧2对，生黄芪100g，葶苈子60g，茯苓60g，桂枝15g，肉桂6g，麦冬50g，辽五味子15g，制附子10g，生甘草15g，大枣10枚。1剂，水煎服，一日一夜多次分服。

三诊：第三天，患者心力衰竭有所好转，已不喘憋，呼吸顺畅，当天上午大便3次，小便量近3000ml，腿已消肿。转方为四君子汤合生脉散、五苓散，患者心力衰竭症状得到纠正。

按：此案治疗之所以成功，关键在于中医及时介入，西医无力时，补入中医，启用经方葶苈大枣泻肺汤，一举挽回颓势。该案西医称为严重心力衰竭，相当于中医学的血瘀积于肺，导致左心衰竭，后引起右心衰竭，这时要及时按中医急则治其标的原则处理，泻肺水，强心利尿。实践证明西医速尿之类治疗效果不佳时，中医还是大有作为。该案中，葶苈大枣泻肺汤强心利水，生脉散护阴益气，蛤蚧大量培补肺肾，麻黄平喘，但需注意见效即止，以免耗气阴，该案一诊后多汗就有此虑；制附子、桂枝、甘草加强恢复阳气，气行则水行。

在治疗此患者的同时，我还电话指导治疗一例广东 82 岁男患者，心力衰竭，水肿，也是用上法，二剂喘平。疗效之高，不次于西医。所以望中医人士，不要妄自菲薄，要坚信中医治病是可靠的，是经得起检验的。

瓜蒌薤白汤合葶苈大枣泻肺汤加减治疗心力衰竭失眠

【验案】李某，男，63 岁。

病史：患者心力衰竭多年，最近越发严重，内心十分恐惧，求诊多年无明显效果，慕名求治于我处。

刻诊：患者人胖粗壮，颜面暗灰，脉象弦滑结代，舌淡苔白，自诉心口疼痛，胸闷气憋，喘息不畅，尤其是半夜，无法平躺，更不能安眠。服用了很多西药和救心丸无济于事，近几日越发严重，惶惶不可终日。饮食二便基本正常。辨证为胸阳不振，痰瘀血阻。

处方：瓜蒌薤白汤合葶苈大枣泻肺汤加减。全瓜蒌 30g，薤白 30g，清半夏 30g，桂枝 15g，肉桂 15g，羊红膻 30g，枳实 30g，丹参 30g，香附 18g，郁金 15g，炙甘草 30g，陈皮 10g，制附片 10g，葶苈子 15g，石斛 30g，大枣 3 枚。7 剂，煎服，日 3 次。

复诊：1 周后，患者胸闷气憋消除，已经能平躺睡觉，心口疼痛消失。患者大喜，又言服药后大便次数略多，每日 2～3 次，稍感乏困。上方继续，略加两味药。

处方：全瓜蒌 30g，薤白 30g，清半夏 30g，桂枝 15g，肉桂 15g，羊红膻 30g，枳实 30g，丹参 30g，香附 18g，郁金 15g，炙甘草 30g，陈皮 10g，制附片 10g，葶苈子 15g，石斛 30g，大枣 3 枚，淫羊藿 30g，红参片 15g。7 剂，水煎服，日 3 次。

按：我治此类心脏疾病，胸阳不振，痰瘀血阻，不管是冠心病还是心力衰竭，皆喜用瓜蒌薤白汤合葶苈大枣泻肺汤，外加丹参饮，效果往往是“一剂知，二剂已”。如无心力衰竭之证常用瓜蒌薤白汤合丹参饮，胜过活血通瘀法。故再次提醒医者，不可胶柱鼓瑟，活血通瘀一法，仅会用桃仁、红花、三七、川芎一类药，要学会辨证施治，有是证用是方，有是证用是药。

真武汤合葶苈大枣泻肺汤加减治疗高龄老人心力衰竭伴脚肿

【验案】姚某，男，89 岁。2020 年 5 月 16 日初诊。

病史：患者心力衰竭、脚肿，曾经服用八味地黄丸、五苓散、丹参救心丸，效果不明显，故请我诊治。

刻诊：患者胸闷气短多日，下肢脚肿，高过鞋面，饮食二便尚可。脉沉迟无力，舌淡苔白腻。辨证为肾阳虚（年已高龄），水气泛滥，上以凌心，下注脚面。

处方：真武汤合葶苈子大枣泻肺汤加减。制附子 10g，茯苓 30g，白术 30g，生姜 10g，肉桂 10g，葶苈子 30g，枳实 20g，丹参 30g，白晒参 20g，车前子 20g，生甘草 10g，大枣 3 枚。3 剂，水煎服，日 3 次。

随访：3 天后，患者胸闷气短症状消除，脚面皮皱，恢复正常。

按： 真武汤温阳散寒，葶苈大枣泻肺汤强心利尿，人参护正，车前子利水，方证对应，收效较速。

独参汤、生脉散合炙甘草汤治疗心悸伴腿肿

【验案】 刘某，女，35 岁，工人。

病史：患者风湿性心脏病已十五年，西医确诊为风湿性心脏病合并心力衰竭，经治疗病情不见好转，乃请中医治疗。

刻诊：患者面色皖白，精神萎靡，气短懒言，大汗出，心慌，胸部憋闷，不能平卧，行动不便，动则气促，日进食约 100g，下肢浮肿。脉细数而促，心率每分钟 120 次，舌暗红无苔。辨证为病久气阴大伤，胸阳不振。治则益气养阴为主，佐以通阳和血。

处方一：独参汤。白晒参 30g，煎取浓液 150ml，2～3 日多次分服。

处方二：生脉散合炙甘草汤加减。太子参 30g，麦冬 15g，五味子 9g，生地黄 15g，阿胶（烊化）10g，酸枣仁 15g，丹参 15g，北五加皮 9g，生龙骨 30g，生牡蛎 30g，炙甘草 15g。日服 1 剂。

随访：患者服上方 3 剂后，心悸气短，胸部憋闷好转，心率每分钟 100 次，夜能平卧，下肢仍有浮肿。上方加车前子 15g，木通 5g。另白晒参煎浓汤频服。

此后两日，每日大便 2 次。上方减木通，加黄芪 20g，莲子肉 18g。又服 5 剂（白晒参停服），自觉症状明显好转，下肢浮肿消退，基本痊愈。

按： 上述两个方剂，一为独参汤，煎剂频服，着重益气生津救脱，二为生脉散合炙甘草汤化裁，侧重益气养阴复脉。经过短时间的治疗，使病情很快好转而痊愈。

小柴胡汤合生脉散加减治疗半夜心悸

【验案】 于某，男，39 岁。

病史：近2个月，患者每日半夜莫名心慌，甚是恐惧，过后缓解，服用维生素B_1和谷维素无效，求助于中医。

刻诊：患者体胖易困乏，双手掌发红，血脂偏高，饮食二便正常，脉弦滑有力，舌微红，苔白。辨证为少阳痰火，夜扰心神。

处方：小柴胡汤合生脉散加减。柴胡30g，黄芩15g，清半夏15g，北沙参30g，生姜3g，大枣3枚，甘草10g，麦冬30g，辽五味子15g，生龙骨、生牡蛎各30g，炒酸枣仁30g，生龙齿30g，灵磁石30g。5剂，水煎服，日3次。

复诊：1周后，患者高兴地反馈服用2剂药后，半夜心慌就好了。服用5剂药后就再也没有犯过，接着要求治疗其高脂血症。

按：我一般治疗夜半诸症，不管是发热、心悸、咳嗽等，只要是定时发作的，一律可用小柴胡汤加减。此案亦如是。因有心悸，故合用生脉散加龙骨、牡蛎养阴定志。

炒酸枣仁是学习名医孙朝宗的经验，凡是半夜之症就用酸枣仁。

桂枝龙牡汤、百合生地汤、甘麦大枣汤合方加减治疗怔忡心悸

【验案】姚某，女，57岁。

病史：患者怔忡心悸多年，久治不愈，现服倍他乐克（琥珀酸美托洛尔）、维生素B_1、谷维素，也曾吃过大量归脾丸、天王补心丹、六味地黄丸及其他汤药，疗效甚微，慕名前来要求中医治疗。

刻诊：患者面目清癯，舌瘦质淡红，苔薄白，脉右寸弱，右弦滑，自诉每到晚上易受惊，心悸不安，白天除了受惊（如突然出现响声、呼喊）外一般还好，饮食二便尚可，余无其他突出之症，终日惶惶，忐忑不安。我说此证易治。

处方：桂枝龙牡汤、百合生地汤、甘麦大枣汤合方加减。桂枝15g，白芍25g，生龙骨30g，生牡蛎30g，百合30g，生地黄30g，浮小麦30g，炙甘草30g，龟板15g，黄连10g，玉竹15g，炒酸枣仁30g，苦参10g，灵磁石30g，大枣12枚，生姜6片。因初诊予3剂药先服以观后效。

复诊：3天后，患者反馈很有效，几日内未再犯怔忡心悸。效不更方，续服5剂，停服其他药，痊愈。

按：此证乃心血不足，气阴两虚，神无附体。《伤寒论》和《金匮要略》中的桂枝龙牡汤专治此类病，调和营卫，滋阴和阳，安神抚惊。我多年临床中治疗此类病证，屡用屡效，特别要提出的是生龙骨、生牡蛎是要药，不可

缺少，龟板更是治疗心惊肉跳的专药，非此不可，可以说是点睛之药，也是我多年秘药之一，现分享给同道试之。其余之药皆随证加减，如因夜惊怔忡心悸较明显，心血不足，加炒酸枣仁养血安神。

炙甘草汤治疗心悸

【**验案**】李某，男，81岁。2021年8月17日初诊。

刻诊：患者心悸，脉浮大结代，舌净。

处方：炙甘草30g，生地黄60g，南沙参60g，麦冬15g，干姜10g，肉桂10g，玉竹30g，大枣6枚，天冬15g。

益气复脉汤治疗心脏期前收缩

【**验案**】无名氏，女，年近50岁。

病史：前医曾以冠心病治之，用大量活血行气通瘀之药，不效，且心悸越发严重，惶惶不可终日，多处求医吃药。经人介绍求治于我，告知易治，此乃更年期综合征兼心悸。

刻诊：患者胸闷气短，烘热汗出，心烦多梦，特别是心悸一证突出，舌淡苔薄白，脉浮濡结代，三五一停，饮食二便尚可。

处方：炙甘草汤合二仙汤。生黄芪150g，生地黄120g，桂枝15g，甘草15g，甘松15g，龟甲15g，淫羊藿30g，仙茅15g，巴戟天15g，黄柏12g，知母12g，当归30g。7剂，水煎服，日3次。

复诊：患者心悸消除，结代脉消失。烘热汗出减少。效不更方，上方加生龙骨、生牡蛎、女贞子、墨旱莲，续服7剂，诸症消失。

此乃我学习《张志远临证七十年碎金录》中张志远先生益气复脉汤之案。

处方：黄芪150g，生地黄120g，桂枝12g，炙甘草12g，甘松15g。

主治：期前收缩（早搏），属中医学“心悸”范畴。方取炙甘草汤意，黄芪与生地黄同用，黄芪甘温，益气升阳，如雨时上升之阳气；生地黄甘寒滋阴，如将雨时四合之阴云；二药并用，阳升阴应，云行雨施，气充阴足，脉道通利，期前收缩安存矣。桂枝、甘草名桂枝甘草汤，辛甘化阳，通阳复脉；本病患者多精神紧张，思虑过度，佐甘松芳香以开郁结。现代药理研究表明生地黄、甘松皆有调整心律的作用。

诸药配伍，酌情化裁，可用于各种原因引起的心律失常，如心动过速加紫石英30g，茯苓18g；心动过缓加熟附子15g，红参9g。大剂量应用黄芪，有时可出现脉搏散乱，歇止无定，病情似有加剧之势，此乃气充阴足而脉道盈满通利之兆，无须过虑。

按：张志远先生这首方子治疗中医学的“心悸”“怔忡”疗效很好。此方来源于张仲景的炙甘草汤方，张老经过化裁，去生地黄，加黄芪，药简方效，运用于临床不亚于炙甘草汤，且好掌握，无副作用。

我在临床治疗心悸一证过去习用炙甘草汤方，由于其中药味较多，且生地黄一味就达 250g，用起来很不方便。自从学习了张志远先生的这首益气复脉汤，运用于临床屡收佳效。

四神煎合四味健步汤加减治疗腿水肿

【验案】任某，女，52 岁。

患者右腿因宫颈放疗造成水肿，比左腿粗一倍有余，手按发硬。辗转各地治疗半年无变化，经人介绍慕名求诊于我处。

刻诊：患者中等个子，面白皙，舌淡苔白，脉浮滑，走路不便，饮食二便基本正常，要求治疗腿肿问题。右腿肿胀不痛，颜色不黑不暗，说明不是血栓性瘀阻，而和水有关，应是淋巴管回流不畅造成的。

处方：生黄芪 100g，石斛 45g，怀牛膝 30g，远志 30g，金银花 30g，赤芍 30g，当归 15g，陈皮 15g，益母草 45g，泽兰 30g。15 剂，水煎服，日 3 次。

随访：患者服用半月后右腿已变软，水肿消去 1/3，患者大喜，看到希望，要求再服 15 剂。

按：此案用方为《验方新编》的四神煎合四味健步汤加减。四神煎为治疗鹤膝风的名方，专治关节水肿，可以扩大使用治全腿水肿。四味健步汤加益母草、泽兰活血利水，形成治疗腿肿之强方，收效较快。前医之所以用药不效，关键在于只考虑到活血化瘀，没有考虑到水阻是主要矛盾，只用活血虫类药祛瘀通络，所以不效，故后人治肿要三思。

五苓散合附子理中丸治疗头晕

【验案】杨某，女，37 岁。2021 年 5 月 18 日初诊。

刻诊：患者头晕，眠差，多梦，晨起眼睛肿，舌胖裂纹水滑，舌尖麻木。

处方：茯神 30g，泽泻 20g，首乌藤 30g，卷柏 15g，生白术 30g，肉桂 6g，猪苓 20g，制附子 6g，干姜 15g，生甘草 15g，茯苓 30g，苍术 30g，桂枝 15g，太子参 30g，金雀根 30g。7 剂，水煎服，日 1 剂。

柴陈泽泻汤加减治疗脑梗死头晕

【验案】温某，男，68岁。

病史：患者头晕多时，经省医院检查诊断为“脑梗死”，住院治疗一段时间，现头晕犹如戴一帽子，血压偏高。西医治疗不佳，经朋友介绍求治于中医。

刻诊：患者中等身高，面略憔悴，舌质淡，苔白腻，脉弦滑，饮食二便基本正常；余无明显之症，要求解决脑梗死引起的头晕，以免后患。辨证为气血不和，痰阻血瘀，清阳不升，浊阴不降。

处方：柴陈泽泻汤加减。柴胡15g，黄芩15g，清半夏30g，党参30g，陈皮15g，茯神45g，桂枝15g，白芍15g，泽泻60g，天麻30g，钩藤30g，菊花30g，怀牛膝15g，白蒺藜15g，鸡血藤45g，乌梢蛇20g，生麻黄6g，石决明30g，银杏叶30g，川芎30g，生姜3g，大枣3g。7剂，水煎服，日3次。

复诊：1周后，患者甚是欣喜，反馈服用7剂药后头晕消失，头如戴帽感也消失，要求继续服药巩固。效不更方，再续7剂痊愈。

张光按：本案以柴陈泽泻汤为主加减治疗。患者除痰浊瘀阻外，血压比较高，以柴陈泽泻汤合老师临床常用的高血压验方，标本同治，亦取得不错的治疗效果。观老师临床使用柴陈泽泻汤的指征，凡舌苔白腻，脉弦滑所致的眩晕，用之效如桴鼓。

温胆汤合泽泻汤加减治疗头晕耳鸣

【验案】张某，男，46岁，公务员，2007年10月初诊。

病史：患者眩晕1个月，经耳鼻咽喉科检查，诊断为梅尼埃病。曾用西药治疗不见好转。

刻诊：患者眩晕每日发作1～2次，每次30～60分钟，卧床不能动转，自觉周围一切东西都在旋转；伴有恶心呕吐，耳鸣，胸胁满闷，食少，睡眠不好，脉弦略滑，舌苔薄腻，舌质红润。

中医辨证：肝气抑郁，脾失健运，风阳夹痰上扰。

治则：平肝降逆、和胃，化痰息风。

处方：温胆汤合泽泻汤加减。广陈皮12g，枳实9g，半夏30g，茯苓45g，竹茹12g，白术9g，泽泻75g，磁石30g，钩藤12g，丹参15g，酸枣仁15g，甘草6g。日1剂。

以上方为基础，有时加入菊花、何首乌。

随访：患者服药1周后，眩晕发作次数逐渐减少；服药2周后已不发作，呕吐、耳鸣等症消失，睡眠好转，食欲增，乃出院。嘱其服杞菊地黄丸以巩固之。

按：《素问·至真要大论》云："诸风掉眩，皆属于肝。"《灵枢·海论》云："髓海不足，则脑转耳鸣，胫酸眩冒，目无所见。"本证虚实互见，因虚、因痰、因火皆可发生。从脏腑定位来讲，与肝的关系最密切，因肝为风木之脏，内寄相火，风阳内动则为眩晕；从脏腑辨证来讲，与肝、肾、脾三脏的功能失调有关，肾精亏虚，肝气郁滞，脾失健运，皆可导致本症的发生。

上方为温胆汤合泽泻汤化裁而成。以温胆汤理气解郁化痰清热，合泽泻汤淡渗利湿健脾。

《金匮要略》用泽泻汤以治支饮，合入温胆汤，治疗因肝脾失调，痰浊中胆而致之眩晕，当属对症之剂。更加磁石、钩藤潜阳息风，丹参、酸枣仁和血宁神。俾痰热除，肝风息，气血和调，而眩可除。

当归芍药散、泽泻汤合五苓散加减治疗头晕

【验案】朱某，女，31岁。2021年7月3日初诊。

刻诊：患者微胖，自述头眩晕1年多，久治不愈；现在经常眩晕，恶心，欲呕，站立不稳；月经推迟，梦多，背部偶麻，腰痛。右寸浮滑，舌胖大，水滑，齿痕明显。

处方：当归芍药散、泽泻汤合五苓散加减。当归15g，生白术60g，白芍30g，茯神30g，川芎30g，泽泻30g，天麻片30g，益母草30g，泽兰15g，猪苓15g，肉桂10g，怀牛膝10g，蓝布正30g。15剂，水煎服，日1剂。

二诊：患者反馈用药后病情好转，服药期间眩晕减轻，服药7天后未再眩晕，恶心，呕吐。现月经推后4天，腰偶尔痛，饮食二便基本正常。

处方：当归15g，生白术60g，白芍30g，茯神30g，川芎30g，泽泻60g，天麻片30g，益母草60g，泽兰15g，猪苓15g，肉桂10g，怀牛膝10g，鸡血藤30g，艾叶15g。15剂，水煎服，日1剂。

赵鹏飞按：患者恶心呕吐，脉浮滑，舌胖大水滑，诊断为痰湿眩晕，以泽泻汤合五苓散利水化湿，天麻、川芎专清头目。月经推迟，背部偶麻，腰酸痛，以当归芍药散并活血化瘀之药益母草、鸡血藤、泽兰、牛膝活血通络，佐以艾叶、肉桂温阳散寒，合方以利水消肿活血化瘀通络，自然效如桴鼓。

按：辨证分析基本正确。补充一点，蓝布正民间称为头晕草，可以平肝息风，健脾利湿，配合天麻养肝息风治头晕。二诊加强温通活血之力，以促月经而至，故增加鸡血藤30g，艾叶15g，加大益母草之量。

当归补血汤合理中汤加减治疗低血压头晕

【验案】患者，女，36岁。

病史：患者低血压头晕，曾遍访名医，医以补中益气汤、桂枝汤、麻黄汤之类纷乱杂投，初觉稍有缓解，然一停药，即前功尽弃。患者倍感绝望，于网络得知王师，遂求诊。

刻诊：患者血压80/50mmHg，头痛头昏，极易犯困，中午时分尤为严重；自诉时常心烦意乱，入睡困难，睡后易醒；四肢冰凉，食欲不佳，性欲冷淡；腰部不舒，哺乳期曾有严重腰痛，难起床席；月经常持续十几天，而量又极少。小便不畅、出汗、大便亦不通畅且有痔疮脱肛。中医诊断为气血两虚，中气不足。

处方：当归补血汤合理中汤加减。生黄芪30g，当归15g，太子参30g，白术30g，干姜15g，桂枝15g，肉桂10g，生甘草30g，枳实15g，陈皮10g，生麻黄10g，川芎10g，北五味子15g，熟地黄30g，卷柏15g，栀子10g，生姜30片，大枣10枚。7剂，水煎服，日3次。

随访：服完7剂药后，患者反馈，诸症皆消，精神倍增，睡亦安稳，大喜不已。

徐飞按：此患者头昏无力，心烦不眠，手足厥逆，纳差性冷，月事淋漓量少，汗少便艰，痔疮脱肛。虽诸症庞杂，分明一派气虚血弱，中气不足，阳气难布之候，故现之于脉可见低血压。治当以补气养血，重振中气，温阳通脉为法。

以当归补血汤补气养血；理中汤疗倦怠少气，四肢不温，食少纳差；又用阳和汤合桂枝汤温阳补血，加强散寒通滞之力。至于枳实更妙，既有行气升压之功，又有疗脱肛之效。五味子则更是孙思邈疗苦夏虚乏无力之妙味。心烦不眠则有栀子，痔疮脱肛又有卷柏。诸药合用，交相呼应，火力全开，扫荡诸症，尽显“汤者荡也”之本色。

当归补血汤加减治疗筋瘤

【验案】刘某，女，65岁。

病史：患者下肢静脉曲张2年，西医要求手术，患者害怕，故求治中医。

刻诊：查看患者双下肢，静脉弯弯曲曲，发紫，鼓起如蚯蚓；平时腿胀酸困，不能长时间行走。现时头痛，脉弦滑，舌红苔白。饮食二便基本正常。

中医辨证：筋瘤。

西医诊断：中度静脉曲张。

处方：当归补血汤加减。生黄芪 150g，当归 30g，枸杞子 30g，菟丝子 30g，丹参 30g，怀牛膝 15g，赤芍 25g，昆布 25g，海藻 25g，僵蚕 12g，地龙 10g，生甘草 15g，忍冬藤 30g，牡丹皮 12g，栀子 12g，川芎 30g。7 剂，水煎服，日 3 次。

复诊：1 周后，患者腿胀酸困减轻，鼓起静脉平整，可以走 1 公里左右无碍，头已不痛。效不更方，去川芎，忍冬藤加至 60g，续服 10 剂痊愈。

按：此证治起来比较顺利，主要是静脉曲张比较轻。治疗原则是补气活血，养阴濡筋，软坚散结。气虚无力推动血上行故用黄芪、甘草；静脉属筋血虚不营筋，肝主筋，故用当归、枸杞子、菟丝子等滋之濡之；血瘀则聚，故用丹参、赤芍、川芎，兼热用牡丹皮、栀子；静脉成团宜散之，故用海藻、昆布、僵蚕等；忍冬藤、地龙通络，牛膝引药下行。

全方组织合理，重点突出，用药适当，故收效较快。因此病例较轻，治疗也快，如重者则需时日，但治疗原则不变，此点不可不知。

龙胆泻肝汤合五味消毒饮治疗丹毒

【验案】患者，女，80 多岁。2006 年初诊。

病史：患者自小受累，从河南迁居西安，养育了六七个孩子，身高健壮，平时很少得病，现在胃口也非常好，特别爱食油炸煎烹肥甘厚味之物。

刻诊：患者因其小腿胫骨处一片赤红热痛来求治，痛得走不了路，同时食欲减退。患者舌红苔厚腻，脉滑大，一派湿热积滞，考虑到用清热利湿解毒之法，根据以往经验，采用龙胆泻肝汤合五味消毒饮。

随访：患者服用 3 剂药后腿上红肿消退一大半，热痛减轻。再诊又按原方开 3 剂，患者服用后痊愈。

按：本案患者情况为阳毒郁积，中医称丹毒，西医称淋巴管发炎。临床常用普济消毒饮或仙方活命饮治疗，我在临床上也常用，但药效不稳定，所以一直想探索一个新方。根据此例患者的情况，我决定采用龙胆泻肝汤合五味消毒饮。

我看病形成了自己的特点，即在成方或合方上略加修改，很少自己拟方。我认为名方（包括经方和时方）是前人久经检验的效方，后人拿来用就是了，没有必要再搞重复劳动。况且，自拟方未必赶得上前人，又缺乏标准化规范化。龙胆泻肝汤合五味消毒饮在治疗丹毒方面，几乎是百试百灵，现已成为我治疗该病的专方，其他学者不妨一试。

桑叶治疗盗汗之验案

【验案】2019年12月初患者连续1周多，每晚盗汗，早上睡醒特别累。刚好在看王老师的书，对二仙汤加桑叶印象比较深刻，就开了3剂药服用。

处方：黄芪60g，熟地黄48g，山茱萸24g，山药24g，牡丹皮18g，泽泻18g，茯苓18g，仙茅30g，淫羊藿30g，巴戟天15g，知母15g，黄柏15g，当归15g，桑叶30g，浮小麦15g。

患者仅服药第一天晚上有一点点汗，后未见盗汗，至今未复发。

犀角地黄汤合黄连阿胶汤加专药治疗血小板减少

【验案】梁某，女，53岁。2021年5月3日初诊。

刻诊：患者乳腺癌术后血小板低，血糖高，脉浮滑，舌淡苔白，少量鼻衄，口腔内起大血疱。

处方：水牛角30g，生地黄30g，牡丹皮15g，栀子10g，赤芍30g，鸡血藤45g，仙鹤草30g，断血流30g，阿胶30g，黄连10g，茯神30g，生白术30g，地骨皮30g，花生衣10g。7剂，水煎服，日1剂。

按：本案属于血热妄行。因患者不差钱，且大多数医生一看到血小板低就想到补，故一味用补药。该患者的脉象浮滑有力，口腔经常出现血疱，精神很好，明显属于实热证。出血不只有脾虚不统血一说，也有血热妄行。本案如果一味大量用补药，血小板会越来越低，出血严重。现在数值在10万/mm^3。犀角地黄汤合黄连阿胶汤，方中仙鹤草，断血流，花生衣止血。花生衣是治血小板少的偏方。

附：血小板减少专方

卷柏30g，仙鹤草45g，藕节15g，栀子15g，女贞子30g，墨旱莲30g，生地黄15g，大枣（切）4枚。15剂，水煎当茶喝，日1剂。

柴胡疏肝饮加减治疗血小板低

【验案】瞿某，男，42岁。2015年7月23日初诊。

刻诊：患者患乙型肝炎，肝功能不正常，转氨酶高。脘腹胀满，少腹偶痛，疲乏无力，脾气烦躁，牙龈经常出血，血小板低，约 2.2 万 /mm^3。脉象弦滑，舌淡苔白。

中医辨证：肝郁脾虚，气滞血瘀。

处方：柴胡疏肝饮加减。柴胡 15g，当归 15g，川芎 12g，香附 15g，太子参 30g，茯神 30g，泽泻 15g，苍术 12g，厚朴 15g，陈皮 15g，生谷芽、生麦芽各 30g，炒神曲 30g，炒山楂 30g，白蒺藜 30g，合欢皮 30g，丹参 30g，重楼 25g，生甘草 15g，生姜 6 片，垂盆草 15g，大枣 3 枚。14 剂，水煎服，日 3 次。

二诊：患者服药 7 剂后，睡眠和饮食有所改善，上午精神差一些，下午好些。阳气不足，加服附子理中丸。

三诊：服药 10 剂后，患者牙龈出血好转，食量不大，消化还差。上方加木香 30g，干姜 30g，续服 14 剂。

四诊：14 剂药后，睡眠好转，一次能睡 8 小时，食量增加，困乏减轻。

随访：服药后患者精神转佳，腹胀减轻，食量增加，睡眠香熟，查血小板已经由 2.2 万 /mm^3 升到 9.7 万 /mm^3，肝功能恢复正常。

当归补血汤治疗贫血验案

【验案】李某，女，77 岁。2021 年 5 月 27 日初诊。

刻诊：患者贫血，眼睑白唇淡，纳差食量减小，头晕，右浮滑左浮软，舌淡，苔薄，有齿痕。

处方：红参 15g，大枣 10 枚，生甘草 10g，代赭石 15g，远志 10g，木香 10g，麸炒白术 30g，生黄芪 45g，炒酸枣仁 15g，茯神 30g，当归 15g，炒山楂 15g，炒神曲 15g，炒麦芽 15g，陈皮 10g，龙眼肉 15g，生地黄 30g，熟地黄 30g，皂矾 3g，仙鹤草 30g，羊红膻 15g。

按：皂矾类似硫酸亚铁，考虑其缺铁性贫血因素。中药学认为皂矾入肝脾，酸凉可收可涩。切记皂矾是治疗重度贫血的一个有效的专药！

周厚田按：有一方名“黄病丸子”，就是用黑矾、大枣、核桃仁、猪肝做成的，可以治疗糜烂性胃溃疡性贫血。

小柴胡合外台茯苓饮治疗头晕、失眠

【验案】陈某，女，79 岁。2021 年 4 月 22 日初诊。

刻诊：患者头晕，口渴，眠差，胁胀，尿频，便秘 40 余年，曾有眼底出血病史，舌淡苔白，脉不详。

处方：柴胡30g，黄芩30g，郁金10g，清半夏15g，胆南星15g，茯神45g，生白术90g，陈皮10g，枳壳30g，厚朴15g，南沙参30g，夏枯草30g，知母6g，黄柏6g，肉桂3g，首乌藤30g，生姜12片，大枣（切）6枚。7剂，水煎服，日2次。

二诊：患者头晕，记忆力下降，脑萎缩；服药后口渴、眠差、胁胀、尿频、便秘40余年好转；食管有灼热感，胆壁增厚，曾有眼底出血病史，舌淡苔白，脉不详。

处方：柴胡30g，黄芩30g，郁金10g，清半夏15g，胆南星15g，茯神45g，生白术90g，陈皮10g，枳壳30g，厚朴15g，南沙参30g，夏枯草30g，知母6g，黄柏6g，肉桂3g，黄连10g，金钱草10g，首乌藤30g，远志10g，炒酸枣仁30g，生姜12片，大枣（切）6枚。7剂，水煎服，日2次。

按：该患者不能服用热药，故用南沙参代替人参。重点在于，便秘用生白术，枳术丸缓解不了便秘，可以加威灵仙。

五苓散治疗“三高”验案

【验案】王某，男，42岁。2021年6月3日初诊。

刻诊：患者高血压，脂肪肝，高血糖（11.2mmol/L），胆囊息肉，舌淡红苔厚腻，舌缨线，脉弦滑有力。

处方：猪苓30g，茯神45g，泽泻30g，积雪草30g，夏天无30g，蓝布正30g，车前子20g，肉桂10g，决明子20g，生白术45g，怀牛膝30g，炒山楂30g，鬼针草30g。20剂，水煎服，日1剂。

五苓散合柴胡龙骨牡蛎汤治疗高血压验案

【验案】伍某，女，73岁。2021年6月18日初诊。

刻诊：患者高血压，长期服用降压药控制，眼干涩，汗出，偏瘦，舌淡红，苔白腻，舌中有裂纹，脉不详。

处方：柴胡10g，黄芩10g，蓝布正30g，茯神30g，猪苓15g，白术30g，肉桂10g，泽泻10g，陈皮10g，枸杞子15g，山茱萸30g，生龙骨、生牡蛎各30g，炒三仙各10g，干姜10g，淫羊藿15g。10剂，水煎服，日2次。

随访：患者服用第5剂药后反馈舌苔干净了一些，舌上仍有裂纹；汗出情况有所收敛，睡眠情况比服药前好转。服药后两天腹大肠鸣，易矢气，眼睛干涩改善不大。

按：陈皮越陈越好，其道理何在？因为随着时间的推移，陈皮内部发生了化学变化。有句话说，一切事物都是随时空改变而变的。真理往前多走一步就是谬误。

对于古人的认知，正确的要坚持守正，错误的一定要摒弃。古人的认知不一定都是好的，不是说其不聪明，而是受限于当时科学技术条件，有些认知难以说明。但是古人的思想智慧是很高超的，其思辨能力和想象能力是很强的。我们要充分认识这一点，认真学习古贤圣人的思想和经验。拿中医来说，就是要学古人看病治病的思路和用方施药的经验，在这两个方面多下功夫，而不要去争辩学术上谁对谁错。现在科学有其精细科学的一面，但在思想和宏观把握上有其弱点，不可不引起注意。古今结合为上策。

五苓散合补中益气汤治疗乏力

【验案】苏某，女，35 岁。2021 年 7 月 13 日初诊。

刻诊：患者全身乏力，汗多，微热，眠差，脉沉，舌胖大，苔白厚，中有齿痕。

处方：五苓散合补中益气汤。猪苓 30g，泽泻 30g，茯神 45g，肉桂 10g，升麻 10g，党参 30g，生甘草 15g，柴胡 10g，陈皮 15g，当归 15g，生黄芪 150g，生白术 30g，麦冬 30g，知母 6g。日 1 剂，共 7 剂。

按：脉沉为气虚，舌胖大有齿痕为脾虚，气虚脾虚导致全身乏力，微热加麦冬、知母，滋阴清虚热。

泽泻汤合五苓散治疗头晕

【验案】褚某，男，48 岁。

刻诊：患者头晕，闷胀 4 年多，脉浮濡，舌尖苔白。

处方：仙鹤草 30g，天麻 30g，蓝布正 30g，茯神 45g，白术 30g，猪苓 15g，泽泻 60g，肉桂 10g，石菖蒲 30g，车前草 20g，干姜 10g。

血府逐瘀汤加生蒲黄治疗先天性血管瘤

【验案 1】梁某，女，53 岁，湖北人。2018 年 3 月 28 日网络初诊。

病史：患者先天性面部血管瘤，并患有高血压、高血脂、糖尿病，每年因鼻衄血不止而引起休克，多次住院输血抢救。因治好其妹多年宿疾，故转诊于我。

刻诊：通过舌苔照片，辨证分析。患者虽是大面积先天性面部血管瘤，但经常出血是因瘤内血流受阻内压增高，且有高血压病史。若凉血止血，必然会造成内压逐渐增高，再次出血；若用疏通之法，活血止血，如大禹治水，应标本兼治。

处方：柴胡12g，炒枳壳12g，生地黄15g，赤芍15g，白芍1g，当归10g，川芎15g，桔梗10g，怀牛膝15g，炒桃仁12g，红花6g，生蒲黄10g，益母草60g。3剂，分2次冲服。

随访：患者反馈服药1剂后鼻衄则止，后原方续服月余，停药后随访未复发。此案例是逆思维考虑问题，活血止血是治疗该病的主要思路。

【验案2】肖某，男，32岁，河南宁陵人。2018年5月17日初诊。

患者自诉左眼部先天性血管瘤，曾在某医院做过手术，也尝试过其他治疗方法，但由于血管瘤在眼睛上，不能全切，花费近20万元，也没能治愈。经人介绍我处医治。

因有前例经验，我仍用上方，加石决明25g，菊花6g，益母草增加到90g，15剂。服完后复诊，血管瘤减小，眼睛较之前舒服。(周厚田医案)

按：两个医案都是用血府逐瘀汤加生蒲黄，重用益母草来治疗先天性血管瘤。这是从王幸福老师书中学习的经验。王老师书中经方都是“纯干货”，只要病机相应，不需诊脉，即可处方，用之皆良效。由于治疗案例不多，是否可以作为此病专方，尚待验证。

桃红四物汤加减治疗腔隙性脑梗死验案

【验案】罗某，女，68岁。2021年6月2日网络初诊。

刻诊：患者后循环缺血，糖尿病，动脉狭窄，腔隙性脑梗死，玻璃体浑浊，肺部结节，心脏不舒，喘甚。

处方：红景天30g，羊红膻30g，柴葛根30g，桃仁10g，红花10g，归10g，赤芍10g，生地黄15g，川芎10g，茯神30g，生白术45g，泽泻30g，怀牛膝10g，丹参10g，大蛤蚧1只，生姜6片，大枣6枚。3剂，水煎服，日1剂。

按：方中大蛤蚧用1只，是因为现在价格太贵了，如果不贵的话，用1对效果更佳。患者主诉头晕多年，多处求医不效，服用上方后头晕症状锐减，飞蚊症也消失了，心慌憋气也有很大的好转。

血府逐瘀汤合旋覆代赭汤加减治疗常年憋闷

【验案】张某，女，16 岁，高中生。2021 年 1 月 25 日网络初诊。

病史：患者经常呃逆嗳气，胸部憋闷，情况严重，已 1 年有余。到医院检查，未查出器质性变化；也看过不少中医，多开下气药，效果不明显。

刻诊：患者舌淡嫩，舌尖有杨梅点，苔薄，脉不详。辨证为气滞血瘀，胃气不和。

处方：血府逐瘀汤合旋覆代赭汤加减。桃仁 10g，红花 10g，当归 30g，川芎 10g，赤芍、白芍各 15g，生地黄 30g，桔梗 3g，怀牛膝 15g，柴胡 6g，枳实 30g，生甘草 10g，旋覆花（包煎）30g，代赭石 30g，大刀豆 30g，姜半夏 15g，制南星 30g，生姜 10 片，大枣（切）3 枚。10 剂，水煎服，日 3 次。

随访：患者 1 月 27 日开始服药，10 剂药后，于 2 月 8 日反馈，吸气比较顺，没有以前气下不去的感觉了；胃也较以前舒服很多，呃逆嗳气减少；晚上胸部憋闷情况也减少；生活饮食较以往更有规律，睡眠也有保证了。

效不更方，上方加生龙骨、生牡蛎各 30g，7 剂。

按：此病属于疑难杂症，久治不愈。关键在于辨证不清，识病不准，用药杂投，故而不效。中医学认为该病是气血不和，肺气不宣，胃气不降所致。因无器质性病变，故属于功能性失调疾患，适用血府逐瘀汤治之。方证药合，故而收效。

第3章　肺、呼吸系统医案

九旬老翁短气喘甚，一剂喘止

【验案】李某，男，90岁，西安市人。2020年5月19日初诊。

病史：患者1年前曾因胸部积水住院治疗多次，疗效不理想，转投中医治疗。经王老师用心诊治，1年来病情基本稳定，胸部积水逐渐消失，精神状态也逐步好转，可以自己做饭、煎药，做简单的家务，因而笃信中医。前几天气温骤升，天气炎热，患者突感短气而喘，坚持要找王老师治疗。

刻诊：患者短气，喘甚，无痰，口黏，双寸不足关尺弦细，舌淡红苔厚。

处方：葶苈子30g，生晒参30g，丹参30g，蛤蚧1对，枳实20g，生黄芪60g，桂枝15g，生甘草15g，牡丹皮10g，桑白皮10g，山茱萸60g，五味子15g，生龙骨30g，生牡蛎30g，制龟板20g。3剂，水煎服，少量多次频服。

随访：第二天，即5月20日，患者女儿反馈服完第1剂药患者就不太喘了，早上服用第2剂后已基本不喘。嘱其继续将第3剂药服完。

张光按：中医治疗喘证，首分虚实。此患者无痰，且脉细弱，病因以虚为主；患者因年事已高，表现为肺脾肾三脏皆虚；尺脉尤为沉细，可知病因主要为肾气虚，肾不纳气而喘。

方中生黄芪、白晒参补益脾肺之气；重用五味子、山茱萸、生龙骨、生牡蛎、制龟板，作用于下焦，补肾、纳气、平喘。蛤蚧为治喘专药，此处重用。患者素有心阳虚、胸部积水病史，以葶苈子、桂枝、甘草、枳实强心阳；遇热即喘，以牡丹皮、桑白皮清肺热以平喘。全方药少力专，针对病因，故能一剂喘止。

诊断肺气肿，按一按大拇指便知

以大拇指验肺气肿，此法摘自《长江医话》。

肺气肿的临床症状以有慢性支气管炎史、气短、动辄气急为主，一般依赖听诊、X线检查作为诊断依据。我有一简便的诊断方法，即观察患者大拇指的变化，若指腹松弛，按之凹陷若瘪，可以断之无疑，用于临床屡试屡验。

曾予一位归国华侨治病，待主诉症状毕，我即察其拇指情况，并告曰："你有肺气肿。"其人甚为诧异问："此次回国之前，刚做检查明确诊断，你何以能明之？"我说："根据观察你的拇指以断之。"患者赞不绝口，连声称颂中医。以大拇指验肺气肿之有无，并非出于我之发明，追溯至50年前，我年轻时曾遇到一位民间医生，善治吐血，窥其诊病时必察拇指，以辨肺病之有无，并能洞悉病位之在左在右。

当时甚疑，习医后方深悟其意，手太阴肺经之脉，至大指内侧边少商穴处。大指赖肺经经气濡养，肺主一身之气，气行则血行，肺气肿之形成，每因肺气不足，不能将精微输送于末梢，五指之中尤以大拇指最为丰满厚实，并易于察觉。

数十年来沿用此法以验肺气肿，乃由此受到启发而来。

按：此法为老中医朱锡麒所传，我在临床常用之，十分灵验，故介绍之。

肺气肿是指由于小气道和肺组织的一个炎症，导致肺内含气量增加，而形成的一种病理状态。肺气肿患者一般可表现为活动后气短、运动耐力下降，并伴有咳嗽、咳痰的症状。肺气肿的好发年龄是40岁以上，发病率为8.2%，其发病一般与吸烟、长期的粉尘环境或有害气体的吸入有关系。肺气肿有一定的遗传易感性，有家族史的人患肺气肿的比例高。肺气肿在寒冷季节容易发病，北方较南方发病率高。轻度的肺气肿患者一般在活动后表现明显，而重度肺气肿却会影响患者的日常生活，更严重的患者会出现呼吸衰竭甚至导致死亡。

四逆散合小青龙汤治疗咳嗽

【验案】姚某，男，年龄不详。2021年8月3日初诊。

刻诊：患者体瘦，咳嗽1个月，凌晨4—5时严重，浑身乏力，无精神，便略干，脉弦细，舌淡苔白厚腻。

处方：白芍30g，柴胡10g，枳壳10g，生甘草15g，生麻黄10g，金荞麦30g，全蝎6g，桂枝15g，仙鹤草30g，干姜10g，五味子10g，清半夏10g，款冬花10g，蜜紫菀10g，细辛3g，苍术30g，穿山龙45g。

王洪凤按：凌晨4—5时咳嗽严重，辰时肺经在循行，为寒邪困裹于肺。脉弦细，弦为痰，细为虚，舌淡苔白略腻为寒痰。四逆散透邪解郁，升发阳气透邪外出。

小青龙汤解表散寒，温肺化饮。加全蝎通络；加紫菀、款冬花化痰止咳，穿山龙补气同时止咳，一箭双雕；加苍术燥湿健脾，祛风散寒。

肺炎喘嗽治疗验案

【验案】邹某，女，61岁，西安人。2018年9月18日初诊。

病史：患者自诉1周前因感冒引发头痛头胀、咳嗽痰喘、胸闷气短、痛苦难耐，在某医院检查显示气管和肺部有炎症与积液，连续治疗1周，头胀、咳喘、痰多丝毫未减，反而渐趋加重，故不愿继续治疗，前来寻求中医治疗。

刻诊：患者外感头痛、头胀、痰多黄稠，咳嗽兼喘、甚则不能平卧；寸关浮滑，舌淡苔白。

中医诊断：痰热壅肺，肺失宣降。

治则：清肺化痰，平喘止咳。

处方：小柴胡汤合小陷胸汤加减。柴胡30g，黄芩30g，党参40g，清半夏15g，金荞麦30g，鱼腥草30g，全瓜蒌15g，黄连10g，厚朴10g，苦杏仁10g，桔梗6g，生甘草15g，穿山龙10g，穿破石10g，地龙10g。3剂，水煎服，早晚分服。

二诊：患者服完3剂药后，反馈诸症皆有缓解，因老师当日不出诊，于是电话交代患者照原方再抓3剂服用。

三诊：2018年9月25日，患者头胀、咳喘大减，仅余微喘，咽喉不利等症。脉象已由寸浮滑转为沉滑，提示表证已解，下一步重在清里化痰。原方不变，略作调整。

处方：柴胡30g，黄芩30g，党参40g，清半夏15g，金荞麦30g，鱼腥草30g，全瓜蒌15g，黄连10g，厚朴10g，苦杏仁10g，桔梗6g，生甘草15g，穿山龙10g，穿破石10g，地龙10g，陈皮30g，茯苓15g，白果仁10g。3剂，水煎服，早晚分服。

三诊处方在原方基础上加入陈皮、茯苓，与半夏、甘草合为二陈汤，加强祛痰力量；因患者尚有微喘症状，加白果仁增强平喘之力。

按：小柴胡汤治疗感冒迁延日久，头痛头胀、咳嗽等症，因患者有肺热，故弃生姜、大枣不用。痰黄稠以小陷胸汤清热化痰，再加王老师清肺“三板斧”，即黄芩、金荞麦、鱼腥草，合桔梗甘草汤清利咽喉。穿山龙、穿破石为王老师临床治疗痰火导致咽喉不利的一组常用药对，加厚朴、苦杏仁、地龙宣肺降气止咳平喘。

小柴胡汤是王老师临床治疗外感迁延日久及诸多内伤杂症时喜用，取其既可攻邪、又可扶正的功效，老师言其“运用得当，疗效卓著”；小柴胡汤具体运用及适应证在王幸福老师著作《医灯续传》《杏林求真》中有详细论述，读者可自行查阅，在此不再赘述。

二仙汤合肾气丸治疗胸闷气短验案

【验案】全某，女，53岁。2021年8月17日初诊。

刻诊：患者胸闷气短，血压高，左寸关浮滑，右尺不足，舌淡苔薄白。

处方：仙茅10g，当归15g，淫羊藿15g，黄柏10g，知母10g，巴戟天10g，熟地黄30g，山茱萸30g，怀山药30g，怀牛膝10g，生地黄30g，肉桂10g，丹参15g。

五苓散合消瘰丸治疗肺炎

【验案】宋某，女，6岁。2021年8月17日初诊。

刻诊：患者肺炎，嗓子红，咳嗽发热，舌尖红瘀点舌苔厚腻。

处方：陈皮10g，茯苓15g，仙鹤草30g，生白术15g，蛤蟆草30g，生甘草10g，猪苓10g，肉桂3g，泽泻10g，玄参10g，川贝母3g，穿山甲(代)2g，白芷6g，生麻黄2g。

冰糖紫菀冬花水治小儿咳嗽

我不擅长儿科。儿科古称以哑科，因患儿表达不清，又不易于服汤药，故我一般都婉拒。但很多家长很执着，坚持诊治，所以我也只有想些办法弄点儿童易服的药。

儿童一般易发两类病，即呼吸系统和消化系统疾病。其中，感冒咳嗽就是最常见的病证。转诊于我的患儿大都是经过医院治疗或喝糖浆不效的，针对这种情况，我摸索了一个小方子，临床使用，药简效宏，患儿爱喝。我戏称为冰糖可乐。

处方：冰糖50g，蜜紫菀15g，款冬花15g。两味药用小奶锅加水煮15分钟，滤出药汁，趁热加入冰糖，搅化，倒入饮料瓶中当可乐喝，不分次数，一日喝完。每日1剂。

按：该方出自清代《种福堂公选良方》，雷平著的《时病论》中也曾提及。

原方仅是款冬花和冰糖，紫菀为后加的。因治咳嗽方中紫菀、款冬花为一常用药对，故同用之。此小方在临床实践中经验证非常有效，药价也便宜，一两元钱就能起效。

复元活血汤合活络效灵丹加减治疗浅静脉炎

【验案】韩某，女，27岁。

病史：患者患胸肋部血栓性浅静脉炎，西医静脉滴注抗生素治疗半个月，效果不明显。求治于中医。

刻诊：患者左乳房下，胸肋部有一两寸长隆起长条，抚摸起来疼痛不已，外观不红。舌微红，苔薄白。饮食二便基本正常。

中医辨证：脉痹。

治则：疏肝理气，活血通络。

处方：复元活血汤合活络效灵丹加减。大黄10g，甘草10g，柴胡15g，当归15g，天花粉15g，炮甲珠10g，桃仁12g，红花12g，丹参25g，制乳香、制没药各6g，连翘30g，路路通10g，丝瓜络10g，升麻12g，赤芍10g。5剂，水煎服，日3次。

复诊：1周后，患者胸肋部条形隆起物消失，患处疼痛，亦消失。痊愈。

按：此证辨证起来不难，但是治疗起来不易。关键是要找到有效方子。多年经验，我认为复元活血汤合活络效灵丹最为有效。复元活血汤活血散结，且行上部；活络效灵丹通络止痛；升麻、大黄、连翘等清热祛毒。上述各药，协同配合，直达患处，疏肝理气，活血通络，故见效神速。

老年肺癌验案一则

【验案】翁某，男，73岁。2018年8月21日初诊。

病史：患者经西安交大一附院确诊为左肺鳞癌晚期，肺内、左侧胸膜、纵隔淋巴结转移。

刻诊：患者身材瘦弱，面色黑，满布皱纹，神情木讷，肩部酸痛，出汗多，消瘦，大便偏干，脉象弦细软，舌淡红苔薄白。因大便略干，曾自行服用肉苁蓉口服液。

中医辨证：气阴两虚、阴虚燥热。

治则：益气健脾，清热养阴，固表止汗。

处方：辽沙参60g，仙鹤草30g，西洋参30g，生白术15g，怀山药30g，炒扁豆12g，生黄芪30g，防风10g，山茱萸30g，五味子15g，蛤蚧1对，生龙骨 30g，生牡蛎 30g，肉苁蓉 20g，金荞麦 30g，鱼腥草 30g，桔梗 6g，生甘草 12g，生谷芽 15g，生麦芽 15g，生山楂 12g，神曲 12g，大枣 6 枚，生薏苡仁 30g。7 剂，水煎服，分早晚温服。

随访：服药期间，家属反馈患者低热不退，嘱家属用地骨皮 60g 煎汤频饮，发热遂止。

二诊：2018 年 8 月 27 日，患者反馈诸症皆有所好转，仅感觉大便仍是难解，每次就只有一点点。效不更方，在原方的基础上加炒莱菔子、地骨皮、黄芩各 30g；生白术、肉苁蓉加大至 30g，薏苡仁加大至 50g。10 剂，水煎，早晚温服。并嘱患者多吃红烧肉、条子肉、新鲜麦面，以增强体力，提高免疫力。

按：肺癌是临床中最常见的恶性肿瘤之一，属于中医学“肺积”“咳血”“胸痛”等范畴。引起肺癌的原因大致可分为外感和内伤两类，内伤包括正气不足、脏腑失调、七情受损；外感体现在恶邪内侵，与痰浊、瘀血等相混杂，合而生变，久而成癌。肺癌为本虚标实之证，中医对于本病的治疗主张从整体出发，通过辨证论治，调整机体阴阳、脏腑功能的平衡，并将扶正祛邪作为治疗本病的大法。

本患者肺癌已到晚期，身体日渐虚弱，脉象弦细软。此时治疗应以扶正为主，将增强患者机体的免疫力为首要任务。

方中北沙参是一味清补的药，药性偏寒，归肺、胃经，能够养阴清热、润肺化痰、益胃生津，此处主要用其补肺阴、润肺燥、清肺热来治疗癌症后期的阴虚燥热之证。王老师认为，仙鹤草是一种强壮补虚药，用在这里一方面扶助人体的正气，另一方面能够收涩止汗。西洋参气阴双补，药性偏寒，也可以用于治疗阴虚燥热之证。

白术药性温燥，在补脾气的同时，能够苦温燥湿，被誉为“健脾第一要药”。山药药性平和，药食同源而能够气阴双补。炒扁豆健脾化湿。黄芪、防风、白术为玉屏风散，用其以固表止汗。山茱萸、生龙骨、生牡蛎为王老师常用的止汗药物组合。

五味子酸收敛汗、补气生津。蛤蚧能够补肺肾、定喘嗽，常用于晚期肺癌等所致的咳嗽气喘，短气不足以息等，且临床效果可靠。肉苁蓉补肾阳、益精血、润肠通便，常用于老年人之便秘。金荞麦、鱼腥草、黄芩为王老师的清肺热“三板斧”。桔梗、甘草即桔梗汤，功能宣肺止咳、祛痰排脓。消三仙、谷芽健脾消食，薏苡仁健脾利湿。现代药理研究表明，薏苡仁具有良好的抗肿瘤作用。大枣补中益气、养血安神。

二诊患者大便仍偏干难解。王老师认为原因主要有二：一者患者脾胃虚弱，进食本来就不多；二者患者气阴两虚，气虚则无力推动，阴虚则肠道无以濡润。遂在原方的基础上，加大白术、肉苁蓉、薏苡仁的用量，意在健脾益气、温阳、润肠以通大便。加地骨皮以退虚热，王老师多年临证发现，地骨皮是一味治疗癌性发热的专药；加黄芩以清肺热，炒莱菔子降气消食，以通大便。纵观全方以气阴双补为主，意在扶助患者正气。而加入健脾、止汗、通便诸药，也是在调节患者代谢系统的功能，恢复脾胃“后天之本”的作用，从而帮助患者更好地吸收营养物质。

王老师提出，中医对于各种癌症晚期的治疗，主要是减轻癌症的疼痛，以提高患者的生活质量；尽可能地延长患者的生命，以达到带瘤生存的目的。“低热、消瘦、疼痛”是癌症后期最主要的三大症状；而在临床治疗时，只要能够很好地控制或改善这三大症状，就可以延缓病情，延长患者的生命。

白虎加人参汤合五苓散加减治疗肺癌高热

【验案】铁某，男，55岁。

病史：患者肺癌晚期，高热不退，住院后连续注射抗生素十余日而不见效，受患者家属邀请赴院出诊。

刻诊：患者消瘦，面略黑，因不知自己病情，故精神尚可，脉浮滑数，舌淡红，苔薄白。汗后热略退，旋即高热再起，体温常在38℃以上；饮食二便均正常，胸部X线检查提示胸腔积液，微咳无痰。

西医诊断：消耗性高热。

中医辨证：气阴两虚，阳明火胜，兼有悬饮。

处方：白虎加人参汤合五苓散加减。生石膏150g，知母30g，生薏苡仁30g，生甘草30g，茯苓150g，猪苓100g，泽泻60g，白术60g，肉桂10g，地骨皮90g，西洋参30g，青蒿30g。3剂，水煎服，日3次。

随访：1日后患者高热退下，体温36.8℃。持续用药，体温恢复正常。之后治疗肺癌。

按：各种癌症后期一般都容易出现消瘦、高热、疼痛。对于高热，中医还是大有作为的，对症用药会很快解决的。此案就是一个例子。

本案是消耗性高热，气阴两虚故用白虎加人参汤，因有悬饮故用五苓散，又因癌症长期高热，阴虚火旺，故用地骨皮、青蒿滋阴清热。方证合拍，故收“一剂知，二剂已”之效。

八味地黄丸合二仙汤加减治疗哮喘

【验案1】孙某，女，58岁。

病史：患者多年哮喘，现在上楼或走路速度一快就气喘吁吁，胸闷气短，曾多次进行中西医治疗，均予定喘解痉类药品，只能解决一时问题，不解决根本问题，经人介绍求诊中医。

刻诊：患者个子稍偏矮，面部略胖色暗，舌淡苔白，脉左尺明显沉弱，除哮喘外，兼有夜尿多，怕冷，时有烘热和心悸，饮食二便尚可。

中医辨证：久病及肾，肺肾两虚。

治则：温补肾气，调理天癸。

处方：八味地黄丸合二仙汤加减。制附片6g，肉桂10g，熟地黄45g，山茱萸30g，怀山药30g，茯神15g，泽泻10g，牡丹皮10g，淫羊藿30g，仙茅10g，巴戟天15g，黄柏10g，知母10g，当归10g，羊红膻30g，白果12g，地龙10g，蜈蚣2条，蛤蚧1对（不去头尾）。10剂，水煎服，日3次。

随访：患者服药5天后反馈，药效明显，现在即使爬坡都不喘了，人也精神了，面色也红润了。效不更方，继续服药，将上方加工成蜜丸，坚持服3个月。

肺癌晚期治疗医案一则

【验案】闫某，女，75岁。

病史：患者被医院确诊为肺癌晚期，失去手术机会，寻求中医治疗。

刻诊：患者面目清癯有神，食少，头晕，微咳，身无力，站立不稳，动则微喘，二便尚可。脉沉弱无力，舌淡苔白腻。辨证为气血两虚，痰湿瘀肺。

治则：补益气血，扶正祛邪。

处方：生黄芪45g，红景天30g，绞股蓝30g，红参片30g，生薏苡仁60g，生麻黄10g，杏仁10g，生甘草15g，生半夏15g，厚朴15g，通草6g，滑石20g，陈皮10g，白蔻仁30g，山慈菇25g，白芥子15g，干姜10g，炒三仙各15g。15剂，水煎服，日3次。

复诊：半月后，患者整体状况好转，舌苔仍白。上方加茯苓皮30g，草果10g，藿香15g，佩兰10g。续服15剂。

三诊：1个月后，患者驱车千里，在儿子的带领下面诊，精神抖擞，神采奕奕，满面笑容，已不咳不喘，可以步行，要求继续治疗。坚守大法，扶正祛邪。

处方：生黄芪 45g，红景天 30g，绞股蓝 30g，红参片 30g，生薏苡仁 60g，白英 30g，泽漆 30g，生甘草 15g，生半夏 15g，陈皮 10g，山慈菇 25g，白芥子 15g，干姜 10g，炒三仙各 15g，东阿阿胶(烊化)20g。30 剂，水煎服，日 3 次。

真武汤合五苓散加强心三药治疗肺癌水肿

【验案】无名氏，女，93 岁。住院。

病史：患者确诊晚期肺癌两年，服用靶向药物后，反复胸闷、咳嗽、咳痰，痰多色白 2 个多月。在呼吸科住院 1 个多月，多药抗感染治疗，不能缓解，脑钠肽升高，炎症指标高，不能平卧，转来我科。

刻诊：患者舌淡苔白，不欲饮水，脉沉细，肾脉弱，颜面微水肿，双下肢微水肿，双肺散在干湿啰音。

处方：真武汤合五苓散加王老师的强心三药。

随访：两剂药后患者精神抖擞，言当日为两个月来最舒服的一天，咳痰量明显减少，水肿消失，气促明显好转。(吴依芬医案)

消瘰丸加泽漆合海白冬合汤治疗肺结节

【验案】蔡某，女，50 岁。

刻诊：患者肺结节，眨眼症多年，脉浮软，舌淡苔白。

处方：生牡蛎 50g，浙贝母 30g，玄参 15g，麦冬 15g，生百合 30g，党参 30g，全瓜蒌 15g，清半夏 15g，穿山甲（代）3g，灵芝 10g，炙甘草 10g，泽漆 30g，蝉蜕 6g，制龟板 20g，茯苓 30g，苍术 30g，熟地黄 30g，陈皮 10g，海浮石 30g，白英 30g。30 剂，水煎服，每日 1 剂。

五苓散、外台茯苓饮合四物汤加焦三仙治疗肺癌

【验案】来某，男，82 岁。2021 年 4 月 29 日初诊。

刻诊：患者肺癌，手足冰凉，身体瘦削，喘甚气短，无力，纳差食量小，脉弦细，舌暗苔水滑。

处方：茯苓 30g，茯神 30g，生白术 30g，苍术 15g，猪苓 30g，泽泻 30g，肉桂 10g，莪术 10g，枳壳 25g，陈皮 10g，生姜 10 片，细生晒参 30g，蛤蚧 1 对，黄芪 30g，当归 30g，熟地黄 60g，川芎 10g，白芍 10g，砂仁 10g，炒山楂 10g，炒神曲 10g，炒麦芽 10g，肉苁蓉 30g。蛤蚧可用羊红膻

代替。

五苓散加减治疗肺心病

【验案】苗某，女，82岁。2021年5月6日初诊。

刻诊：患者疲乏无力，胸闷胸痛，脉弦硬，动脉硬化，舌红，苔薄齿痕。

处方：茯苓30g，泽泻30g，猪苓30g，生白术45g，肉桂10g，羊红膻30g，丹参30g，鸡血藤30g，天麻片30g，赤芍10g，川芎30g，红花10g，降香6g，生姜6片，大枣3枚，金荞麦30g，炒麦芽10g，炒神曲10g。7剂，水煎2次混合后取600ml，日2～3次。

胡德禹按：从处方看，该患者血压不低，动脉硬化，脉弦硬，重用血分药，补充血容量，强心。考虑气滞血瘀脉道失于血气濡养，故养血活血，温通脉道。血分用药占了很大的比例，丹参、鸡血藤、川芎、赤芍、红花补血活血强心。五苓散以肉桂替桂枝，温阳化气利水，降压，相当于利尿降压，恢复血管弹性。羊红膻加强肾阳温煦气化作用，促进水液代谢治本。天麻改善头晕降压改善脑供血。血分药剂量大，不能只补，配麦芽、神曲、姜枣静中有动，金荞麦治疗胸闷胸痛咳痰喘。

师父按：本例为肺心病，主要是心前区痛，下肢水肿，动脉硬化，脉象弦硬，无高血压。头晕上诊已治愈。

周厚田按：应用大剂量补药时，防止胃胀，不能消化，我习惯性加神曲、麦芽。

四君子合生脉饮加减治疗重症气胸

【验案】罗某，男，71岁。

病史：患者肺气肿引起胸闷气短，咳嗽哮喘，住院2个多月，病情逐年加重，后发展为卧床不起，气胸憋闷，心悸怔忡，咳嗽气喘。患者甚是烦恼，后经人介绍，转中医治疗。

刻诊：患者骨瘦如柴，卧床吊瓶，动则气喘，微咳有痰，身上挂着氧气瓶，饮食不多，二便较少，精神不佳。脉象浮大无力，舌淡苔白。辨证为气虚阴亏，阴阳欲离决。

处方：四君子合生脉饮加减。生黄芪150g，红景天30g，高丽参20g，茯神15g，白术15g，甘草15g，羊红膻30g，麦冬30g，五味子15g，山茱萸30g，生龙骨、生牡蛎各30g，蛤蚧1对，香附10g，陈皮10g，枳实15g，丹参15g，生姜6片，大枣3枚。3剂，水煎服，日3次。

二诊：患者诸症减轻。效不更方，续服3剂。

三诊：患者气胸减轻，已有精神，不咳不喘，仍动则汗出，上方山茱萸增加到120g，续服3剂后，汗止。

按：此案长期肺气肿造成气虚无力，又经大量输液伤阳气，以致疲乏无力，气胸喘吁，故需峻补其气。方用大量生黄芪和四君子汤（高丽参、茯神、白术、甘草）补其气；骨瘦如柴，大肉消尽，久病及肾阴亏严重，故用麦冬、五味子、山茱萸、生龙骨、生牡蛎、蛤蚧1对滋阴补肾定喘；胸闷气短，心悸怔忡，用红景天、羊红膻、高丽参、枳实强心补阳；丹参、香附、陈皮、生姜活血行气。全方辨证准确，标本兼治，药量充足，故收效较速。

哮喘气憋验案一则

【验案】李某，女，48岁。

刻诊：患者中等个子，白胖，最近一段时间走路上楼发喘，胸闷气憋，微咳，有慢性支气管炎病史，饮食二便、月经基本正常，脉象沉滑兼濡，舌淡苔白。辨证为久病及肾，阴阳两虚。

治则：标本兼治，宣肺补肾。

处方：炙麻黄12g，杏仁12g，生薏苡仁30g，枇杷叶15g，红参片10g，蛤蚧1对，紫石英30g，怀牛膝10g，羊红膻20g，沉香5g，当归15g，熟地黄30g。7剂，水煎服，日3次。

随访：患者服用1周后憋闷减轻，哮喘稍好。效不更方，续服7剂，哮喘气憋消失。以丸药善后，嘱服3个月。

学生胡洋按：喘证初发多责之于肺，日久则责之于肾。平喘降气之功，首选麻黄杏仁甘草石膏汤，原方主治表邪不解，身热咳喘，“身热不解，咳逆气急鼻扇”，麻黄宣肺平喘，杏仁降气止咳，可作为平喘专方来用。因该患者形体白胖，脉相沉滑兼带濡象，可知体质痰湿，故取麻黄杏仁甘草石膏汤的变法。因无热象，不用石膏；杏仁与枇杷叶合用，降气止咳之功卓著；加薏苡仁重用，利湿排脓祛痰，其祛痰之功王师在《医灯续传》一书中详细介绍过，在此不再赘述。

然久病之喘其本在肾，该患者既往多年支气管炎病史，一派肾不纳气、肾阳虚惫之象，故用熟地黄补肾填精，使肾气气化有源，羊红膻温补肾阳，且有温肺止咳之效。“治下焦如权”，非重镇下行之品不可，紫石英重镇气之上逆，牛膝引血下行，红参、蛤蚧、沉香纳气平喘。《神农本草经》言“当归下气，止咳逆”，即苏子降气汤中用当归之意。此方纯用温补，以纳气平喘立法，不用寒凉，与病机丝丝入扣，故有桴鼓之效。

二仙汤、消瘰丸合外台茯苓饮治疗老年慢性咽炎

【验案】刘某，女，65岁。2021年5月11日初诊。

刻诊：患者慢性咽炎，咽喉不利，眵多，脉浮软左寸滑，舌淡苔白。

处方：仙茅10g，当归10g，知母6g，黄柏6g，密蒙花20g，巴戟天12g，菊花30g，射干15g，生牡蛎30g，玄参15g，浙贝母30g，茯神30g，生白术15g，生姜6片，太子参30g，陈皮30g，枳壳15g，淫羊藿30g，苍术15g，牛蒡子10g。

二诊：患者反馈胃酸过多，方合左金丸，败酱草。

处方：仙茅10g，当归10g，知母6g，黄柏6g，密蒙花20g，巴戟天12g，菊花30g，射干15g，生牡蛎30g，玄参15g，浙贝母30g，茯神30g，生白术15g，生姜6片，太子参30g，陈皮30g，枳壳15g，淫羊藿30g，苍术15g，牛蒡子10g，败酱草30g，黄连10g，吴茱萸3g。

小儿退热专方合定时发热专方治疗反复发热

【验案】钟某，男，3岁，福建人。

患者发热39.5℃，连续1周，医院认为是扁桃体发炎引起的，予美林（布洛芬混悬液）和抗生素治疗，前两天可退热，后无效，静脉滴注亦无效。患者四肢发凉，每天白天高热不退，吃得少，大便软，脉象舌象不明。家长十分焦急，电话求治。

处方：五根汤合小柴胡汤加减。葛根6g，板蓝根6g，山豆根6g，芦根6g，白茅根6g，藿香6g，红花3g，大黄2g，柴胡10g，黄芩10g，青蒿15g，金果榄3g，清半夏10g，太子参10g，仙鹤草30g，生姜6片，生甘草10g，大枣3个。3剂，水煎服，日3次。

随访：患者服药第二天，家长反馈1剂药热退，3剂药高热痊愈。

按：此案乃小儿退热专方五根汤与定时发热专方小柴胡汤结合，方药对证，故收“一剂知，二剂已”之效。

麻杏石甘汤合五根汤加减治疗三岁儿童发热半月

【验案】马某，女，3岁半。

病史：患者发热咳嗽有痰半个月，西医检查诊断为支气管炎引起肺炎，

予以头孢、阿奇霉素、布洛芬等药，无法彻底治愈。遂转中医治疗。

刻诊：患者每天下午4—5时开始发热，逐渐达到39℃以上，急用美林（布洛芬混悬液）退热，咳嗽有痰，纳少，二便尚可。

处方：麻杏石甘汤合五根汤加减。炙麻黄3g，黄芩6g，杏仁5g，生石膏15g，生甘草6g，川贝母5g，柴葛根10g，清半夏6g，党参10g，板蓝根6g，白茅根10g，鱼腥草10g，金荞麦10g，地骨皮10g，青蒿10g，芦根15g，藿香3g，红花2g，生大黄2g，全蝎3g。3剂，每剂水两煎共取150ml，每日分3～4次服。停服所有西药。

随访：患者服用1剂药后不再发热和咳嗽。家长高兴万分，没想到中医药效如此神奇。嘱其服完3剂药再善后处理。

下文为王幸福老师《杏林薪传》关于五根汤的原文，可参考学习。

主方：葛根6g，板蓝根6g，山豆根6g，芦根6g，白茅根6g，藿香6g，红花3g，大黄2g。

用法：水煎服2次，每次煎成70ml，每日分2～3次服。

主治：小儿伤风感冒，流行性感冒，扁桃体发炎（乳蛾证），猩红热，无名高热。

最近在读山西老中医郭博信的新作《中医是无形的科学》时，看到其中一篇推荐“五根汤”的文章，引起了我的深思。五根汤是一首治疗小儿外感发热的良方，我临床运用多年很有效，大有爱不释手之情。此方为民间方，系内蒙古老中医李凤林所创，我是20年前从《中国民间疗法》杂志上看到的，又经山西太原周医生分享后，反复运用于临床效果显著，而自留秘囊之中的。

据收载此方的《疼痛妙方绝技精粹》作者说，李凤林这个方子，是在20世纪50年代末琢磨创制的，以不变应万变。既能治疗小儿因感染所致发热，又能根据不同患者、不同病证，自然调节虚实寒热而研制出的闻名遐迩之“五根汤”。

经过30年10万多名患者的临床应用，实践证明“五根汤”不仅具有消炎杀菌、抗病毒作用，而且还可以不分季节，不论患儿发热还是恶寒、恶风，一律使用“五根汤”。特别适用于小儿伤风感冒、扁桃体炎、猩红热所致的发热，还可解无名热等症。

桂枝汤合暖肝煎治疗身凉怕风

【验案】患者臀部凉、腿凉、脚凉，头顶怕凉风；嗓子有痰，鼻炎鼻涕倒流；乳腺增生结节，甲状腺结节，月经量少，有血块，从头到颈部均怕冷恶风；阴道也有点痒，外阴干。

处方：桂枝15g，生白芍15g，炙甘草6g，大枣9g，防风10g，生黄芪15g，白芷30g，当归10g，红花6g，附片30g，茯苓20g，干姜15g，麸炒白术15g，川芎15g，制吴茱萸10g，乌药10g，小茴香10g，黄柏15g。7剂。

按：此案汗出恶风是表虚，需用桂枝汤的温补法；无汗怕冷是表实，需用麻寒汤去发汗解表。比如，洗澡后毛孔都打开了，风一吹人打寒战，这就是恶风的感觉。因虚受风，这是病机。怕冷是在冬天有没有风都感觉不到暖和，解决的办法是外界给热量或者喝点酒温通一下血脉。

本案患者只说怕冷，并没有提到汗出恶风，后面所说头到颈部怕冷恶风，是把风也当作寒了。作为医生，我们要知道中风和伤寒是不一样的，关键在于判断有汗无汗。我遇到的大多数患者说局部怕冷或者全身怕冷，基本上都是无汗的。第一步用麻黄附子细辛汤，扶阳发表，第二步用当归四逆散。毛孔不开，能量送不过来，西医上说微循环小动脉痉挛，解除小动脉痉挛，恢复毛孔的正常开合作用，热量就送上来了。所以，看病把其中的道理想明白，办法就有了。这个案例我用麻黄附子细辛汤也行，用西药阿司匹林也行。感冒的早期发汗用药简单，服药两三次就痊愈了，不用进行注射或者服用抗生素。

通阳逐寒倚细辛治疗身寒如冰八年痊愈

【验案】柳某，女，48岁。2019年4月25日初诊。

病史：患者自诉2011年8月因在空调屋里受凉，患面瘫，当时自行针刺放血后，口角歪斜好转，但面部一直不适，怕风。后在医院针灸及中药治疗1个月，但因夏天医院开空调，无效。后转到一个没有空调的小卫生院行针灸，天气转凉，皮肤外露，针灸时感觉特别冷，演变为全身怕冷恶风，到10月中旬就不敢出屋，穿衣覆被皆觉冷。后又按摩治疗1年，身体开始慢慢有了温度。

2015年5月，工作原因去广州开会，一路飞机、大巴、宾馆里都是空调，几天下来身体受不了，心里发紧。后借来电褥子，用热水泡脚后情况有所缓解，意识到问题严重打算赶紧回家。回家的大巴车上也有空调，患者在上面待了1个多小时，感觉凉气从脚心、脚踝到膝盖，整个人冷得受不了，赶紧下车。下车不到1分钟整个人就麻了，倒在地上，赶紧从包里取出自带的放血针在百会、舌尖、人中、十指尖放血，1分钟后麻的感觉慢慢好转，但整个人感觉紧冷，随后被送至医院。

2011—2015 年，虽然按摩以后会感觉暖和一些，但还是怕冷，穿的也比常人多。因肩井穴和环跳穴阻塞，半侧身体不适，只要听说能治病的办法，便去尝试，如小针刀、长针针灸、艾灸、汗蒸、放血、埋线、刮痧、拔罐、药浴，每位医生开的药最少喝 3 个月，最后都没效果。

2015 年 5 月，患者从广州回到天津，对所有的治疗方法都失望了，最后选择按摩和艾灸缓解怕冷的症状。这次怕冷和 2011 年面瘫后的怕冷不一样了，整个人就像一个大冰块，一天 24 小时都如此。一直持续到 2017 年 7 月，患者因面瘫后遗症，面部怕冷、紧、不舒服，行放血治疗。治疗的地方在 23 层，楼道里风很大，回家后，整个人身体无力，感觉右肩、胳膊整个筋都纠结到一起，什么也干不了。遂辞职，在家养病。

同学介绍有人能调筋治疗，患者就去做，刚开始时症状有所改善。2017 年 11 月到 2018 年 2 月，经人用气功治疗，期间没怎么按摩。后来，发现越治越严重，还出现口苦、干呕、耳鸣的症状，身体冷紧感觉更严重了。

后来，患者终止了气功治疗，开始上网寻找方法治疗。网上看到一个人怕冷服柴胡桂枝干姜汤痊愈的案例，我就照方喝了 20 多天，虽然怕冷的情况没改善，但干呕、耳鸣的症状好了。自觉中医中药还是有效的。

2018 年 2 月开始，每天用艾灸罐艾灸，24 小时不能停，睡觉也要戴 4 个，要不就冷得睡不着。后了解到“附子”，并在网上认识一个人，吃其所制“附子丸”2 个月无效。于是想在淘宝店购入附子，店家询问情况后不敢卖，但介绍了一位广州火神派的医生。从 5 月 16 日开始服其所开药物，每剂药里有制附子 200g，硫黄 12g，还有其他药物。患者服 1 剂药后胃里开始发热，服药 3 天后，脱掉绒衣，换厚点的单衣。服药至 6 月，盖的厚棉被改成空调被。我以为病可以治好，便安心吃药。但服药期间，患者心脏特别凉，常有心脏无力、憋气、全身冷无法动弹的感觉。这时我觉得医生开的药并不完全对症，但继续服药至 10 月，身体依然冷得不行，症状改善只是衣服被子薄了，与此同时，身体感到烦躁。此时，患者了解到附子和硫黄的副作用，即附子吃多了伤阴等说法，便立即停药。

网上认识一位怕冷的病友，她也是自己学习医学知识并治病，建议患者服“阳和汤”。患者服 3 剂后，胃口不舒服，感觉有一股无名的气顶到肩井、风池，难以疏解，只有按摩这些部位才能缓解。与病友探讨这种情况，她说这是奔豚气，李可书中有奔豚气的案例。患者看李可案例中有一伏寒奇症，与自己症状相似，便照方抓药，服药 40 剂，配合按摩，自我感觉病情基本控制住了。

患者查找资料后了解奔豚气多是寒病日久，瘀滞不通导致的。2018年8月底，朋友介绍说用点阵波可以治病，患者便买了一台点阵波治疗仪，请其表姐帮忙做治疗。每次治疗都会排出好多凉气，发现身体的肉都是发硬，冷冰冰的，好多地方都是麻木的，表姐说每次给其做完，手像冰块一样。这样坚持3个月后，感觉排出的寒气减少了，后面再治疗时，皮肤有一丝丝暖意，但保持不了1小时还是冷得不行。这期间，患者又看了李可治硬皮病怕冷案例，照方服用中药和药酒也没效果。

2018年12月，有朋友介绍石头热垫排寒，让患者又试试。患者每天做1次身体舒服多了，不能多做，做多了人没劲，气短，心脏憋闷，只能局部做温暖一下身体，但热度持续一会就凉了，做的部位则舒服，不做的部位更冷，这样每天轮流着做。

2019年2月，患者买了倪海厦全套书，听他讲《伤寒论》《金匮要略》《神农本草》《黄帝内经》。四逆汤能治病，就喝四逆汤，但因每天做电热石垫，也没感觉出效果来。服用20多天后，患者又看《金匮要略》血痹篇黄芪桂枝五物汤证与其情况差不多，身体麻木则合四逆汤，服用后效果不错。因为家里出了点事，再喝就感觉不到效果了。后来我加量加到原方原量，服用后2天，大便稀溏，便停止服用了。

患者妹妹看李可书中一个因着凉得病的案例，分析了一下，按书中药方服用10多剂还是冷，因方中含有麝香也不敢多喝。后自拟方如下。

熟地黄100g，山茱萸90g，黄芪120g，草乌30g，生附子30g，炙甘草60g，麻黄15g，桂枝15g，细辛15g，干姜30g，生麦芽15g，白术20g，茯苓20g，淫羊藿30g，枸杞子30g，菟丝子30g，补骨脂30g，牛膝30g，杜仲30g，巴戟天15g。

这剂药吃完，最大的变化就是身体安定。平时总是感觉心中有不明的气体，烦躁性急，这剂药则让心安气顺，舒服，就像久旱逢甘霖，但怕冷症状没有变化。于是在原方里加120g鸡血藤，服用后怕冷的症状仍未改变，反而感觉心里有火，躁动不安，遂停药。

患者因在王幸福老师的学习群中，每天看分享案例和患者反馈，燃起了希望特来求治。

根据患者叙述，中医辨证为恶冷，恶风，网诊无脉诊，望诊舌质淡白，松软，表寒未解，寒邪入里，侵入肌肤筋骨。治则解表散寒，稍加制附子救逆回阳。

处方：桂枝去芍药汤合麻黄附子细辛甘草汤加减。桂枝45g，生姜45g，炙甘草30g，麻黄（先煎去沫）30g，细辛30g，附子（先煎）15g，防风12g，白芷12g，大枣12g。10剂，1剂只煎1次，分两次服。药下后，煎不超过20分钟。服药期间禁食生冷油腻、绿豆、豆腐、海藻之类。

随访：患者服药第1天没有发汗，身上微热；服药第2天呕吐腹泻（疑为麻黄去浮沫不干净），但是患者治病心切坚持服用，后无呕吐；服药第10天身上明显感觉变暖，可以不用加热即能入睡，多年大便不成形也已正常。寒邪已祛，当小剂量温补脾胃，固体培元。遂开下方。

处方：黄芪60g，当归10g，鸡血藤25g，炒白术15g，炒山药25g，党参15g，羌活12g，防风12g，桂枝15g，茯苓15g，白芷15g，川芎6g，炒枳实10g，生麦芽30g，生姜5片g，炙甘草6g，大枣6枚。

患者服药后自述总结这几年看病吃的药，只有五个汤方能感觉到身体的变化。

柴胡桂枝干姜汤服用20多天，虽然对于身冷没效果，但服用后心不慌、气不急，感觉舒服，耳鸣、口苦和干呕都痊愈了，颈椎和肩部，舒服了很多。

火神派的方子，穿衣改善明显，但身冷肢麻没有改善。后奔豚方子降气有效，自拟方服用后感觉比较滋润舒服，体内无名之气渐渐消散，心安气顺，做事稳当，吃饭也慢下来了，身冷仍没有改变。

最有效的就是王幸福老师的汤方，刚开始服用的时候无感觉，到第10天时，便觉身暖，略燥，好像上火一样。这是我8年来吃得唯一能让身体热的方子。

小柴胡汤加减治疗过敏性咳嗽

【验案】王某，女。

刻诊：患者痒咳易感，脉浮滑，舌胖大苔白。

处方：荆芥10g，防风10g，柴胡10g，黄芩10g，生半夏15g，前胡12g，白前12g，牛蒡子12g，车前子20g，蛇床子30g，紫菀12g，款冬花12g，桔梗6g，生甘草10g，炒薏苡仁30g。

张博按：患者的主要症状是痒咳易感冒，时间已经有半年之多。辗转多人未治愈，王老师认为是用的止咳清热药过多。这里强调的是喉痒则咳，中医学归为风邪，故重点要祛风止痒，也可以理解为西医所认为的过敏性咳嗽。在用祛风解表药时要找到具有止痒止咳功效的中医专药。这个方子有两味药，蛇床子、车前子。车前子可以得水止咳，在此医案主要取其止痒止咳作用。

蛇床子的总香豆素具有平喘作用，能使哮喘患者肺部哮鸣音明显减少或消失，并能显著增高呼气高峰流速值，改善肺部通气功能。其作用表现为扩张支气管平滑肌和改善肺通气功能作用。由此推测蛇床子总香豆素可能具有β-受体兴奋剂的作用，其平喘作用可能是通过激活平滑肌和细胞膜上的腺苷酸环化酶的调节亚单位（β-受体），使细胞内环磷酸腺苷（cAMP）增加，从而导致细胞内储存部位的蛋白质磷酸化，摄取钙离子（Ca^{2+}），使钙离子（Ca^{2+}）进入结合状态，因而细胞内游离钙离子（Ca^{2+}）减少，平滑肌收缩蛋白系统兴奋性下降，肌肉松弛而实现。

蛇床子总香豆素还具有一定的祛痰作用。蛇床子总香豆素对豚鼠因吸入致痉剂所致实验性哮喘有明显保护作用，在体外能松弛组胺致痉的气管平滑肌，能加强豚鼠肺灌流量，由此可见该药具有较强的支气管扩张作用。

外台茯苓饮合消瘰丸治疗肺癌晚期

【验案】李某，男，54岁。2021年6月1日初诊。

刻诊：患者肺癌晚期，体瘦，咳痰，纳谷不馨，走路急则喘，便溏，右寸弱浮软左细，舌淡，苔白，散在瘀点。

处方：（细）生晒参20g，生黄芪30g，红景天30g，茯苓30g，麸炒白术30g，干姜30g，陈皮10g，枳壳10g，生薏苡仁30g，泽漆30g，生牡蛎30g，玄参10g，炒山楂5g，炒麦芽15g，炒神曲15g，土贝母30g，仙鹤草30g，绞股蓝30g。30剂，日1剂。

麻杏苡甘汤、四味健步汤合用治疗肺气肿、脑梗死

【验案】滑某，男，69岁。2021年6月1日初诊。

刻诊：患者自诉2016年患肺气肿、脑梗死，后患糖尿病3年，黄痰，喘甚，步行困难，二便正常。

处方：苦杏仁6g，炙麻黄10g，生薏苡仁30g，生甘草15g，丹参30g，茯苓30g，生白术30g，益母草30g，泽兰30g，赤芍15g，石斛30g，金荞麦30g，川牛膝15g，赤小豆30g，细生晒参10g。10剂，每日1剂。

桂枝茯苓丸加减治疗胸膜粘连

【验案】患者，男，88岁。2021年4月12日初诊。

刻诊：患者体态偏瘦，舌暗红少苔，脉虚数沉取无力，大便3日1行，疫情期间因肺部感染反复三次住院，均为治疗不彻底引起胸膜粘连，就诊时

因有明显疼痛。

处方：桂枝茯苓丸加减。桂枝15g，茯苓15g，桃仁10g，赤芍15g，牡丹皮10g，白芥子6g，醋延胡索15g，冬瓜仁30g，金荞麦30g，鸡矢藤30g，太子参15g，炒白术15g，鱼腥草20g，麦冬20g，沙参30g，五味子10g。15剂，水煎服。

二诊：15剂药后，患者症状减半，排便正常，夜尿多。原方加金樱子15g，芡实10g，益智仁10g，乌药6g，续服15剂。

随访：患者女儿反馈，服药30剂后症状消失，目前已停药40天，未再有不适。（姜威医案）

香附旋覆汤合理郁升陷汤治疗胸腔积液

【验案】张某，男。2021年6月25日初诊。

病史：患者于1个月前在天津港进行船员学习，准备上岗，在跳水训练后第二天出现高热，咳嗽，胸痛，随即去天津某医院住院治疗，诊断为急性肺炎，伴有结核。输液治疗20天后，热退，出院时有胸腔积液。出院后回山西修养，因还未完全痊愈，故来找中医看诊调理。

刻诊：患者胸痛，胸憋，咳嗽，运动后加剧，二便正常，舌淡苔白，脉偏滑。

处方：旋覆花15g，香附15g，半夏15g，陈皮12g，茯苓15g，桂枝10g，白芍12g，制乳香10g，制没药10g，薏苡仁30g，葶苈子20g，白芥子10g，黄芩15g，桃仁10g，天花粉15g，黄芪18g，柴胡12g，太子参12g，知母10g，当归12g，鱼腥草30g，金荞麦20g，丹参30g，大枣10枚。7剂，水煎服，日3次。

复诊：7月2日，患者主诉咳嗽明显减轻，胸痛消失，胸闷轻微，早晨在县医院复查X线，除了疑是结核，其他一切正常，积液消失。

原方减乳香、没药，加百部10g，浙贝母12g，款冬花12g，抗结核。7剂，水煎服。（巩和平医案）

按：治疗胸腔积液的方子加理郁升陷汤，效果很好。该方治疗胸腔积液、肺癌或结核，包括细菌引起的胸腔液性包块，效果都很好。

许斌按：香附旋覆汤方是吴鞠通的方子，现在治疗胸膜炎胸腔积液多从此方加减。吴雄志老师瘀咳方，就是此方加减香附、旋覆花、桃仁、当归、三七、薏苡仁、白芥子、蜈蚣、葶苈子、半边莲，痛甚加降香，感染加石上柏和师傅的清肺“三板斧”，效果很好。

肾结石引起绞痛，拔罐秒杀。国医大师邓铁涛的经验，痛点高拔起背，痛点低拔起腹，可以反复拔，快速止痛排石。

新冠肺炎疫情前期治疗大叶肺炎

本文是王幸福老师的学生刘影医师记录的一例在王老师指导下治疗家人所患大叶肺炎的诊疗过程。

2020 年 1 月初，沈阳发现有疫情。我丈夫从山西学习回来，刚下飞机就发热，第二天症状加重，全身乏力酸痛，出汗胸闷，不咳嗽。舌淡胖，苔微腻，脉濡细。

马上做核酸检测，结果阴性；支原体阳性，肺部 CT 显示右肺大叶性肺炎。我这几年都没见过大叶性肺炎，丈夫突然得病是平素饮食不节，又感风寒而发病。我怕自己开的药量小，贻误病情，于是电话请教王幸福老师，希望老师开方治疗。

处方：柴胡 30g，黄芩 30g，鱼腥草 30g，金荞麦 30g，瓜蒌皮 30g，桂枝 15g，白芍 15g，清半夏 15g，党参 30g，陈皮 30g，厚朴 30g，枳壳 30g，苍术 10g，生姜 10 片，生甘草 15g。3 剂，水煎服，日 3 次。

服 1 剂后热即退，3 剂服完汗出减少，胸闷减轻，咳铁锈色痰。

又服 3 剂后，仅有些腹胀和乏力，偶尔咳嗽少量黄痰；但舌苔白厚，脉沉细。

和老师沟通后，转处方：杏仁 15g，白蔻仁 10g，薏苡仁 30g，厚朴 30g，法半夏 15g，通草 10g，滑石 20g，竹叶 10g，地龙 15g，僵蚕 15g，桔梗 15g，浙贝母 20g。3 剂，水煎服，日 3 次。

共服 6 剂，不适症状基本消失，考虑到他平时脾胃虚弱，痰湿较重，以香砂六君丸善后。（刘影医案）

张光按：首诊以柴胡桂枝汤、小陷胸汤合平胃散加减，主要依据患者症状：发热汗出，当有表证，为桂枝汤证；又全身乏力酸痛，为半表半里之邪未除，病在少阳。《伤寒论》146 条原文：“伤寒六七日，发热，微恶寒，支节烦痛，微呕，心下支结，外证未去者，柴胡桂枝汤主之。”患者症状与此条文相契合，故以柴胡桂枝汤为主方；另患者胸闷痰多，苔腻，以小陷胸汤清热祛痰，宽胸散结；以平胃散祛湿和胃。又加专药“三板斧”（金荞麦、鱼腥草、黄芩）、瓜蒌皮加强清热化痰之力，故取效捷。

二诊表证已除，舌苔仍白厚，腹胀，为中焦湿浊未尽，以三仁汤清上、中焦之痰湿；偶有咳嗽，加地龙、僵蚕、浙贝母清热化痰止咳。

间质性肺炎的中医治疗

【验案】陶某，女，81岁。2018年1月22日初诊。

病史：患者有冠心病和高血压病史，检查确诊为间质性肺炎，要求其住院治疗。患者执意不住院，要求中医治疗。患者被儿女搀扶进诊室时，神情疲惫，靠在椅子上，说话有气无力。

刻诊：患者发热，体温38.5℃，身痛，咳喘，有痰，乏力，胸闷气短，血压偏高，心力不足，舌淡苔白，脉象浮濡。饮食较少，二便尚可。辨证为外感风寒，入肺化热。

处方：小青龙汤加减。桂枝6g，生麻黄6g，杏仁6g，干姜10g，白芍10g，细辛3g，清半夏10g，五味子10g，生甘草10g，金荞麦30g，鱼腥草30g，枯黄芩15g，红参片30g，仙鹤草30g，鸡血藤30g，羌活10g。2剂，水煎服，日3次。

随访：2日后，患者家属反馈其精神好转，进食增多，还能下厨房做简单饭菜。只是仍有咳嗽，胸闷气短，无力，上药方再服2剂。后诸症平息。

按：如此高龄的老人，患如此严重的病，假如进医院治疗，肯定是应用大量的抗生素，可能会熄灭老人微存的一点阳气，后果不可想象。患者执意选择中医治疗，很快转危为安。中医不是慢郎中，对于急重症一样能处理解决。所以学习坚守中医的同道们，一定要有自信心，要用自己过硬的本领，打出一片中医生存发展的天地。

此案患者为外感风寒，入肺化热，本应用小青龙加石膏汤，但考虑到患者年高体弱，阳气不足，就把石膏换成了清肺化痰三板斧（枯黄芩，金荞麦，鱼腥草）。全方宣肺强心，祛风寒清肺热，加杏仁以利平喘，红参片、仙鹤草扶正补气，鸡血藤通络化痰，兼升白细胞，羌活止身痛，方证对应，故收速效。

小青龙加石膏汤治疗老年咳嗽

“古人把麻黄叫青龙。龙为神物，行云布雨，变化莫测。一见于治寒喘的小青龙汤；二见于治热喘的麻杏甘膏汤；三见于治疗湿喘的麻杏苡甘汤。夫治喘必用麻黄，但有其一定范围而井然不紊。仲景把腾云驾雾的神龙，用点睛之笔写出云龙三现这一伟大奇观，可以说叹为稀有了。”——刘渡舟教授

【验案】李某，女，78岁。

刻诊：患者身材偏胖，咳嗽痰多，静脉滴注1周多效果不佳，口苦，脉弦滑，舌淡苔腻。

中医辨证：外感风寒，引动内饮，郁久化热。

治则：解表散寒，温肺化饮，清解郁热。

处方：小青龙加石膏汤合“三板斧”加减。桂枝15g，生麻黄10g，干姜10g，白芍15g，生甘草10g，细辛6g，清半夏30g，五味子15g，生石膏30g，金荞麦30g，黄芩30g，鱼腥草30g，杏仁10g，桔梗10g。3剂，水煎服，日3次。

另，口服复方鲜竹沥口服液2盒，每次2支，每日4次。

随访：患者服用3剂药后诸症消失。

按：小青龙汤出自《伤寒论》，能够解表散寒，温肺化饮，是治疗外感风寒，内有痰饮的常用方。患者口苦提示寒饮已有郁久化热之势，小青龙汤虽可治外寒内饮证，然全方偏温，宜在方中加入清热化痰之品，以清解郁热。故加大寒之石膏，清肺热而定喘，即为小青龙加石膏汤。再加金荞麦、黄芩、鱼腥草（用量在30g以上）三药来增加清热的力量兼以化痰，即王老师书中所提的清肺热“三板斧”，其清热化痰之效显著。杏仁降气止咳平喘，桔梗宣肺祛痰利咽，一升一降，是宣降肺气的常用基本组合。且桔梗、甘草，即《伤寒论》之甘草桔梗汤，亦能清热解毒，宣肺利咽。

复方鲜竹沥口服液主要是针对痰多、痰稠、痰黄者，每次服用2支以增强其清热化痰的力量，病情严重者亦可每2小时服用1次，直至症状缓解。

仲景有言：“病痰饮者，当以温药和之。”这不仅是治疗痰饮的重要原则，也是治疗咳嗽的重要原则。痰饮形成之根本，是肺脾肾阳气不足，失去调节、排泄水液的功能，水湿停聚于某一部位而无以温化所致；且痰饮为阴邪，遇寒则聚、则凝，得温则化、则行，故化饮之药必温。然而患者静脉滴注治疗1周而不愈，反伤人体阳气而使痰饮加重，痰饮久久停滞不祛，郁而化热，证应属外寒内饮兼有郁热，故为小青龙加石膏汤方证。

效方治疗大叶性肺炎

【验案】宋某，女，6岁。2021年8月3日初诊。

刻诊：患者肺炎，咳嗽发热，舌尖红，瘀点，舌苔厚腻。

处方：生麻黄6g，生石膏45g，苦杏仁10g，生甘草10g，桃仁6g，冬瓜子15g，鱼腥草30g，生薏苡仁40g，芦根30g，穿山龙30g，金荞麦20g，桔梗6g。

二诊：2021年8月4日患者家属反馈，8月3日患者雾化、睡觉，只喝了一袋中药，发热频次和以前一样。8月4日患者反复发热，用布洛芬退热，同时分服两袋中药，热度逐渐降低。患者咳嗽较重，嗓子痒，鼻塞，晚上鼻涕黏稠，色浅黄，食欲尚可，没有灌肠，没有排便。

处方：生麻黄 6g，生石膏 45g，苦杏仁 10g，生甘草 10g，桃仁 6g，冬瓜子 15g，芦根 30g，鱼腥草 30g，生薏苡仁 40g，金荞麦 30g，桔梗 6g，穿山龙 30g，生黄芩 15g，款冬花 10g，蜜紫菀 10g，桑白皮 10g，生大黄 3g。

随访：患者服用 1 剂后降温，体温最高 37.5℃。

幼儿急性咳喘三剂已

【验案】王某，男，5 月龄。广东省佛山市人。2018 年 11 月 10 日网诊。

病史：患儿感冒近半个月，咳嗽，痰多，气喘，血常规检查示合并病毒感染，急性喘息性支气管炎，耳朵内略肿，不敢用抗生素，怕时间长发展成肺炎，故求诊于中医。

因网诊所受局限较大，无法望神、切脉，容易误诊，故王老师一般不接网诊。况且，此案患儿年龄太小，一般中医诊所面诊尚且不愿接诊，何况网诊？本着对患儿负责的态度，老师婉拒了患儿母亲的请求，建议患者就近治疗更为妥当。

无奈，患者母亲多次微信恳请，实在让人不忍拒绝，尤其看 5 个月大的患儿备受煎熬，医者的恻隐之心让王老师沉思片刻，写下处方。

处方：穿破石 10g，穿山龙 10g，鸡矢藤 10g，金荞麦 10g，紫菀 6g，蛤蟆草 10g，款冬花 6g，桔梗 6g，生甘草 10g。3 剂，水煎服，日多次。

随访：2 天后患儿母亲反馈服药后已不喘，偶有两声咳嗽，并表示万分感谢。

按：此患儿病机为痰热壅肺，同时伴有食积，采取清肺化痰，消积止咳之法。

方中穿破石、穿山龙为老师常用药对，二药配合清热化痰、止咳平喘；加金荞麦增强清热化痰之力；考虑到婴儿脏腑娇嫩的特点，紫菀、款冬花润肺止咳，桔梗、甘草化痰利咽、清热解毒；蛤蟆草为老师治咳专药，对于热咳疗效颇佳。

处方充分考虑幼儿脏腑娇嫩的特点，集润肺、化痰、清热、解毒、消积于一方，用量为成人用量的 1/3，采取少量频服的服药方法，孩子服用起来易于接受，身体也易于吸收。

巩和平按：蛤蟆草别名蟾蜍草，是斑种草的全草。主要作用是解毒、消肿、利湿、止痒，多用于痔疮、肛门肿痛、湿疹。此药物可以外用，或煎煮后清洗患处，有痔疮时采取坐浴，可以减轻肛周水肿。

付吕会按：蛤蟆草、车前子消肿消炎，蛇床子调节激素。

四逆散合小青龙汤治疗咳嗽

【验案】姚某，男，28岁。2021年7月13日初诊。

刻诊：患者体瘦，咳嗽1个月，凌晨4—5时严重，浑身乏力无精神，便略干，脉弦细，舌淡苔白厚腻。

处方：四逆散合小青龙汤。柴胡10g，枳壳10g，白芍30g，生甘草15g，生麻黄1g，金荞麦30g，仙鹤草30g，桂枝15g，全蝎6g，干姜10g，清半夏10g，五味子10g，细辛3g，蜜紫菀10g，款冬花10g，穿山龙45g。10剂，水煎服，每日1剂。

按：患者脉弦细，肝郁气滞。五脏皆令人咳，凌晨咳嗽阴中有阳，可判断为寒咳。关于寒热的问题，不热口中和就是寒，可以放心用温药。穿山龙这味药，补气犹如黄芪，同时止咳消炎，朱良春老先生最爱用，而且都是大量用。我在临床上也很爱用穿山龙，用其扶正祛邪功效，一味药可以取得多种功效。

我们要善于从一些老中医的医案、医话中去学习，尤其学习他们偏爱的方子、药物，拿到临床上绝对好用，不用我们再去摸索了。比如，我常用的羊红膻这味药，除了能温阳强心以外，对肺肾阳气虚的哮喘效果也特别好，大量使用完全可以代替蛤蚧。羊红膻对小儿偏寒性漏尿的治疗作用一样显著，可以替代露蜂房。这个经验来自我治疗小儿增高的病例，患儿增高的速度倒不太快，反而把十几年的哮喘病治好了。对于这样的经验遇到就不要放过，要做深入思考。

小青龙汤里的角药“干姜、细辛、五味子”止咳的原理是什么？为什么张仲景反复用它来止咳？人为什么会咳嗽？咳嗽是痰刺激气管引起的。那么，痰是怎么来的？痰是气管里的分泌物。因寒腹泻是怎么回事？

“干姜、细辛、五味子”是张仲景治疗咳嗽的专药，寒证、热证都要用。干姜的作用是抑制腺体分泌，故同样可以用于治疗腹泻（水泻）、痰液清稀量多（饮）、清涕、白带清稀量多。干姜可以抑制腺体的分泌，气管分泌痰少了，则减少了对气管的进一步刺激。细辛实际上是一味止痛药、麻醉药。五味子是一味强壮药，可以通过中枢神经控制咳嗽。这三味药配伍减少了刺激源，抑制痰生成，同时又通过中枢神经抑制咳嗽。所以这一组角药就是化痰止咳的专方。张仲景反复用这一组角药来止咳，但不一定知道原理，现代中医药必须知道其中的道理。比如，近年来五味子木脂素的镇静催眠、抗焦虑、抗抑郁、抗惊厥、镇痛、改善认知功能及保护神经细胞等中枢神经系统药理作用，为五味子安神功效的临床合理应用提供依据。

我最近一直在思考我们讲的热痰、黏痰实际上多数都是西医的细菌性感染；清痰、稀痰、干咳多数都是病毒性感染，包括新冠肺炎病毒，不会见到大量的热痰、黏痰。有时候临床上我们可以通过两种痰的形状，辨别出是细菌性感染还是病毒性感染，从而选用不同的药物治疗。新冠肺炎病毒患者最后出现黏痰、干痰，是西医的治疗方法造成的。我认为造成这种状况的原因很简单：细菌的个头大，死亡以后尸体多，故看着痰多而稠；病毒的个头小，死亡以后痰就显得少而稀。比如，疮疡感染，都是出现大量的脓，但很少是病毒感染，大多是细菌性感染。肺炎病毒、乙肝病毒，尤其是肝脏乙肝病毒感染很少见到脓液。在这里，我们没有谈到治疗的问题，只是谈到根据痰的稀稠多少来判断是细菌感染还是病毒感染。

大量的补骨脂治崩漏是什么原理？补骨脂含有大量的雌激素，能促进子宫内膜生长，是其治崩漏的关键点。任何事情的学习既要知其然，还要知其所以然。这样在临床上我们才能左右逢源，得心应手。治疗崩漏，无论寒热虚实，我都喜欢用傅青主的老年血崩汤加减。葛根有改善微循环的作用，也就是活血作用，治疗崩漏一般不用葛根。

我们可以将风药当成改善微循环活血药理解。治疗心脑血管疾病，无论升阳、通阳、温通，我们要学会用十八般武艺打出组合拳、迷踪拳来，不要迷信某一派某一招和一些虚玄的理论。风药治疗皮肤病是因其通表，能改善皮肤微循环。小四五汤治肾炎还用了荆芥、防风，改善肾脏血流。只要懂得西药药理、西医学生理病理知识，联系中医很好解释，很容易学贯中西。

许斌按：西医激素序贯疗法，前 11 天用雌激素，后 10 天加用孕激素。中药雌激素用木瓜、葛根、补骨脂、香附、女贞子等；孕激素用菟丝子，寿胎丸。

巩和平按：冬季也可以用藿香正气散治疗寒热错杂、痰时黄时白、晨起咳嗽严重痰多的病症，特别是十几年的咳喘患者。我有时加地龙，痰多加天竺黄、车前子、葶苈子。治疗久咳时，我经常用当归、天冬，当归可以在呼吸道形成保护膜，减少刺激。

指导学生治疗卵巢癌伴胸积腹水

【验案】女，40 多岁。

患者卵巢癌，已做过手术、化疗，癌细胞已扩散，胸腔里有积水，浑身无力，气喘。家属想“尽人事，听天命”。

处方：生黄芪200g，山茱萸60g，仙鹤草100g，丹参30g，葶苈子30g，紫苏子30g，白芥子15g，鱼腥草30g，黄芩20g。3剂，水煎服，每日1剂，可分多次服完。

二诊：患者服药1剂后，小便多次。目前憋气严重，疑为胸腔积液太多造成的，嘱其让医生抽一下积液，中药照服不变。患者静脉滴注一些营养药和氨基酸、维生素，建议家属不宜太多，否则容易增加胸腔积液和心脏负担。

患者3剂药服完小便次数增多，每日3～4次，大便一般，胸腹仍有积水，腹部胀满，背部疼痛，胸闷憋气，精神比以前强了，请再施方。

处方：生黄芪200g，山茱萸60g，仙鹤草100g，丹参30g，葶苈子30g，紫苏子30g，白芥子15g，茯苓100g，生白术50g，厚朴30g，大腹皮30g，槟榔20g，陈皮30g。3剂，水煎服，日3次。

三诊：患者3剂药服完后仍感觉憋气、背痛、腹胀不通，胸腹还有积液，大小便少，饮食减少，精神不太好，请继续施方。

处方：生黄芪200g，白晒参30g，仙鹤草100g，丹参30g，葶苈子30g，紫苏子30g，白芥子15g，茯苓100g，生白术50g，厚朴50g，大腹皮30g，槟榔20g，陈皮50g。3剂，水煎服，日3次。

四诊：患者3剂药再服完以后，人比以前有气力了，可下床活动，大小便正常，后背已基本不痛，食欲开始恢复，胸腔还有积液，又抽了几次，腹中还有胀气不通，还有些憋闷气喘，不连续吸氧了，请继续施方。

处方：生黄芪200g，白晒参30g，仙鹤草100g，丹参30g，葶苈子40g，紫苏子30g，白芥子25g，茯苓100g，生白术50g，厚朴50g，大腹皮30g，槟榔20g，陈皮50g，炒莱菔子30g。7剂，水煎服，日3次。

本方中加入炒莱菔子、加大葶苈子用量，是为了继续减轻胸腔积液。同时也用了葶苈大枣泻肺汤，因是缓利水，不是急利，故不存在伤阴，不需大枣。

麻杏石甘汤合千金苇茎汤加专药治疗肺炎

【验案】宋某，女，6岁。2021年8月3日初诊。

刻诊：患者肺炎，咳嗽，发热，舌尖红，瘀点，舌苔厚腻。

处方：生麻黄6g，苦杏仁10g，生石膏45g，生甘草10g，冬瓜子15g，桃仁6g，生薏苡仁40g，芦根30g，鱼腥草30g，金荞麦20g，桔梗6g，穿山龙30g。

按： 穿破石、穿山龙为老师常用药对，二药配合清热化痰、止咳平喘；加金荞麦增强清热化痰之力。

小柴胡汤合已椒葶苈丸治疗胸闷气短

【验案】 邵某，男，33岁。2021年8月5日初诊。

刻诊：患者胸闷气短，早泄，弦滑，便难，舌苔白厚干。

处方：柴胡10g，黄芩10g，清半夏10g，厚朴10g，陈皮30g，枳壳30g，制附子6g，生大黄10g，细辛3g，葶苈子10g，川椒6g，防己10g，白芍15g，生姜10片。

当归补血汤、消瘰丸合百合地黄汤加专药治疗肺结核

【验案】 姚某，男，28岁。2021年8月14日初诊。

刻诊：患者体瘦，咳嗽有痰，低热，纳差，身体感觉发热，乏力，舌淡苔白腻。西医诊断为左肺下叶肺炎、肺结核，右肺及左肺上叶肺结核样改变。

处方：陈皮15g，当归20g，生黄芪100g，茯苓30g，仙鹤草30g，生甘草20g，葎草50g，蜈蚣2只，地骨皮30g，玄参15g，浙贝母15g，全蝎6g，熟地黄30g，生百合15g，麸炒白术15g，生白术15g，砂仁15g，金荞麦30g，功劳叶10g，炙百合10g。

随访：患者服用5剂药后，精神状态改善，有精力做轻微运动，咳嗽减少有好转，咳痰减少变稀，左胸下疼痛感减轻，饮食方面有所改善，大便也正常。

每天午饭后的汤药服用后，身体胸前发热汗出，乏力，断断续续持续一下午，其他部位体温正常，36.5℃左右，其余时间体温正常，精力正常。

按： 针对患者午后发热汗出的情况，辨证为气阴两虚，南沙参补气不热，用50g；地骨皮滋阴清热还杀虫，再加30g。用知母就可以解决患者胸前发热症状，此乃张锡纯的升陷汤之意。二母丸也可以治肺痨。

在治疗肺结核时，根据教科书的要求，地骨皮的用量为15～20g，疗效不明显，后学习了辽宁名医刘树勋的经验，将地骨皮增至50～90g，迅速收到显著的疗效，一般3个月左右就能治愈。

对于肺结核初期，咳嗽吐痰微带腥臭者，恒用生甘草为细末每服钱半，用金银花三钱煎汤送下，日服三次，屡屡获效。全蝎临床常用于中风、癫痫、痹证、脑炎、头痛、肺结核、瘰疬等疾病之治疗。煎剂常用量为3～9g，散剂常用量为1.5～3g，分2～3次吞服。

蜈蚣用途甚广，其止痛解痉功效大家都常用，但作为治结核的特效药用的人并不多。我经过多年的实践验证，其确实是一味不可多得的治结核良药。葎草，也是一味治疗肺结核良药。现代药理研究证明，龟甲有抗结核作用，可用于治疗肺结核、淋巴结核和骨结核等。

甘露消毒丹加减治疗儿童湿热咳嗽

【验案】患者，男，10岁，广东佛山人。2020年12月网络初诊。

病史：广东天气变化，突然降温，患者前天开始发热，昨天已不热，但一直咳嗽，非常频繁，几乎不间断，咳时腹痛。两天无大便，也没胃口。

刻诊：患者咳嗽多，痰少，嘴唇好像充血的样子，舌淡红苔白腻，舌尖有杨梅点。辨证为湿热肺胃，肺失宣降。

处方：甘露消毒丹加减。飞滑石10g，淡黄芩10g，绵茵陈6g，石菖蒲6g，川贝母5g，川木通3g，藿香6g，连翘15g，白蔻仁6g，薄荷3g，射干6g，生薏苡仁30g，白前6g，前胡6g，紫菀6g，款冬花6g，炒三仙各10g。3剂，水煎服，日3次。

随访：患儿家长反馈孩子服完4剂药后，偶尔几声轻微咳嗽，基本痊愈。

按：治湿热病，我一般是中上焦用甘露消毒丹；治中焦用三仁汤；治下焦用四妙散；治全身用龙胆泻肝汤。附上甘露消毒丹原方组成及主治，供诸位参考。

小贴士

甘露消毒丹

处方：飞滑石、淡黄芩、绵茵陈、石菖蒲、川贝母、木通、藿香、连翘、白蔻仁、薄荷、射干。

本方为祛湿剂，具有利湿化浊，清热解毒功用。主治湿温时疫，邪在气分，湿热并重证，发热倦怠，胸闷腹胀，肢酸咽痛，身目发黄，颐肿口渴，小便短赤，泄泻淋浊，舌苔白或厚腻或干黄，脉濡数或滑数。

小儿发热治疗验案

【验案】患儿3周岁，家在农村，远程诊疗。

患儿发热2天，精神萎靡不振，不思饮食，其父母描述额头、身上烫手

（身边无体温计）。问诊完毕，因考虑到是幼儿，加上农村条件有限，我为其开了中成药。

处方：小柴胡颗粒冲剂、感冒清热颗粒冲剂、小儿柴桂退热颗粒冲剂各1盒。

每次各用1小包用热茶水冲服，服用的温度以微微烫嘴唇即可，每隔2小时服用1次，同时用温水泡脚，水温在42℃左右即可。

反馈：晚些孩子父亲电话反馈照方即做，患儿用药后不到半个小时就全身微微冒汗了，同时热也退了，人也有精神了，话也多了起来。嘱其同样的方法再用2次，清淡饮食，禁食油腻。（余峰医案）

张世广按：黄煌教授有一个四味退热汤，我一般会再加点石膏和白茅根、芦根。师父说用一味石膏煮水喝也可以退热。

六味地黄汤、孔圣枕中丹合血府逐瘀汤治疗发育迟缓

【验案】谢某，男，4岁，青岛城阳人。某年4月4日初诊。

刻诊：患儿语迟，行迟，纳差，脾气急躁，指纹细微紫，舌质淡，苔薄白。

中医诊断：脾肾不足。

处方：熟地黄120g，山药120g，酒萸肉120g，茯苓90g，泽泻72g，牡丹皮75g，制远志80g，石菖蒲80g，龙骨120g，女贞子90g，五味子75g，益智仁100g，柴胡72g，当归90g，赤芍90g，炒桃仁75g，红花75g，川芎90g，香附75g，炒枳壳72g，生姜60g，炒鸡内金90g，焦山楂90g，炒麦芽100g，醋莪术75g，陈皮60g，青皮60g，白芍90g，白术90g，醋龟甲60g，莲子60g，葱白80g，琥珀60g。1剂，膏方30天，早晚各10ml左右。服药期间忌膨化、油炸、辛辣食品及冷饮。

复诊：5月2日，患儿服药后已能吐字两三个，行已从蹒跚变稳健，饮食可，二便可，夜卧可，舌尖微红。上方加灯心草15g，膏方30天量。

按：对于儿科五迟五软，中医多从先天来诊，治以补肾养肝为主，脾胃为后天之本，气血生化之源，用药亦是理所当然。儿科发育迟缓或者脑瘫患儿，亦可从血论治，活血化瘀，一能推动药物运行，二能化痰通窍，一举两得，岂不美哉！

跟恩师学习时，恩师习用通窍活血汤。然而因为麝香太贵，诊所没有，故加生姜、葱白，处方就变成了血府逐瘀汤。

第4章 脾胃、消化系统医案

胃剧痛伴呕吐临床验案

【验案】陈某，女，48岁，陕西杨凌人。2019年4月23日初诊。

病史：患者胃痛1年多，每月发作1次，阴历十四日晚上11点左右发作。医院检查为糜烂性非萎缩性胃炎，病理活检未见异常。患者辗转多处医治无效，经亲戚介绍而来。

刻诊：患者胃抽痛，每月阴历十四日子时发作，伴呕吐，余无他症。右弦软左弦细，舌淡苔净，体瘦肤略黑。中医辨证为肝胃不和，气虚血弱。

处方：小柴胡汤加减。柴胡15g，炒酸枣仁30g，黄芩10g，蒲公英15g，生地榆15g，生姜10片，清半夏15g，高良姜10g，鸡矢藤30g，丹参30g，檀香5g，砂仁15g，党参30g，大枣10枚，生甘草15g，白芍30g，败酱草15g，香附10g，桂枝15g。7剂，水煎服，日3次。

二诊：1周后，询问患者用药后的情况，患者说还没有到胃痛发作时间，不知道具体情况。上次开的药吃完了，还想继续吃，感觉服药后心里能踏实些。于是，在之前处方的基础上略作调整，嘱咐患者再服7剂，距离发作时间很近，到时候根据情况再调整处方。

三诊：又1周后，患者共计服用14剂汤药，患者反馈本月十四日胃痛未发作。故专程来感谢，并询问是否继续服药。原方做成丸药，善后巩固。

按：此案患者从脉象上看，主要是肝胃不和，常规治法就是疏肝和胃。但我们应该思考一下，患病时间长，也到过不少地方治疗过，应该有不少大夫都是采取疏肝和胃的治法，为什么没有治好呢？这也提示我们不能再按照这条老路走了。

本病为什么用小柴胡汤加酸枣仁？

小柴胡汤除了治疗常规的少阳感冒、咳嗽咽痛、气虚感冒、热入血室以及肝胆疾病，还有个特殊用法，就是治疗规律性发作的疾病；此外，如果疾病发作时间在晚上，要加上酸枣仁。这里用小柴胡汤好理解，因为小柴胡汤是管理人体枢机开阖的，可以治疗规律性发作的疾病。只是加酸枣仁意义何在呢？

本案有两个时间节点，一是每月阴历十四日，二是这一天的子时。小柴胡汤擅治规律性发作的疾病，我在临床验证多例，都取得了很好的疗效。你们临床如遇到这种情况，直接应用便是。加酸枣仁的经验，是我很早以前在一本中医书上看到的，书名我记不清了，作者提到这个经验是他家几代中医传下来的；只要规律性发作的疾病在晚上，加上酸枣仁，可显著增强疗效。至于这中间的机理是什么，我也没深度思考过。有些问题有理可寻，有些纯粹就是经验，没法解释，我们也不用钻牛角尖，借鉴前人的经验，为我所用就行了。有句话说“一物降一物，喇嘛降怪物”，为啥有专药这一说？有些药就是专治某一种病的，药效神奇，换了其他药就是不行。

临床中遇见不少怪病，以传统的四诊八纲、六经辨证或方证对应来辨证施治，看似辨证没有问题，用药也没有偏差，却往往达不到理想的疗效；这时候就要另辟蹊径，采取其他方法来治疗。培养这种随机应变的能力，要靠平时多读书，多看古人的医案，多学习前人和同行的经验来积累；可用的知识充足，临床遇到一些无证可辨的怪病，就能拿出相应的方法来治疗。

当归补血汤合半夏泻心汤加减治疗食管癌

【验案】徐某，男，65岁。2017年5月10日初诊。

病史：患者因食管有烧灼感，去当地医院检查，经胃镜发现食管中段新生物，病理活检为食管鳞状上皮癌。患者精神尚可，身体无其他不适，家属拒绝手术及放化疗，选择保守治疗，慕名前来就诊。患者本人未能亲自前来，由其儿子代述病情。

刻诊：患者食管有烧灼感，反酸，少量呕血，无吞咽食物困难（无法收集舌脉信息）。辨证为胃失和降，热伤血络。

治则：清热凉血，降胃止逆，托毒生肌。

处方：当归补血汤合半夏泻心汤加减。生黄芪60g，当归15g，白芷30g，白及15g，黄连10g，黄芩15g，仙鹤草30g，清半夏30g，蒲公英45g，败酱草30g，生地榆30g，蜈蚣30g，莪术30g，生甘草30g，金钱草15g，煅瓦楞子30g，生姜6片，大枣3枚。15剂，水煎服，每日3次。

复诊：2017年12月25日患者由其家属陪同而来，言服用上药后，食管烧灼感、反酸、咯血症状都已消失。近期感觉吞咽粗硬食物困难，有异物感，只能吃流质食物，遂再次前来就医。患者身材略矮，肤色偏黑，较瘦，食管不利，仅能吃流食，脉沉细无力，舌淡苔白腻。

治则：扶正祛邪，降逆化结。

处方：旋覆代赭汤合消瘰丸、吴茱萸汤加减。旋覆花（包煎）30g，代赭石 20g，清半夏 30g，太子参 30g，威灵仙 15g，蜈蚣 30g，莪术 45g，干姜 15g，枳实 15g，生甘草 15g，陈皮 10g，海藻 15g，牡蛎 15g，玄参 30g，浙贝母 30g，吴茱萸 3g，生姜 6 片，大枣 6 枚。20 剂，水煎服，每日 2～3 次。

四逆散合薏苡附子败酱散加减治疗肠痈

【验案 1】急性肠痈。

白某，女，22 岁，河南省漯河人。

病史：2015 年 3 月 8 日，因腹痛到医院就诊。此人急性病容，右下腹疼痛，牵扯右大腿根抽痛，发热，按压麦氏点反跳痛，化验白细胞高，B 超检查阑尾脓肿。西医诊断为急性化脓性阑尾炎，要求患者入院手术治疗。因费用高，又无人在身边照顾，故托人寻求中医治疗。应当地中医邀请，我在西安为其网诊。因病情单纯，确诊明确，属于中医学肠痈。

处方：四逆散合薏苡附子败酱散加减。北柴胡 30g，枳壳 30g，赤芍、白芍各 60g，生甘草 30g，红藤 30g，蒲公英 60g，白花蛇舌草 150g，败酱草 30g，生薏苡仁 60g，桔梗 10g，金银花 100。3 剂，水煎服，日 4 次。

随访：要求当地医生每日追踪病情，服药 1 天后患者大便 3 次，先干后溏，已不发热，右下腹疼痛稍减。第 2 天患者右下腹疼痛已基本不痛了，仅按压隐隐微痛。第 3 天后彻底不痛，停药。追踪 5 日后无任何症状，痊愈。

按：此案比较简单，故用药果断，药大量猛。中医学将少腹归为厥阴肝经，故用四逆散疏肝理气，加红藤、赤芍活血祛瘀，白花蛇舌草、败酱草、生薏苡仁、金银花、蒲公英清热解毒。力大药专，直捣黄龙，三天即治愈。

【验案 2】肠痈包块。

赵某，男，37 岁。

病史：患者急性阑尾炎，发热，右下腹麦氏点处，鼓起一拳头大的包块，不敢按压，疼痛厉害，血常规检查白细胞计数 19×10^9/L。在医院住院 1 周，仅热退，余症无变化，院方要求手术，患者害怕，不愿手术，于是寻求中医治疗。

刻诊：患者舌暗红，苔白厚，脉弦滑有力，口苦，饮食基本正常，大便偏少，不溏。

处方：四逆散合薏苡附子败酱散加减。柴胡30g，枳实30g，白芍60g，生甘草30g，薏苡仁60g，败酱草30g，蒲公英90g，连翘60g，忍冬藤100g，白花蛇舌草45g，红藤45g，麻黄5g。7剂，水煎服，每日3次。

复诊：1周后，患者右下腹包块已消失，按压麦氏点仅隐痛。效不更方，上方忍冬藤减为30g，续服5剂痊愈。

按：此案比较单纯，中医学称肠痈，西医学称急性阑尾炎。西医一般主张手术，因患者害怕，未能成行，故转求中医。此证治疗起来比较容易，只要抓住时机，大剂清热解毒，散结活血即可。此案用四逆散行气散结，蒲公英、连翘、败酱草、忍冬藤等清热解毒，红藤、白芍、麻黄等活血镇痛。全方一气呵成，力大药专，故收效较速。

此案亦可用大黄牡丹汤，但我临床喜用四逆散加减，效果更好更稳妥，也算殊途同归吧。

半夏泻心汤、外台茯苓饮合胃息肉专方治疗糜烂性胃炎

【验案】张某，男，53岁。

刻诊：患者糜烂性胃炎，胃潴留，十二指肠多发息肉。

处方：黄连10g，黄芩10g，芙蓉叶20g，重楼10g，清半夏12g，蒲公英30g，乌梅15g，炒僵蚕10g，莪术15g，太子参30g，茯神30g，炒白术15g，苍术15g，陈皮15g，枳壳15g，生姜10片，生甘草15g。20剂，水煎服，日3次。

按：该病案是半夏泻心汤、外台茯苓饮合胃息肉专方加减。重楼对幽门螺杆菌（HP）有杀灭作用，同时有清热解毒散结的作用，也是季德胜蛇药中的主药。《外台》茯苓饮，治心胸中有停痰宿水，自吐出水后，心胸间虚，气满，不能食，消痰气，令能食。胃镜提示患者胃潴留，茯苓饮可除痰饮水湿。清半夏抑制中枢神经，从而减少腺体分泌。三棱对实体瘤效果好，但对囊性包块不好；三棱还可用于消食。现代药理已经证明，莪术治食管癌、胃癌效果最好。我们要非常熟悉这些信息在临床上的应用。生甘草也有清热解毒的作用。甘草泻心汤本身就是治黏膜类疾病的一个专方。我在临床上不仅治胃黏膜、口腔黏膜的病，同时也治妇科宫颈阴道疾病等。

黄连、黄芩、蒲公英，解毒散结清胃火，对幽门螺杆菌（HP）有杀灭作用；二陈汤加枳壳，降气化痰以和胃；济生乌梅丸加莪术、重楼，化息肉抗癌变；重用太子参益气养阴以扶正；平胃散去厚朴，是防止太燥。芙蓉叶是上海已故老中医张镜人家传专治胃痛糜烂的妙药。此方中芙蓉叶就是治疗糜烂性胃炎的专药，效果很好。大家要学会这一用法，并通过看胃镜检查结

果，红肿溃烂的情况就是芙蓉叶用药的指征。阑尾炎、盲肠炎没有必要用芙蓉叶，用大量的金银花和白花蛇舌草就可以了。

周厚田按：我只是用芙蓉叶治疗过鼻炎，装入双层罩，辅助治疗鼻炎有效。我用大柴胡汤治疗盲肠炎，加连翘、忍冬藤、白花蛇舌草、败毒草、蒲公英。

半夏泻心汤合左金丸加减治疗胃胀

【验案】张某，男，42岁。2021年8月17日初诊。

刻诊：患者胃胀，嗓子痰多黏稠，便秘便黏，脉沉弱，舌淡红苔薄白。

处方：厚朴15g，枳壳30g，蒲公英30g，黄芩15g，黄连10g，莪术15g，党参30g，大枣3枚，生甘草15g，生姜10片，吴茱萸3g，清半夏15g，陈皮15g，金荞麦30g，木香15g，蛤蟆草30g。

按：左金丸出自《丹溪心法》火方。左金丸的功用是清泻肝火，降逆止呕，用于肝火犯胃证，症见胁肋疼痛，嘈杂吞酸，呕吐口臭，舌红苔黄，脉弦数，病见胃炎、食管炎、胃溃疡等。本方治证为肝失条达，郁而化火，以及肝火犯胃所致。方中重用黄连苦寒泻火为君，佐以辛热之吴茱萸，既能降逆止呕，制酸止痛，又能制约黄连之过于寒凉；二味配合，一清一温，苦降辛开，以收相反相成之效。

顽固性呃逆验案

以下案例摘自《李孔定医学三书》之呃逆频作。

【验案】陈某，49岁，干部。

某年6月患者外感风寒，头痛身痛食欲不振，以辛温解表药治之，外症悉解。转见呃逆频作，以丁香柿蒂汤合针灸治之，症不好转。急转西医治疗，初服镇静药，能控制1小时左右呃逆不作，继则虽加大剂量亦只能维持半小时许，甚则仅十几分钟、几分钟。呃逆日夜不休，汤水难入，得食则吐，辅以输液维持代谢。如此三昼夜，患者不胜其苦。神倦恶寒，又兼恐惧，体力难支。虽时值盛夏，卧必厚被，起必棉衣。

邀余往治，诊见面色憔悴，少气懒言，脉细数无力，苔白厚，舌淡少神。诊断为呃逆，辨证为阴津不足，阳气大虚，胃气上逆。

补虚则气逆愈甚，降则正气难支，治疗颇感棘手。因思《伤寒论》68条有“发汗病不解，反恶寒者，虚故也，芍药甘草附子汤主之”之文，与患者发病及治疗经过相同；现症“恶寒”亦俱；所不同者，唯呃逆不休。而呃逆不休又是患者当前最紧急、最关键之症，必须顿挫其势，方能化险为夷。于是拟芍药甘草附子汤加味治之。

处方：白芍 60g，制附片（先煎半小时）15g，甘草 15g，枳实 15g，生大黄（后下）12g。水煎 2 次，和匀。嘱先饮 10ml，隔 5 分钟再饮如前量。

如此 1 时许，呃逆连声减少，间隔时间延长，嘱药量逐增，服药时间逐延。

3 小时后，患者腹中微痛，解出稀便。嘱徐进稀粥半碗，幸已不吐。

6 小时后，呃逆次数更减。原方减大黄量为 6g 再进，此后又微泻两次。

12 小时后，呃逆须经 1～2 小时始可闻二三声，能顺利进粥。

家人求高效心切，见患者已能经受车旅之劳，即送往医院治疗。车行至金堂地界，已历 3 小时之久，呃逆一次未作。

患者反思，中药既见速效，何必劳师远征，耗资耗力。坚持立即回车。随行者无奈，返县仍邀余治。

历时 3 日，服药 3 剂，呃逆不作，夜眠安枕，能饱餐清淡之食，精神转佳，脉象和缓，舌象正常。即与八珍汤加陈皮、麦芽类药调治十余日而愈。

按：此症呃逆，即西医学谓膈肌痉挛。中医治此有名方丁香柿蒂汤、旋覆代赭汤等，只要对证，疗效也尚可。但是临床上此症还是比较复杂的，有虚有实，有寒有热。一定要分别处之。此案给我的启示是，对于急性呃逆或突发性呃逆，常法不效，可考虑从西医病理分析入手，用中药的解痉方药处理，大剂芍药甘草汤加减。记住，必须是大剂，芍药要用 30～150g 才行。这也是此案给我们的启示。

受此案影响，对于严重呃逆的治疗，临床常效法此案用大剂芍药甘草汤加刀豆、木瓜、薏苡仁等治之，即收速效。

左金丸、半夏厚朴汤、半夏泻心汤合用治疗胃灼热

【验案】陈某，女，62 岁。2021 年 8 月 3 日初诊。

刻诊：患者胃灼热（烧心），喝酒后胃难受，口中无味，反酸，脉浮滑，舌淡红苔白略腻。

处方：吴茱萸 3g，黄连 10g，枳壳 30g，厚朴 15g，黄芩 10g，党参 30g，生甘草 10g，大枣 3 枚，清半夏 15g，生姜 10 片，紫苏梗 15g，生白术 15g，茯苓 15g，陈皮 10g，煅瓦楞子 30g。

王洪凤按：本案患者口淡无味反酸，脉浮滑，舌淡红苔白略腻。脉浮滑为痰，舌淡红苔白略腻为寒热错杂。方选左金丸调治肝火犯胃呕吐吞酸，半

夏厚朴汤调畅气机降逆化痰，半夏泻心汤心下痞满寒热同调，煅瓦楞子止酸专药。

巩和平按：半夏厚朴汤治疗胃灼热反酸，胃炎，反流性食管炎，食欲差，大便不调，心下痞满。

巧治顽固呃逆

【验案】赵某，男，42 岁，陕西洛川本地人，机关干部。2018 年 9 月 14 日初诊。

病史：患者自诉呃逆发作 3 年有余，起初因胃炎求医，后胃炎病症不明显时而患本病，曾去西安、咸阳、宁夏等地求医，前医予以旋覆代赭汤、丁香柿蒂汤、橘皮竹茹汤等化裁加减，口服西沙必利片、兰索拉唑片等无效，经朋友介绍来我处就诊。

刻诊：患者身材高而偏瘦，面容憔悴。问之，未犯病时，有便秘现象，平素纳差，每月无明显诱因犯呃逆 1～2 次，每次持续 1 周左右，坚持服药不见好转，必要时服用安眠药缓解症状，病将好时自觉有一股气自膈部发出，上行咽喉而至，灼热疼痛，不经意间而愈。切之右寸关脉数而滑，察之舌滑无苔中有裂纹。辨证为寒湿气机痹阻，胃气上逆。

处方：丁香柿蒂汤加减。丁香 5g，生姜 10g，柿蒂 15g，党参 15g，合欢皮 15g，枇杷叶 8g，桔梗 6g，葛根 20g，木香 6g，焦槟榔 8g，炒白芍 20g，炒白术 12g，地龙 10g，炙甘草 6g。5 剂，每日 1 剂，日 3 次。

随访：9 月 17 日随访，患者 1 剂服完后，呃逆自止。9 月 20 日患者呃逆自止，无不良反应，又来我处要求再开药巩固疗效，遂以丁香柿蒂汤合异功散善后。

处方：丁香 5g，生姜 10g，柿蒂 10g，党参 15g，合欢皮 15g，桔梗 6g，葛根 10g，炒白芍 12g，炒白术 12g，茯苓 12g，陈皮 6g，炙甘草 6g。5 剂，每日 1 剂，日 3 次。（杨安民医案）

杨安民按：本方看似平淡无奇，实为寒热并用，调理气机之妙方。内含丁香柿蒂汤、芍药甘草汤、奔豚汤、四磨饮、四君子汤五方，该方的组成得益于陕西民间名老中医王幸福看病善用合方、有时选方取法主药，“拿来就用”的治病思想。

本方瞄准病机，集中力量，故能达“一剂知，二剂已，五剂愈”之效。本方的奥妙之处还在于运用了“拨转枢机法”。该法刘方柏老中医在《拨转枢机法——谈立体思维》中有介绍（内有丁香与郁金同用，“十八反”之一）。

由于病机虽同，寒热有异，故去黄芩、通草、射干而不用代之以桔梗，与枇杷叶合用为升降气机之一组药。因畏惧郁金与丁香相畏而代之以合欢皮，该药湖南中医药大学彭坚教授常用其代替李根白皮，效佳。葛根作用有三，一是缓解痉挛解决“强几几”，二是合四君子汤升提胃气，三是最重要的，与合欢皮共用为奔豚汤，治其上逆之气。地龙的用法取其缓解平滑肌之用，为对症选药，加强疗效。

肾气丸加减治疗呃逆频繁

【**验案**】田某，男，50岁，退休职工。2005年10月5日初诊。

病史：频繁呃逆反复发作1年余，屡治无效，邀余诊治。

刻诊：患者症见呃声频作，精神萎靡不振，头昏耳鸣，失眠多梦，腰膝酸软无力，舌淡苔白，脉沉无力。辨证为肝肾亏损，胃气上逆。

治则：温补肝肾，降逆止呃。

处方：肾气丸加减。干地黄、怀山药、补骨脂、枸杞子、菟丝子各30g，山茱萸、茯苓、杏仁、柿蒂各15g，肉桂、附子（炮）、泽泻、牡丹皮各10g，赤石脂30g，炙甘草6g。3剂，水煎服，日3次。

复诊：患者服用3剂后，呃逆停止。原方去杏仁、赤石脂、柿蒂，加怀牛膝、续断各15g，续服3剂，诸症大减。以丸药调理善后。

后随访，未见复发。

按：本例持续性频繁呃逆1年余，乃是肝肾亏损，肾气虚衰，摄纳无权，气机升降失常所致。故以肾气丸温养肾气，方中干地黄、山茱萸、山药、菟丝子、补骨脂、枸杞子滋补肝肾，以填补真阴；肉桂、附子阴中求阳以生肾气；杏仁、赤石脂、柿蒂降逆止呃，重镇摄纳。是方滋肾精，温肾阳，于阴中求阳，摄纳降逆。药证合拍，故呃逆止。

旋覆代赭汤合半夏泻心汤加减治疗呃逆半年

【**验案**】鲁某，女，26岁。

患者呃逆频作半年有余，多方就医，久治不愈。

刻诊：患者稍胖，面略黄，自诉胃胀痛五六年了，呃逆，干呕，反酸，西医胃镜检查糜烂性胃炎，大小便正常，察舌胖大微红，两边有齿痕，苔薄白，脉滑软。辨证为脾胃湿热，兼气虚。

治则：温补肝肾，降逆止呃。

处方：旋覆代赭汤合半夏泻心汤加减。旋覆花25g，代赭石30g，黄连

12g，黄芩15g，蒲公英45g，生地榆30g，干姜12g，煅瓦楞子30g，海螵蛸30g，厚朴18g，枳壳12g，柴胡12g，威灵仙12g，姜半夏30g，党参30g，刘寄奴12g，生蒲黄15g，大黄炭10g，生姜6片，生甘草12g。5剂，水煎服，日3次。

复诊：1周后，患者呃逆、干呕已止，胃亦不胀痛，转方半夏泻心汤加蒲公英、地榆、生蒲黄，14剂，诸症消失。

按：此案患者主诉呃逆胃胀，要求先治此证，旋覆代赭汤加减，一诊即平，实为对证治之；前医治之多时之所以不效，关键是只识病不识证，一见呃逆不分寒热虚实，就用丁香柿榨汤，此误也。此案乃湿热兼虚，再用热药犹如火上浇油，热当寒治，反了，怎么能有效呢？该案除了考虑患者中焦湿热外，还参考了有关医生以痈治之的思路，胃黏膜糜烂，加蒲公英、地榆、蒲黄治之，故收效较快。

对于湿热类胃病，我常以甘草泻心汤处之。因我认为甘草泻心汤是治黏膜类疾病的专方。我常以此方为主，治疗口腔溃疡、胃溃疡、外阴溃疡等，都是黏膜类疾病，病机相同，完全可以异病同治，临床实践检验效果还是不错的。一孔之见，可讨论之。

附子理中汤、二陈汤、二仙汤合用治疗口吐大量清水

【**验案**】任某，女，42岁，甘肃省天水人。2010年1月21日初诊。

刻诊：患者每五分钟就要吐一大口清水，并非是痰，腰痛，舌淡苔薄白，脉关部浮滑，寸尺沉弱，二便正常，月经偏少，余无恙。在甘肃多处就医无效，来我处就诊。脾主涎，辨证为脾虚胃寒，寒饮上逆，兼有肾虚。

处方：附子理中汤、二陈汤、二仙汤合用。制附子15g，干姜30g，苍术、白术各25g，茯苓30g，陈皮15g，生半夏（先煎）25g，太子参30g，甘草20g，淫羊藿30g，仙茅10g，巴戟天15g，杜仲15g，砂仁10g，焦三仙各6g。3剂，水煎服。

二诊：1月25日，患者口水减少，呕吐轻，腰痛痊愈，余症无变化。

处方：五苓散加减。茯苓30g，猪苓15g，泽泻45g，肉桂15g，白术45g，制附子10g，生半夏（先煎）25g，干姜25g，陈皮15g，太子参30g，砂仁10g，炙甘草10g，焦三仙各15g。5剂，水煎服。

三诊：患者口水正常，痊愈。用成药附子理中丸善后。

按：《伤寒论》396条：“大病瘥后，喜唾，久不了了，胸上有寒，当以丸药温之，宜理中丸”。

甘草泻心汤加减治疗十岁男童食后即便

【验案】李某，男，10岁，陕西西安人。2021年1月28日初诊。

病史：患者平时较挑食，但如遇自己喜欢的饭菜吃得很多，食后马上排便，每天放学喊累，写作业就犯困，经常清嗓子，感觉咽喉中有异物。到医院检查过几次，一切正常，经朋友推荐寻求中医治疗。

刻诊：患者身高约130cm，体型略瘦，挑食，食后即便；双关浮滑，舌尖红苔白略厚。辨证为脾虚湿盛，胃强脾弱。

处方：甘草泻心汤加减。干姜10g，生甘草15g，黄芩6g，黄连6g，大枣3枚，清半夏6g，太子参15g，仙鹤草30g，制南星15g，鸡矢藤30g，七里香6g，焦栀子3g。7剂，水煎服，日3次。

复诊：2021年2月4日，患者服药后食后即泻得到很大改善，现在上厕所次数明显减少；此外，精神状态也好了一些。对疗效很满意，快过年了，想再抓几剂药，巩固一下。效不更方，加肉豆蔻6g，健脾固肠止泻。

张光按：此患者为中医所讲的胃强脾弱，即胃的受纳功能很强，能食；但脾的运化能力差，不能将胃所受纳的食物转化为水谷精微，输送至身体各个脏器，故体型羸瘦；“胃强”之病机在于胃火盛，消谷善饥；脾弱之病机在于脾气虚，气虚不能运化水湿，致水湿壅盛，导致泄泻。

治则清胃火，健脾祛湿。患者舌尖红，苔略厚，提示湿郁化热，以甘草泻心汤清热利湿健脾；重用仙鹤草益气固摄；鸡矢藤、七里香为王老师临床常用专药，健脾消积疗效出众；舌尖红，加栀子3g清心火。

此外，患者还有咽喉不利，频频清嗓的症状，针对此症状，临床多数中医大夫诊为“梅核气”，用半夏厚朴汤治疗，但往往无法取得预期疗效。王老师认为，“梅核气”不只是痰郁气滞的问题，还与自主神经紊乱有关；临床大部分患者并非痰多，往往只是习惯性的清嗓子。王老师经临床验证，发现制南星、清半夏这一药对，既可以理气化痰，也可以调节自主神经紊乱，用于此处，比起其他单纯的化痰药更为恰当，故此处加制南星15g。

外台茯苓饮、甘草泻心汤合消瘰丸治疗肾囊肿、肿瘤、胃胀

【验案】胡某，男，49岁。2021年5月4日初诊。

刻诊：患者自诉右肾囊肿，左肾错构瘤，眠差，胃糜烂胃酸胃胀，幽门螺杆菌（+）；腰痛，便溏次数多，舌淡苔白齿痕，关浮滑。

处方：茯苓30g，枳壳30g，陈皮15g，海螵蛸30g，浙贝母30g，玄参

15g，生牡蛎30g，重楼15g，芙蓉叶30g，生甘草30g，清半夏15g，制南星15g，苍术30g，干姜15g，仙鹤草30g，黄连10g。

二诊处方，在上方基础上加苦参10g，地肤子10g。15剂，每日1剂。

按：重楼对幽门螺杆菌（HP）有杀灭作用，同时有清热解毒散结的作用。

外台茯苓饮合平胃散治疗腹胀、乏力

【**验案**】王某，女，32岁。2021年5月4日初诊。

刻诊：患者疲乏无力，低血糖，食后易胀，经期口唇脱屑，服热药易上火，右浮滑，左沉细无力，舌胖大齿痕苔白水滑。

处方：茯苓30g，麸炒白术15g，生甘草30g，生姜10片，陈皮30g，枳壳30g，羊红膻30g，细生晒参15g，生白术15g，厚朴15g，苍术15g，玉竹18g，石斛30g。

知柏地黄丸合外台茯苓饮治疗纳差、早泄

【**验案**】芦某，男，52岁。

刻诊：患者纳差，痞满，消化不良，早泄，痔疮，舌淡，苔薄白，脉弦滑。

处方：太子参30g，茯神15g，苍术10g，生甘草15g，陈皮10g，贯叶连翘20g，黄连10g，黄柏10g，知母10g，生地黄45g，山药30g，山茱萸30g，穿心莲10g，牡丹皮10g，钩藤3g，黄芪30g，枸杞子30g，蜈蚣2只，怀牛膝10g，干姜15g，制附子5g。

二诊：患者反馈服药半月后大便通畅，痔疮外突减轻，排便不费劲，腹胀消失，小便色黄减轻。消化仍不行，有时腹部撑得慌，呃逆后明显好转，口水多。但痞满，早泄痔疮好转，舌淡苔薄白，脉弦滑。

处方：贯叶连翘20g，太子参30g，茯神15g，苍术15g，生甘草15g，陈皮30g，黄连10g，黄柏10g，生地黄45g，知母10g，山茱萸30g，炒山药30g，穿心莲10g，牡丹皮10g，钩藤3g，肉苁蓉30g，枸杞子30g，蜈蚣2只，怀牛膝10g，制附子5g，干姜30g，砂仁30g。15剂，水煎服，每日1剂。

百合汤、半夏泻心汤、当归补血汤合用治疗胃胀痛

【**验案**】张某，男，15岁。2021年5月9日初诊。

刻诊：患者胃胀痛，胃角一处溃疡，舌淡苔白，脉浮滑，幽门螺杆菌（HP）中度感染。

处方：黄连 10g，芙蓉叶 30g，清半夏 15g，干姜 10g，太子参 30g，重楼 10g，茯神 30g，生白术 45g，生黄芪 30g，当归 10g，乌药 10g，生百合 20g，厚朴 15g，枳壳 15g，煅瓦楞子 30g，海螵蛸 15g，生甘草 10g，蒲公英 30g，败酱草 30g，穿山甲（代）1g，炒山楂 10g，炒神曲 10g，炒麦芽 10g。10 剂，水煎服，每日 1 剂。

一贯煎合黄连解毒汤加减治疗胃功能亢进

【验案】曹某，女，60 岁。2011 年 5 月 20 日初诊。

病史：患者自述近日吃完就饿，但日渐消瘦，口干，眠差，略乏；血糖不高，亦无甲亢，心中甚是恐慌，要求中医给予治疗。

刻诊：患者二便正常，舌红苔净，脉右沉濡，左弦滑，余无他症。辨证为木火克土，胃阳虚亢。

处方：一贯煎合黄连解毒汤加减。生黄芪 30g，当归 15g，生地黄 30g，黄连 15g，黄芩 30g，黄柏 25g，生石膏 45g，天花粉 25g，玉竹 25g，生甘草 30g，竹茹 15g，麦冬 30g，北沙参 30g。5 剂，水煎服，日 3 次。

复诊：1 周后，患者已不再喊饿了，口干、睡眠也均改善。停药观察 1 周，未犯。

按：此案在西医应称为胃功能亢进症，中医称为中消症。我治疗此类症，均是用苦寒清热即可治愈。但此案有所不同，兼有木旺伤津，故又用了一贯煎平肝滋阴。临床上在用苦寒药时要注意燥阴，此案已有舌红津伤之迹，故不可一味苦寒清热。若见到右脉沉濡或浮弱无力，用黄芪是我一贯做法，属气虚即用之，此属一孔之见。

一方通治胃溃疡、十二指肠溃疡疼痛

胃溃疡、十二指肠溃疡患者临床很常见。此类胃病主要特点就是疼痛，治疗起来颇为棘手，主要原因就在于其病位的特殊性。皮肤表面的溃疡可以敷药，包扎起来避免受到感染，就可以慢慢愈合；然而我们的胃，每天要接纳各种食物，酸甜苦辣各种味道不断地刺激溃疡面，给治疗带来很大难度。因病位的特殊性，服用汤剂疗效并不理想；而服用散剂，进入胃后可直接作用于溃疡面，疗效更佳。

王幸福老师在《杏林薪传》一书中，推荐一个治疗胃溃疡、十二指肠溃疡的专方“灵验溃疡散”，临床疗效确切，现分享如下。

处方：乌贼骨 90g，浙贝母 30g，白及 60g，生甘草 30g，延胡索 30g，川黄连 30g，生地榆 30g，凤凰衣 30g，蛋黄粉 60g。

主治：胃溃疡和十二指肠溃疡。

功用：收敛生肌，制酸止痛。

用法：上述诸药共为细粉，服时以等量白糖加入服下。开始用每次 3g，每日 3 次，随症状减轻，改为每日二次或一次，每次仍 3g，饭前半小时空腹服。

注意事项：若病程较长，在数年以上者可加入紫河车粉 30g；若曾有反复出血或近期有大便潜血者可加三七粉 30g；若胃酸较多可加氢氧化铝 60g。

【验案】姚某，男，50 岁。

病史：患者胃痛两年多，饮酒更甚，常常痛不欲生；尤其是半夜常常痛醒，呕吐酸水。经胃镜检查确诊为十二指肠溃疡。服药半年左右，时好时坏，不能治愈，于是求治于中医。

刻诊：患者面白皙，消瘦，舌淡苔白，脉弦细无力，饮食不多，二便尚可。辨证为肝脾不和，木克土虚。

处方：灵验溃疡散。共服 2 剂，诸症消失，胃镜检查十二指肠溃疡痊愈。

按：此方由乌贝散发展而来，经临床使用多年，对治疗胃溃疡、十二指肠溃疡效果显著。多数患者服一剂后能缓解 3～6 个月，服两剂能缓解 8～12 个月，服药三剂多可获愈。

慢性萎缩性胃炎验案

【验案】崔某，男，56 岁。2006 年 4 月 25 日初诊。

病史：患者胃脘疼痛已有 10 余年，形体消瘦，胃脘痞满不舒，时时嗳气干呕，食后胃脘疼痛。先后 2 次胃镜检查示慢性萎缩性胃炎，经常服用中西药物，病情时轻时重，迁延不愈。

刻诊：患者胃脘部灼热隐痛，嘈杂干呕，不思饮食，食后胃脘痞满胀痛，口燥咽干，体倦乏力，舌质红苔少，脉细数无力。辨证为胃阴不足，胃体失濡。

治则：甘寒养阴，和中益胃。

处方：一贯煎加减。北沙参 30g，生地黄 15g，麦冬 12g，枸杞子 15g，太子参 15g，焦山楂 30g，乌梅肉 15g，鸡内金 12g，广木香 6g，白芍 30g，甘草 3g。3 剂，水煎服，每日早晚各 1 次。

复诊：患者服药 3 剂后胃脘疼痛大减，但仍纳谷不馨。上方加焦麦芽 15g，神曲 12g，续服 6 剂，以上诸症均减。

又在原方基础上略作加减，连服30剂，患者胃脘疼痛消失，饮食正常。随访1年，未见复发。

按：胃为阳土，喜润而恶燥；胃痛日久，郁热伤阴，胃体失濡。脉络拘急而胃痛隐隐，阴虚津少，无以上承，故口干嘈杂等。根据“酸甘化阴”之理，取太子参、生地黄、枸杞子、白芍、山楂、乌梅、甘草之酸甘以化阴，助沙参、麦冬滋阴生津之力，鸡内金补胃体固后天，广木香理气以防酸甘之滞，助生生之机。以上诸药合用，益胃阴，养胃体，故对胃阴亏虚之证，取效甚速。

食欲不振、消瘦之中医治疗思路

【验案】郭某，男，17岁，中学生。

病史：因长期食欲不振，患者消瘦无力，记忆力减退，又面临高考，其母甚是着急，带他来看中医。

刻诊：患者瘦削皮包骨，眼窝深凹，面色无华，精神不集中，舌淡苔薄白，脉沉濡细无力。据其母述之，性格内向，不活泼，喜静不喜动，上午易瞌睡，头晕，乏困，见饭不想吃，也吃不多，无胀酸痛现象，二便基本正常。辨证为脾胃虚羸，气血亏损。

处方：开胃汤合八珍汤。陈皮10g，半夏12g，茯苓12g，生甘草10g，太子参15g，白术15g，当归10g，川芎6g，白芍10g，九制地黄30g，砂仁6g，炒谷芽、炒麦芽各30g，神曲15g，炒山楂12g，莪术6g，生黄芪30g，生姜6片，大枣6个。10剂，水煎服，日3次。

嘱患者吃完此10剂药定会好转，能吃能睡。但半月后患者母亲电话反馈患者服药后还是食欲不振，昏昏沉沉，无精打采。此情出乎意料，相约再诊。

二诊：患者症状基本如前，无大变化。考虑上药补中兼消，于法于方都不错，为何不见效呢？再问，患者山珍海味摆在面前也不想吃，吃一点也不胀不痛。听后，沉思片刻，突然醒悟，此乃肝郁无欲证。前诊，犯了经验主义错误，以一般食欲不振对待，故无效。于是改弦易张，以疏肝醒脾处之。

处方：藿香正气散加减。茯苓15g，半夏30g，苍术15g，陈皮12g，干姜15g，藿香15g，佩兰15g，石菖蒲15g，太子参25g，甘草10g，当归15g，熟地黄45g，麻黄6g，细辛（后下）5g，辛夷（后下）3g，枳壳30g，山药15g，远志10g。7剂，水煎服，日3次。

随访：患者服用1周后见效，食。效不更方，又连服10剂，饮食正常，头昏无力逐渐消失。3个月后追访，已愈，小伙子能食康健。

按：此案治疗一波三折，关键在于一诊时识证有误。此案不是一般的脾虚纳呆之证，是一个少见的脾虚不醒证。患者性格内向，不活泼，易于肝郁，长此又影响脾胃消化，两者相互影响，导致饮食无欲。其鉴别要点在于，对各种美味不感兴趣，食之可以，不食亦行，且食后无饱胀感，这说明其病不在脾胃，而在脑。条件反射出现障碍，这时治脾胃是本末倒置，差之千里，故一诊无效。二诊找到病根，以调脑醒脾为主，芳香开窍，重建反射，即见效果。此种患者我曾治过多例，均用此法收效，望各位同道注意鉴别治之。

以开胃进食灵验汤治疗挑食厌食

处方：开胃进食汤。党参15g，白术15g，茯苓30g，甘草10g，陈皮15g，姜半夏12g，藿香10g，木香12g，丁香6g，砂仁10g，厚朴12g，生麦芽30g，生稻芽30g，莲子肉12g，神曲15g。

按：方药组成为四君子汤合二陈汤加藿香、木香、丁香、砂仁、厚朴、生麦芽、生稻芽、莲子肉、神曲，以上为本人临床常用量，仅供参考。关于脾胃纳呆一证，我过去习用焦三仙（焦山楂、焦神曲、焦麦芽），但临床上效果并不是太理想。

一日读到北京名医张炳厚回忆刘渡舟老中医的文章，其中谈到开胃进食汤，我觉得甚好，就有意在临床上去验证。我临床上不爱自拟组方，爱看老中医的书，不爱看纯理论的书，除了惯用经方外，就是找老中医的验方，尤其是将他们一生最得意之方为我所用。该方就是经过多次验证，确实有效。特将张炳厚所忆分享如下，供同道参考。

某日，吾与刘老对弈，吾师弃马掩护七步卒过河，名曰仙人指路，对弈三局，吾皆遭惨败。欲求再弈，饭时已到。

吾师兴起，餐饮逾常。吾心则久久不能平静，视食而不能进。吾师见而笑曰："思虑过度伤心肝，汝能触事如此费神，长此下去，必伤于脾，今余授汝一方，以备后用。《医宗金鉴·杂病心法要诀》载开胃进食汤（党参、土炒白术、云茯苓、炙甘草、陈皮、半夏、藿香、木香、丁香、厚朴、砂仁、生麦芽、莲子肉、建神曲），治疗饮食不馨或纳少，凡因脾胃虚弱，运纳无权者，投之即效。"

数日后，临床遇一脾虚纳呆患者，刘老即用上方。

三日后，患者喜来奔告："服药后，脘闷消失，饮食倍增，总有欲食感，不知食多少为宜？”

吾师曰：“胃气始复，食量应徐徐而增，以防重损脾胃。”

后又遇一位不食患者，吾欲投开胃进食汤，师摇头曰：“此人知饥而不能食，乃胃强脾弱。胃强，受纳正常，故知饥；脾弱，失其健运，故不能食。正宜消食健脾丸，遂改为汤剂（即平胃散加炒盐、胡椒、麦芽、山楂、白蒺藜）。”

听毕，真让吾耳目一新，赞叹不已。四十年来，吾辨证运用此二方，每每获得佳效。

按：平胃散方即我临床常用量苍术 12g，厚朴 10g，陈皮 15g，甘草 10g。

【验案】刘某，男，10 岁。

病史：患者每天食量很少，稍食即饱，疲乏无力，精神不振，爱吃零食，大便干燥，蹲厕所时间特长。

刻诊：患者人瘦面黄，头发枯燥，个子不高，双关微滑，舌淡苔腻。辨证中焦积滞，运化失常，营养不良。

处方：开胃进食汤。党参 15g，生白术 60g，茯苓 30g，甘草 10g，陈皮 30g，姜半夏 15g，藿香 10g，木香 12g，丁香 6g，枳壳 30g，砂仁 15g，厚朴 15g，生麦芽 30g，生稻芽 30g，莲子肉 12g，神曲 15g，鸡矢藤 30g。7 剂，水煎服，日 3 次。

复诊：1 周后，患者胃口大开，饮食倍增，大便通畅，其母甚喜，要求继续开药再吃；吾曰不必，胃口刚开，不可急之。以上药为基础，加工成水丸，每次 5g，每日 2 次，慢慢调之。

3 月后，其母带儿相见，我面之已和从前判若两人，精神抖擞，面色白润。其母喜曰：体重已经增加十余斤，谢谢大夫。吾笑之。

泡仔姜不只是个小咸菜，还能治口臭

我前几天吃肉、喝酒有点频繁，感觉口气有点重，口腔里黏腻不舒服。昨天连着吃了一天泡仔姜，今天口腔不黏了，口气也没那么重了。怎么会想到吃泡仔姜治口气呢？

这几天重读《伤寒论》，读到生姜泻心汤、旋覆代赭汤两条，启发很大。《伤寒论》第 157 条原文：伤寒，汗出解之后，胃中不和，心下痞硬，干噫食臭，胁下有水气，腹中雷鸣，下利者，生姜泻心汤主之。生姜（切）四两，甘草（炙）、人参、黄芩各三两、半夏（洗）半升黄连、干姜各一两，大枣（擘）十二枚。上八味，以水一斗，煮取六升。去渣，再煎，取三升，温服一升，日三服。

文中“干噫食臭”是口中有异味，且时不时往上泛。生姜泻心汤针对的病机是中焦湿热，湿热熏蒸于上，故口腔有异味上泛；湿热下注，再加上脾虚，故下利不止，也就是常说的上热下寒。

《伤寒论》中大部分有生姜的方子，生姜都是三两，而该药方里生姜用到四两，是全方用量最大的。生姜是止呕的，本条症状描述里没有呕吐，所以我认为此处生姜的作用主要是针对“干噫食臭”。如果本条说服力还不够，我们可以参考旋覆代赭汤条文，对比学习。

《伤寒论》第 161 条原文：伤寒，发汗，若吐，若下，解后心下痞硬，噫气不除者，旋覆代赭汤主之。旋覆花三两，人参二两，生姜五两，代赭一两，甘草（炙）三两，半夏（洗）半升，大枣（擘）十二枚。右七味，以水一斗，煮取六升，去滓，再煎取三升，温服一升，日三服。

这一条中“噫气不除者”，与生姜泻心汤条文中“干噫食臭”意思相近。

查古汉语词典，“噫”字是多音字，在这里应该读“ài”，此处的意思是饱食或积食后，胃里的气体从嘴里出来并发出声音，我理解是一种不好闻的气味，也就是我们俗话说的“馊味儿”。旋覆代赭汤里生姜用到五两，是全方最大量，应该说在《伤寒论》的方子里，用量也是比较大的。这一条和生姜泻心汤对比学习，可以说明生姜除了止呕作用还有消除口中异味的作用。

联想到《伤寒论》这两条，我就想试试生姜到底能不能除口中异味。单食生姜不好吃，太辣，正好家里有泡仔姜。吃了一天泡仔姜后，果然感觉口腔里清爽了许多，不黏腻了。今天早上基本上就没有异味了。

以后临床遇到口臭的患者，在专方甘露饮的基础上，可以加上生姜，而且要重用，三五片不顶事，最少用到 20～30g。

学医重在思考，如果只知道死记硬背，就把知识学死了，条文背得再熟，不经过思考、总结，拿到临床还是不会用。学一味药，一定要把这味药吃透，不仅要掌握其与同类药的相同之处，重点还要掌握其独特的作用，这样才能把这味药用好！

《神农本草经》生姜一味注解：干姜，味辛温，主胸满咳逆上气，温中止血，出汗，逐风，湿痹，肠澼，下利。生者尤良，久服去臭气，通神明。文中“生者尤良，久服去臭气，通神明”说明生姜确有除臭、消除口腔异味的作用，只是人们往往只注重其“止呕”之用，而忽略了“除臭气”作用。

胃下垂、中气下陷者重用枳实，疗效反增

前一段时间，我治疗一例胃下垂患者，用了补中益气汤加大量枳实。事

后一年轻中药师请教我，说：用补中益气汤好理解，补气升提，但对用大量的枳实不理解。中医理论上不是讲枳实是行气破气的么？患者已经中气下陷了，还用枳实，这不是落井下石么？

我笑答，你只知其一不知其二。这是中西理论合用，以中为主，兼顾西学。辨证是中气下陷，用补中益气汤补气升提法，从本出发，但是临床起效比较慢，这是很多中医都知道的。实践证明加入大量枳实就会起效很快，原因在于西医药理研究证实，枳实有明显的收缩平滑肌的作用。胃下垂本身就是固定胃的韧带松弛造成的，韧带也属于平滑肌一类，这就是运用枳实治疗胃下垂的原因。事实证明大量使用枳实后，靶向性强，1 周后就能见到明显效果。我不但用此法治胃下垂、同理还用于治疗子宫下垂、脱肛等。

如果仅仅局限于枳实中医理论的认识无法理解，也就无从用起了。对于这个问题的认识，我是这样看的，人们对药物的认识，是一个不断渐进、发展、全面的过程。古人由于时代的局限，科技不发达的条件限制，对一些药物的认识也是不全面的，或不正确的，这很正常。

但是作为一个现代人，作为一个处在科学技术高度发达环境下的中医，一定要与时俱进，在继承的基础上，不断吸取和运用现代科技成果，丰富和发展中医的治疗手段和意识。只有这样才能发展中医，提高中医的治疗水平和疗效。不能故步自封，夜郎自大，极端地排斥西医的科学成果。纵观中医的发展史也可以看到这一点，后起的中医大家，无一不是在继承前人的基础上，吸取当时的科学认识和研究成果，创立新的中医理论与药物的新认识。孙思邈、李时珍、叶天士、王清任、张锡纯等，皆是这样的医学大家。

枳实不是破气药，而是补中益气药

王幸福老师建议我重用枳实治疗同学的低血压，效果明显。低血压用枳实?

查阅枳实的药性，很多地方都说枳实是破气药。但真的是这样吗?《药典》中枳实有治疗胃下垂、子宫下垂、脱肛的作用，学过中医的都知道，这几个病主要原因是中气不足，脏腑提升无力。如果枳实是破气药，岂不是火上浇油?《神农本草经》记载枳实有“止痢、长肌肉、利五脏，益气轻身”的作用，那为什么会有那么多枳实破气的说法？此乃误传。

《汤液本草》载：枳实，益气则佐之以人参、干姜、白术；破气则佐之以大黄、牵牛、芒硝；此《本经》所以言益气而复言消痞也。非白术不能去湿，非枳实不能除痞。真正破气、下泄的是大黄、芒硝，枳实的作用是益气、消痞。现代药理研究，枳实能收缩平滑肌，被广泛地应用于胃扩张、胃下垂、脱肛、疝气、子宫脱垂（此类论文很多）。藏医藏药将枳实和人参归为一类，都当补益药用。

那么到底孰真孰假？患者的疗效说话。王幸福老师行医数十年的实战经验及重用枳实治愈了同学的低血压的亲身体会，都能说明枳实不是破气药，重用枳实对提升血压效果很好。

旋覆代赭汤合茯苓饮治疗腹胀

【验案】张某，男，50 岁。2021 年 5 月 11 日初诊。

刻诊：患者反流性食管炎，头晕心悸，脘胀口干，脉弦滑寸不足，舌淡胖大水滑，苔薄白，边有齿痕。经常半夜发作，气上冲心，心动过速，血压上升。辨证为痰饮中虚气逆。

处方：茯神 30g，生白术 45g，刀豆 30g，厚朴 30g，陈皮 15g，旋覆花 30g，代赭石 20g，黄连 10g，芙蓉叶 20g，肉桂 6g，生甘草 10g，炒酸枣仁 20g，煅瓦楞子 30g，生姜 10 片，姜半夏 15g，大枣 3 枚，太子参 30g，苍术 10g，干姜 10g，胡芦巴 30g，淫羊藿 30g。

按：前医用过小柴胡汤、半夏泻心汤、苓桂术甘汤、小柴胡加龙牡汤、左金丸。患者寸关浮滑，病在中上焦。痰饮中虚气逆，中虚导致胃蠕动力差，所以胃胀。我用的是旋覆代赭汤合茯苓饮加减，重点解决两个问题，一是痰饮，二是中虚。很多中医认为是寒热混杂，要么就是光解决水气痰饮，不解决中虚；要么就是解决中虚，不管水气痰饮；或者一味地用苦寒药损伤脾阳。外台茯苓饮临床上治胃病疗效很好。

胀气呃逆胃不适，旋覆代赭来帮您

【验案】王某，女，38 岁。2017 年 12 月 19 日初诊。

刻诊：患者自述食少，食后呃逆，并且胃胀，消化不良，口气重 3 年多了，服用奥美拉唑类药和抗生素不解，大小便尚可；察舌淡苔白，脉双关浮濡。辨证为胃虚食积，运化不利。

处方：旋覆代赭汤加减。旋覆花（包煎）30g，代赭石 15g，太子参 30g，清半夏 30g，大刀豆 30g，枳壳 15g，厚朴 15g，生谷芽、生麦芽各 30g，炒神曲 30g，炒山楂 30g，生甘草 10g，生姜 10 片，大枣（切）3 枚。3 剂，水煎服，日 3 次。

复诊：2017 年 12 月 24 日，患者呃逆胃胀稍轻，但是身上发痒，上方略微调整。

处方：旋覆花（包煎）30g，代赭石30g，太子参30g，清半夏30g，大刀豆30g，黄连10g，黄芩10g，蒲公英30g，连翘30g，枳壳30g，地肤子15g，生姜6片，大枣（切）3枚，生甘草10g。6剂，水煎服，日3次。

三诊：1周后，患者诸症消失。嘱其服用香砂养胃丸善后。

按：患者少量饮食，即出现呃逆、胃胀等症状，是胃气亏虚，脾胃运化能力减弱，食物停留胃脘久久不化所致。

旋覆代赭汤出自《伤寒论》第161条："伤寒发汗，若吐，若下，解后，心下痞硬，噫气不除者，旋覆代赭汤主之。"此方有降逆化痰、益气和胃之功，主治胃虚痰阻证。此处的"痰"并非狭义的指肺中之痰，而是泛指一类因代谢障碍所产生的水湿痰饮。

"诸花皆升，旋覆独降"，旋覆花既可降气又可化痰；代赭石为矿石药，能够重镇和胃，以增强旋覆花的降逆作用；重用生姜以和胃降逆，与半夏合用又为小半夏汤。生姜与大枣相配，能够调和胃气。人参补脾益气，加入甘草增强其补气的作用，亦可调和诸药，防止代赭石伤及胃气。

旋覆代赭汤补中降逆，以补为主，临床运用辨证的要点有二：胃胀；噫气不断，即呃逆。大刀豆温中下气止逆；枳壳破气消积，宽中下气；厚朴燥湿行气，温胃而祛呕胀，消痰亦验。生谷芽、生麦芽、炒神曲、炒山楂皆为健胃消食之品。山楂擅长于消肉积；神曲擅长于消酒食陈腐之积。全方以降胃气止逆为主，辅以健胃消食、行气除胀之药，意在迅速缓解症状，消解患者胃中之积食。

次诊患者症状缓解，胃中积滞已祛，应进一步调理脾胃的生理功能，治疗则以补中益气，降逆止呃，化热止痒为主。继用旋覆代赭汤补中降逆，加入黄连、黄芩清解郁热，亦取半夏泻心汤"辛开苦降，寒热平调"之意；蒲公英、连翘清化余热，地肤子祛风止痒。6剂诸症皆消，后用香砂养胃丸温中和胃以巩固疗效。

厚朴三物汤治疗高龄癌症晚期腹胀难解

【验案1】王某，男，92岁。2015年11月12日初诊。

患者胆管癌晚期，近日因上消化道出血入院抢救，血止，又高热，用抗生素后退热，由于大量静脉滴注引起少腹臌胀，经西医灌肠利尿不解，越发严重。医院提出做胃肠减压，患者及家属因太痛苦，不同意。特请我进行中医治疗。

刻诊：患者面微黄褐色，舌质淡，舌苔薄白，精神尚可，意志坚强，少腹高隆，肠鸣音弱，B超、CT检查已排除肠梗阻和积水。西医要求禁食。辨证为厚朴三物汤证。

处方：厚朴120g，生大黄30g，枳实30g。2剂，水煎灌肠。

因西医禁食水无奈，当天晚上10点开始用药。第一剂药后，患者肠蠕动增加，解少量粪便，少腹胀略减。第二剂药后，肠蠕动大增，矢气连连，腹胀消失。

按：本例处方依据来自《金匮要略·腹满寒疝宿食病脉证治》"痛而闭者，厚朴三物汤主之"；组成与用法为"厚朴八两、大黄四两、枳实五枚。上三味，以水一斗二升，先煮二味，取五升，内大黄，煮取三升，温服一升，以利为度"。功效为行气导滞。此案说明，中医用好，大有作为。

旋覆代赭汤加减治疗胃癌腹痛

【验案】患者，女，42岁，字画作家。

病史：患者3个月前查出胃癌，在医院确诊并进行热灌注治疗2次，后不愿接受手术和放化疗，出院后寻求中医治疗。

刻诊：患者面白皙，较清瘦，面容痛苦不堪，双手按腹跪伏床上，舌微红，苔薄干，脉浮濡兼数，不能进食，食入即吐，脘腹胀痛不能触按，大便三日1次且量少，小便尚可。辨证为热盛伤阴，胃气不降。

处方：旋覆代赭汤加减。旋覆花15g，代赭石30g，西洋参15g，生半夏30g，枳壳12g，生黄芪30g，桂枝15g，白芍100g，生薏苡仁100g，麦芽糖50g，炙甘草30g，生姜6片，大枣12枚。3剂，水煎服，日3次。

按：患者丈夫告知，先前请一位中医治疗，开了大量蜈蚣、全蝎、马钱子、半枝莲、白花蛇舌草、莪术、白英等具有抗癌效果的中药。患者服药7剂后，呕吐、腹痛加重，药费颇高，且无效，经人介绍转诊我处。经过四诊，我并没有从治癌入手，本着"急则治标，缓则治本"的原则，先从患者最痛苦症状着手：一是呕，二是痛。予旋覆代赭汤合黄芪建中汤治疗，第二日就收到效果，患者家属电话告知，服完第一剂药后，患者脘腹就不痛了，现已能下床做些简单的家务劳动，患者全家甚为欣喜。

对此病的治疗，我的思路是扶正祛邪。服药一两天就见效，并不说明我水平高，也说明不了胃癌的有效控制。只想通过此案说明一个问题，在治疗癌症这类急重症时，仍然要坚持中医辨证，按证用方施药。且在患者较虚时，一定要扶正，也就是要先留人后治病，这是大原则。所以在治疗癌症这类患者时，我一般都是坚持这个原则，取得的疗效还是比较好的。等患者正气恢复，再适时攻伐。实际上在正气恢复的同时，有很多患者的肿瘤也有很大的收敛改观，甚至个别患者的癌症也得到治愈，这也是我临床时常见到的。借此案谈一点自己认识，希望大家共同分析讨论。

活用经方桂枝茯苓丸治疗胃癌晚期

【验案】刘某，男，66岁。某年9月10日初诊（网诊）。

病史：患者儿子为当地名医，同在王幸福老师微信群。代述其父病情，西医检查是胃癌晚期，已转移，腹腔积液，二便基本正常，无手术特征，因担心放化疗对身体损害较大，通过微信会诊。

刻诊：患者胃黏膜腺癌晚期，饮食即吐，精神较差，消瘦，舌质暗淡，苔白腻，脉微细。西医诊断胃黏膜腺癌，多因为血水互结，形成痞块，日久成瘤，随着患者免疫力下降，邪盛正衰，进一步恶化，最终癌变。治则扶正祛邪，活血利水，消痞散结。

处方：桂枝9g，茯苓9g，甘草9g，牡丹皮9g，赤芍9g，桃仁9g，生半夏30g，路路通25g，皂角刺30g，仙鹤草30g，藤梨根30g，石韦15g，炒白术15g，防风10g，炒枳实10g，牵牛子6g，泽漆40g，陈皮15g。10剂，每日1剂，少量频服。

随访：患者服药3剂饮食基本不吐，服药1周饮食基本正常，体力恢复，精神转佳。

二诊：患者在儿子陪同下乘车面诊，精神尚可，面色较前红润，饮食如常，无呕吐，二便正常，脉缓稍有力，舌淡白，苔稍厚腻，守方加减。

处方：桂枝25g，茯苓15g，甘草9g，牡丹皮10g，赤芍10g，炒桃仁10g，生半夏30g，路路通25g，皂角刺30g，仙鹤草30g，藤梨根30g，石韦15g，炒白术15g，防风10g，炒枳实10g，牵牛子6g，泽漆60g，陈皮15g，羌活10g，威灵仙25g，铁树叶15g，黄芪50g，当归10g，泽泻15g，泽兰15g，红花6g。

随访：10月24日，患者儿子反馈，患者状态挺好，病情稳定，并表示致谢。（周厚田医案）

按：桂枝茯苓丸出自《金匮要略》卷下，功能下其癥，组成为桂枝、茯苓、牡丹皮、桃仁、赤芍，具有化瘀生新，调和气血的功效，主治妇人素有癥病，现常用于子宫肌瘤的治疗，本方属于缓消之剂。桂枝温通经脉，而行瘀；桃仁化瘀消百积；牡丹皮散血行瘀，清退瘀久所化之热；芍药养血和血；茯苓消痰利水，渗湿健脾。诸药合力缓缓活血化瘀，消百积之证。胃黏膜腺癌病机属于血水互结，符合桂枝茯苓丸证，异病同治，加上生半夏、陈皮、皂角刺、泽漆、泽泻、防风、威灵仙、泽兰、石韦，增加祛风除湿，化痰散结功效，黄芪、当归合藤梨根、仙鹤草、路路通、铁树叶、炒白术、炒枳实、红花，扶正祛邪，抗癌解毒，疗效较好。

五苓散、外台茯苓饮合四逆散治疗便秘

【验案】李某，女，29岁。2021年5月11日初诊。

刻诊：患者气虚，长期便秘，大便4～5天1次，无食欲不知饥，眠差多梦（过饱则多梦，噩梦）失眠，胸闷气短，右弦细无力，口中黏腻，胃不舒服时嗓子发炎，刷牙有黄黏痰，月经量少提前，梅核气，脉左沉软右浮软，舌淡苔白。

处方：生白术90g，生姜10片，陈皮15g，茯神30g，牛蒡子15g，泽泻30g，猪苓30g，肉桂10g，威灵仙30g，当归15g，太子参15g，枳壳30g，厚朴10g，柴胡10g，白芍15g，生甘草10g。

小柴胡、外台茯苓饮、滋肾丸合用治疗失眠、便秘

【验案】陈某，女，79岁。

刻诊：患者头晕，口渴，眠差，胁胀，尿频，便秘40余年，曾有眼底出血病史，舌淡苔白，脉不详。

处方：柴胡30g，黄芩30g，郁金10g，清半夏15g，胆南星15g，茯神45g，生白术90g，陈皮10g，枳壳30g，厚朴15g，南沙参30g，夏枯草30g，首乌藤30g，知母6g，黄柏6g，肉桂3g，生姜12片，大枣（切）6枚。7剂，水煎服，日2次。

随访：患者服药后症状改善，失眠、便秘、头晕好转，大便基本2天1次，又服3剂巩固。

桂枝茯苓丸、补中益气汤、乙字汤合用治痔疮

【验案】患者，女，35岁。

刻诊：患者痔疮出血，脱肛，反酸，胃灼热。

处方：黄芪30g，当归15g，黄芩15g，柴胡12g，升麻6g，桔梗10g，党参15g，炒白术15g，大黄（后下）5g，荔枝草25g，桂枝15g，茯苓15g，炒桃仁（碎）12g，赤芍15g，牡丹皮12g，乌贼骨25g。7剂。（周厚田医案）

按：单用桃红四物汤配通心络胶囊，疗效也不错。桂枝、茯苓有化痔核作用，荔枝草治疗痔疮出血，内服外用，疗效显著。反酸加乌贼骨。

血府逐瘀汤合外台茯苓饮治疗症状诸多，脾胃不适

【验案】吴某，男，46岁。2021年5月15日初诊。

刻诊：患者有哮喘病史，症状诸多，脾胃不适，右肋疼，右浮濡左浮大，舌淡红苔白。

处方：柴胡10g，黄芩10g，桂枝12g，干姜15g，生甘草10g，天花粉12g，赤芍10g，桃仁10g，红花10g，川芎10g，当归12g，生地黄15g，桔梗3g，怀牛膝10g，枳壳30g，生龙骨30g，生牡蛎30g，香附10g，太子参30g，茯神30g，陈皮10g，生姜6片，大枣3枚，山茱萸30g，金雀根30g。10剂，每日1剂。

按：本案方用血府逐瘀汤合外台茯苓饮。患者诸症繁多，血府逐瘀汤治疗自主神经紊乱；外台茯苓饮治脾胃不适。金雀根在方中强大的功效就是止汗和助眠。

禹余粮赤石脂汤治疗滑泻

【验案】翁某，男，43岁，湖北人。2019年8月14日初诊。

病史：患者肠炎病史10年余，自诉每天大便至少10次，喜热食，遇寒加重，便前腹痛，并且滑泻不禁，多次弄脏衣服甚至不敢去上班，非常尴尬，自卑。经多位专家治疗无效，抱一丝希望，朋友带着来我处治疗，其朋友系我治愈的失眠患者。

刻诊：患者偏胖，脉沉，细微，舌淡胖，齿痕，苔白腻，证属脾胃虚寒。

处方：高良姜6g，制香附15g，陈皮25g，青皮10g，炒白术15g，干姜10g，炙甘草10g，制附子15g，茯苓15g，木香（后下）6g，砂仁（后下）6g。7剂，水煎服，每日1剂，早晚空腹服用。

随访：患者服药第1天电话反馈，腹痛反而加重，排下污便很多，我说但喝无妨，坚持服药。

二诊：8月23日，患者自诉腹痛减轻，大便每日5～6次，仍不忍禁，腹部变软，脉较之前稍微有力，舌质淡白，略白腻。原方加藿香15g，苍术15g。7剂，煎服法如前。另，赤石脂10g，禹余粮10g分两次空腹单独冲服。

三诊：9月22日下午，患者反馈大便已成形，每日1次，腹痛消失，要

求巩固治疗，继服1周。（周厚田医案）

龙胆泻肝汤合痛泻要方治疗长期腹泻

腹泻一症临床很常见，尤其是慢性腹泻，西医多谓慢性溃疡性结肠炎。长期服用抗生素效果不理想，转治中医亦是疗效参半，所以有的医生感到茫然，不知如何处理。下面举一例子说明。

【验案】唐某，男，45岁。2006年9月18日初诊。

病史：患者慢性腹泻多年，亦接受治疗多年，一直未能痊愈，甚为苦恼。患者曾长时间服补脾益肠丸和四神丸，越服药腹泻症状越重；大量服用补益涩肠药，前医说长期腹泻脾肾阳虚，必须进补，结果无效。

刻诊：此人中等身高，面黄中带黑，舌红苔腻，脉弦滑有力；口苦不渴，饮食正常，大便每天3～4次，稀溏黏腻，臭味较大，偶有腹痛；粪便化验排除痢疾，肠镜检查诊断为慢性溃疡性结肠炎。中医辨证为下焦湿热，郁滞肠道。

处方：龙胆泻肝汤合痛泻要方加减。龙胆草15g，车前子30g，木通12g，黄连15g，黄芩18g，当归50g，生地黄15g，泽泻30g，柴胡15g，生甘草10g，白芍50g，防风10g，陈皮12g，槟榔15g，木香10g。5剂，水煎服，日3次。

告知患者，服药后前两天可能会腹泻加重，过后就好了。

复诊：1周后，患者直言药真灵，前两天每日腹泻5～6次，后三天每日1～2次。后又予葛根芩连汤合平胃散加乳香、没药，7剂，服完病愈。

按：慢性腹泻一证，临床上很常见，中医治疗一定要辨证，分清虚实寒热，切不可盲目地都认为是虚是寒，大量温补固涩。实际上，还有很多是热是实，或者虚实夹杂，该案就是明例，属湿热腹泻，其辨证要点为舌红，脉实，大便稀臭黏腻。另外，长期服温热收涩之药不效也是反证非虚寒肠脱。这一点也是有参考价值的。

卷柏治疗内痔出血验案二则

卷柏，又名回阳草、不死草、长生不老草、还魂草、九死还魂草、见水还阳草等。性平、味辛，或曰味淡微涩，性微寒，炙用则温。入足厥阴、足少阴经。

功能：生用破血，炒止血。也有云生用亦能止血。

《现代实用中药》载：（卷柏）治尿血。

《南宁市药物志》载：(卷柏)治热性肠出血及子宫出血，外用接骨。

《江西草药》载：治吐血、便血、尿血。卷柏(炒焦)一两，瘦猪肉二两。水炖，服汤食肉。

《本草汇言》治肠毒下血：卷柏、嫩黄芪各等分。为末，米饮调。每服三钱。

《湖南药物志》治血崩、白带：卷柏五钱。水煎服。

从以上文献记载所得，我在临床上频繁地使用卷柏一药治各种热性出血效果相当好，可以说是一味物美价廉的不可多得的中草药，主要用于痔疮出血，小便潜血，子宫出血等。

【验案1】李某，男，72岁。

患者平时有高血压病，在我处进行中医调理。一日告曰，这两天痔疮犯了，又疼又出血。让在方子中兼治一下。患者平时脉象弦滑有力，舌质偏红苔黄腻，大便偏干，性属热。我就在原方中加入生卷柏30g。患者服用1剂血少，3剂血止，灵验得很。

此经验我在治疗痔疮出血症中屡用屡验，已成为我的专药。湖南中医学院李彪老中医也有介绍，在《长江医话》中写道：其治内痔出血用法：卷柏30g，瘦猪肉50g，同煎。服汤食肉。

治验例：谢某，女，60岁，农民。患内痔，出血颇多，因家贫，屡用单方10余首，皆无效。就治于余，即介绍上方，连服两剂，其血即止。

按：卷柏的用法，气虚者与黄芪配伍，便结者与草决明同煎，脾虚者与大枣相配，肾虚者与枸杞子煎服，出血太多者伍入当归补血汤，血脱者与独参汤相配，大便不爽者与地榆、金银花同煎。

我用卷柏除了治疗痔疮出血，还大量的用于泌尿系感染出血，主方以导赤散加大量卷柏，常收到“一剂知，二剂已”的效果。在治疗肾病尿潜血过程中，加卷柏也是常常药到病除。

【验案2】张某，女，10岁。

病史：患者常年尿潜血(++～+++)。医院诊断为隐匿性肾炎，屡治不效。家长十分焦急，寻求中医治疗。我用补中益气汤加减，其中人参用仙鹤草代替，重用卷柏和生地榆，1个月就治愈。

按：中医治病十分重视辨证施治，内痔出血治疗当然也不例外。如无全身症状或症状不明显者，可以单用卷柏与瘦猪肉煎服。但血止后应戒饮酒、忌食辛辣。注意大便通调，经常适当运动，方可杜绝其复发。

卷柏，系卷柏科植物，为多年生甘草本，春秋两季均可采取。而以仲春绿色质嫩者为佳。全国多数省份均产。其止血作用虽好，但孕妇忌服。用之者切宜注意。

当归补血汤合附子败酱散治疗结肠炎

【验案】蒲某，女，55 岁。

刻诊：患者关尺弦滑，升结肠处长期溃疡，腹痛，大便不利，舌淡苔白腻。

处方：生黄芪 120g，当归 10g，白芷 30g，陈皮 6g，败酱草 30g，生薏苡仁 60g，制附子 6g，忍冬藤 30g，白花蛇舌草 30g，连翘 15g，蒲公英 15g，夏枯草 30g，红藤 30g，生甘草 30g，厚朴 10g，枳壳 15g，茯神 15g，白术 15g，芙蓉叶 20g。

疏肝和胃法重用金钱草治疗胆汁反流伴糜烂

【验案】周某，女，48 岁，虞城县人，农民。2018 年 4 月 27 日初诊。

病史：患者医院胃镜检查报告单显示为胆汁反流伴糜烂，胃灼热，多饮多尿，心情不畅，精神不佳，身上潮热刺痒。饮食尚可，二便正常，睡眠差。前医用生地黄、麦冬、天花粉、生地黄、石斛、沙参之类治疗胃灼热，口渴。

刻诊：患者体质略胖，言语间表现心烦，两胁微胀，时有呃逆，脉弦紧，舌质淡白，苔白稍腻。中医辨证为肝气不疏，胃气不降，虽有胃灼热，口渴，实为胆汁反流，碱性作用的灼烧感，喝水只能缓解胃灼热的症状，和消渴、胃阴不足无关。治则疏肝理气，和胃降逆。

处方：柴胡加龙骨牡蛎汤加减。柴胡 12g，生白芍 15g，姜半夏 15g，黄芩 10g，生龙骨 25g，生牡蛎 25g，金钱草 60g，败酱草 25g，陈皮 15g，制香附 15g，生枳壳 15g，郁金 15g，合欢皮 15g，甘草 10g，旋覆花 15g，代赭石 25g，煅瓦楞子 15g，7 剂，水煎服，日 1 剂，分早晚饭前 1 小时服用。另外，乌贼骨 100g，蒲黄 40g 粉碎细末，开水冲服。

复诊：5 月 4 日，患者反馈偶有胃灼热，口渴已无，脉平，舌淡，苔薄白，药中病机，守方续服 7 剂。

三者：5 月 11 日，患者余症皆无，要求巩固治疗，仍守方 7 剂。药尽，电话告知病已经痊愈。（周厚田医案）

按：此病诊断不难，只是现在中医走西医诊断之路，注重表面症状，不加以辨证分析，焉能有效？方用柴胡、白芍、郁金、合欢皮、黄芩，从少阳入手，疏肝解郁，畅通气机；重用金钱草、败酱草，是学习王幸福老师文章中金钱草是反流胃炎的克星，无论寒热败酱草是治疗胃烧灼感专药；旋覆花、代赭石、陈皮、半夏、制香附降气理气，一通为用，胆随胃降；龙骨、牡蛎、瓦楞子平肝潜阳，重镇安神，且能中和胃液，保护胃黏膜；甘草调诸药又能补中，散剂乌贼骨、蒲黄具有中和胃液，敛疮生肌，修复胃黏膜作用。病机加专药的临床治疗思路，乃王幸福老师的学术精髓。我辈当谦虚学习，不可照本宣科。

附：良附丸加减治疗胃痛

患者，女，15岁。吸凉气或受凉则胃疼，平时爱生气，脉沉细，大便易干，有时感觉往上反凉气。治疗用良附丸，加乌药、炒枳壳、炒麦芽。（周厚田医案）

乙字汤合桂枝茯苓丸加荔枝草治疗痔疮伴出血、脱肛

桂枝茯苓有化痔核作用。

荔枝草，治疗痔疮出血，内服外用，疗效显著。有单用治疗肾炎水肿的作用，配桑叶、桔梗、甘草治疗风热咳嗽。加车前草治疗扁桃体发炎，发热。

性味：苦、辛、凉。

功能主治：清热解毒，利尿消肿，凉血止血。用于扁桃体炎，肺结核咯血，支气管炎，腹水肿胀，肾炎水肿，崩漏，便血，血小板减少性紫癜。外用治痈肿，痔疮肿痛，乳腺炎，阴道炎。（周厚田医案）

何昌明按：荔枝草相当于西药的非甾体抗炎药，真是味好药。使用范围特别广泛，需要止痛，抗炎的都可以用，关键是没有非甾体抗炎药（布洛芬、对乙酰氨基酚）、激素类抗炎药这两大类药刺激胃，以后可以大范围使用。现在好多患者因为长期使用激素类和其他止痛药造成胃炎、胃溃疡。

步玉如老中医谈百合汤用方体会和诀窍

此方“百合汤”载于陈修园《时方妙用》《时方歌括》二书，是陈氏采录的验方。他在《时方歌括》中说：“此方余从海坛得来，用之多验。”

本方的组成和服法：百合30g，乌药9g，水2杯，煎七分服。并谓：“治

心口痛，服诸热药不效者，亦属气痛。”《时方妙用》中则载：“气痛，脉沉而涩，乃七情之气郁滞所致，宜百合汤（微凉）。”“火痛，脉数而实，口渴面赤，身热便秘，其痛或作或止，宜百合汤。”可见本方原为治疗胃脘痛属气郁化火，或热积中脘，服热药无效或增剧者而设。

早在20世纪40年代，笔者应用本方，并将气郁气滞之胃脘痛分为偏寒、偏热两种。偏寒者，选用辛温行气之方；偏热者，即用本方，每收佳效。

如曾治陈姓患者，男，44岁。脘痛而胀，按之痛减，嘈杂，嗳气，泛酸，知饥纳呆，舌苔微黄，质淡红，脉弦细。曾服理气止痛诸方，初尚有效，继则复痛如故。因思此证痛而兼胀，必属气痛；嘈杂泛酸，知饥纳少，服辛温行气之药不效，其病偏热无疑。故用百合汤。服3剂之后，痛胀减轻大半，继服数剂而愈。

此外，某些胃脘热痛者，初用清热之药能使症减，但终不彻底，反复发作，经改用百合汤治疗，效果十分突出。如一王姓患者，男，40岁。胃脘灼痛，吞酸，口苦，便干，舌苔黄，脉滑数，服用苦寒清热之剂，病反复不愈，乃改予百合汤。服4剂后，热痛基本消失，继服数剂获愈。

在临床治疗胃脘痛的处方中，百合汤确实是对气郁化火或热痛者效果较为突出的一首方剂。一般治气痛的处方中，多用辛温香燥之行气药，这对于单纯气滞者较适用。但是对气郁日久而化火者，则不宜继续香燥行气，而当配凉润之品，百合汤即符合此意。一般热痛而火势甚者，治疗可苦寒直折；但如遇热不盛，或用苦寒药后热势已减，则不可过用苦寒。此时当以性微寒之百合配辛温行气之乌药，使其热得清，气得行，则疼痛可止。

百合汤疗效卓著，其故何也？在《神农本草经》中载：“百合，味甘平，主邪气腹胀心痛。”缪希雍《本草经疏》亦载：“百合得金之气，而兼天之清和，故味甘平亦应寒……解利心家之邪热，则心痛自瘳。”陈修园的《医学从众录》亦载：“百合合众瓣而成，有百脉一宗之象。其色白而入肺，肺主气，肺气降而诸气俱调。”百合有治心腹疼痛之功，其关键在于百合入手太阴肺经，能降肺气。肺为诸气之总司，肺气得降则诸气皆调。且百合甘润微寒，兼清热；乌药辛温行气止痛。《本草从新》载其能“疏胸腹邪逆之气，一切病之属气者皆可治”。两药相配，一凉一温，柔中有刚，润而不滞，故对胃脘部的气痛、热痛均宜。

良附丸合附子理中丸治疗肠化生

【验案】患者，男，60岁。脉沉，舌淡胖。

处方：高良姜60g，党参20g，制香附15g，防风15g，陈皮15g，茯苓15g，青皮12g，甘草15g，制附子15g，赤石脂30g，干姜10g，肉桂10g，炒白术25g。（周厚田医案）

按：对于胖淡舌，方中茯苓、白术用量太小。

治疗红斑性全胃炎方

患者心烦，反酸，胃灼热，胃痛，苔厚腻，低热（午后），打嗝，两胁窜痛。

处方：柴胡15g，黄芩12g，半夏15g，党参15g，生姜3片，甘草10g，大枣3g，蒲公英25g，黄连5g，川楝子6g，延胡索15g，败酱草25g，陈皮15g，青皮12g，煅瓦楞子25g，枳壳12g，白芍15g，乌贼骨15g。（周厚田医案）

桂枝茯苓丸合乌梅丸治疗早期食管癌

患者食管癌，是多年电焊工，胁下腰间，奇痒无比，瘢痕累累，曾花上万元，辗转多家医院医治无效。患者服药桂枝茯苓丸合乌梅丸两个多月，临床症状消失。同时，还治愈了他三十多年的皮肤病。皮肤病用乌梅效果不错，有抗过敏作用。花椒也有祛风止痒作用。（周厚田医案）

四逆散合四妙散加减一剂治膀胱癌之严重腹泻

【验案】赵某，女，62岁，西安市人。2018年9月20日初诊。

病史：患者身材微胖、精神尚可，自诉尿血已有几年，到大医院检查过多次，没有检查出实质性病变，故而医院大多开些抗生素治疗。也曾到处寻求中医诊治，服用了不少中药，但疗效并不显著。最近一段时间似有加重趋势，不仅尿血且伴有小便热痛、大便时有下坠感，心中恐慌不已，经熟人介绍，前来找王幸福老师看诊。

刻诊：患者尿血、小便灼痛，大便有下坠感；脉象浮滑寸弱，舌淡苔白。

处方：四逆散合四妙散加减。柴胡15g，枳壳15g，白芍15g，生甘草10g，黄柏10g，生薏苡仁30g，川牛膝30g，白头翁30g，薤白30g，生地黄30g，木通10g，淡竹叶15g，川萆薢15g，芦根30g。7剂，水煎服。

二诊：1周后，患者反馈7剂药吃完病情并未有大的起色，仅大便下坠有些许减轻，尿血丝毫未减。

老师仔细诊脉察舌之后，稍作沉思，对患者家属说：这次我就先不开药，你尽快带她到医院去做膀胱镜检查，检查完之后再根据实际情况开方。遇到处方对症、而服药后病情没有改善的患者，老师一般都不会再开方，而是让患者去医院做相应的检查，以免贻误病机。

三诊：10月16日清晨，患者家属前来诊室，告知患者在医院诊断为膀胱癌，目前已经住院治疗。感谢老师的提醒，让他们能够及时进行治疗。此次前来，还是想请老师处方，解决患者目前的一个棘手问题。目前患者腹泻严重，每日腹泻多达几十次，甚至大便失禁，大便为水样便、略臭。由于腹泻不止，导致患者身体非常虚弱；家属心急如焚，希望老师能够处方，尽快止住腹泻。

依据患者家属的陈述，王老师处方如下。

仙鹤草100g，茯苓30g，干姜30g，生甘草30g，怀山药100g，肉豆蔻30g，苍术30g，赤石脂50g，车前子20g，补骨脂30g，黄连15g，生晒参20g，生牡蛎100g。3剂，水煎服，每日1剂，分3次服用。

本着急则治其标，缓则治其本的原则，加之患者身体虚弱，在治标的同时兼顾治本。处方以理中汤、四君子汤为主方，加大仙鹤草、怀山药剂量益气收敛；赤石脂、生牡蛎固涩止泻；补骨脂温肾止泻、车前子利小便以实大便；黄连清热燥湿止泻。同时叮嘱家属，务必亲自煎药，尽快给患者服下。

随访：10月18日清晨，患者家属早早前来诊室等候老师，一见老师就不住地感谢，并告知患者腹泻基本止住，昨晚只泻了3次，大便呈糊状、味臭；精神明显好了，饭量增加，希望再开几剂药继续治疗。效不更方，续服3剂。

因患者腹泻时间长，正气损耗过多，生晒参增加至30g；腹泻便臭，黄连增加至30g以清热燥湿；加炒白术100g，增强健脾止泻之力。

张光按：针对此类腹泻急症，王幸福老师的经验是非大剂量难以快速取效，只要辨证准确，用药精准，大剂量往往能一两剂取效，救人于危难之中；而常规用量只能隔靴搔痒，贻误病机。此患者二诊处方仍以止泻为主，急则治标，待腹泻止、大便成形之后，再依据具体症状调整处方。此外应告知患者，食欲好转切忌肥甘厚腻进补，因正气未复，肠胃功能虚弱，饮食不当有可能造成病情反复；宜清淡饮食，以利于正气的恢复。

桂枝加芍药汤治老年脾虚腹痛案

【验案】原氏，女，97岁。

病史：患者近两三个月，少腹隐隐作痛，常向其儿诉说痛楚，未引起重视，以为是慢性结肠炎，使用一段时间抗生素治疗，效果不明显。后送进医院检查诊断为肠易激综合征。给予西药调整治疗，仍然腹痛。于是求治中医。

刻诊：患者不胖，精神很好，特别是两目炯炯有神，完全不像是一个老态龙钟的耄耋老人，且已近百岁。老人一见面就指着小腹说痛。查舌淡红，苔薄白，脉双关微滑有力，问吃饭如何？答尚可，但大便很少，不溏。腹诊，少腹左侧有不大的肠型鼓出，按之不痛；老人神志清晰，侃侃而谈，一点都不糊涂。此乃脾虚，肠中津少，便结不通，《伤寒论》中的脾约证，中医谓不通则痛，痛则不通。

处方：桂枝加芍药汤。桂枝15g，生白芍60g，当归60g，炙甘草30g，生姜6片，大枣12枚。煎好加蜂蜜水当茶饮，每日1剂，开3剂。

随访：3天后患者儿子来访反馈，患者第1天服药后便解出二三粒羊屎样粪便，第二天又解出约一小盆粪便，小腹一下轻松多了，腹部也不痛了。3剂药服完后，不用续服，嘱常吃些香蕉，喝些蜂蜜水即可。

按：近百岁的老人，几个月的腹痛，几剂药就解决了。看起来很轻松，实际上这个病治疗完全得益于张仲景的《伤寒论》。只要熟悉经方，走汤方辨证的思路，此证处理起来并不复杂。

少腹痛无其他证，虚则桂枝汤加芍药；实则桂枝汤加大黄，芍药专主腹痛，此《伤寒论》明言也。此证需要注意的是，芍药用量要大，轻则不起作用。桂枝汤不但外可调和营卫，而且内可调和脾胃，此为正治。芍药既可缓痛又可润下，起到益脾调中除满痛之功，是为用阴和阳法，不可不知。再加大量当归和红枣养血润肠，增水行舟，安全妥当，不用担心老人虚羸。此法我常用于老人和虚者，无有不奏效的。

当归补血汤合桂枝加芍药汤加减治疗脐周疼痛三十年

【验案】刘某，男，66岁，陕西省西安市人。2019年9月19日四诊。

病史：患者脐周疼痛30余年，腰痛；2018年5月8日初诊，5月21日、6月12日复诊过两次，服用十几剂药感觉已好，没有再多服几剂巩固，最近几天又开始痛。

刻诊：患者脐周痛，遇冷、吃饭时易犯；矢气后疼痛消失；腰痛；手、腿略肿；寸脉弱，关部弦滑有力，尺脉弱，舌淡红苔净有裂纹。辨证为脾胃虚寒，气机不利。

处方：当归补血汤合桂枝加芍药汤加减。生黄芪 30g，当归 10g，桂枝 10g，白芍 60g，生甘草 10g，生姜 6 片，大枣 6 枚，莪术 15g，川楝子 6g，乌药 15g，枳壳 15g，乌梅 30g，木瓜 10g，土鳖虫 30g，续断 30g，焦杜仲 30g。7 剂，水煎服，日 3 次。

患者患病 30 余年，久病多虚，结合脉象寸脉较弱，故用当归补血汤培补气血；脐周疼痛遇冷加重，预示中焦有寒，以桂枝汤倍加芍药散寒、缓急止痛；患者特别强调“矢气后疼痛减轻”，提示有气机不利的因素，故加莪术、川楝子、乌药、枳壳行气止痛；舌苔净提示有伤阴的因素，加乌梅敛阴生津；腰痛且尺脉弱，加木瓜、土鳖虫、续断、焦杜仲补肾壮腰止痛。

患者离开后，老师说：“患者去年服药有效，就不用考虑换方；虽说过了一年，但是基本症状没有变，不需要频繁换方，就在原方上略作加减就可以了；这次我本想用肾着汤的，最后为什么没有用？”我答：“患者苔净，舌有裂纹，说明有阴伤。”老师说：“没错，患者虽说有腰痛腿肿，但是从舌象看，没有水湿，所以不能利水；肾着汤里面白术、茯苓都是利水的，对于阴虚的患者来说，用后会更伤阴，这一点要特别注意。”

我问：“老师，患者既然没有水湿，手肿腿肿又是什么原因呢？”老师说：“患者虽然腿肿，但是没有小便不利，说明不是水肿，应该是气机不利，所以这次又加了行气止痛的药。”

张光按：此案患者虽病史颇长，所患疾病也很奇特，但老师辨证准确，思路清晰，用方简练，故能以十几剂汤药，短期内将三十余年顽疾治愈。特别要注意的是，患者有手肿腿肿的症状，如不仔细辨证，很容易以阳虚水湿论治，患者本已有伤阴之象，如再温阳利水，则伤阴更甚，导致病情进一步加重。

跟诊过程中老师经常告诫我，大夫看病不仅要专业知识扎实，更要细心谨慎。看病久了，往往容易犯经验主义错误。大夫不比别的职业，人命关天，千万不可掉以轻心，疏忽大意。临床遇到不少病，症状表现奇特，症状繁多如乱麻。对于大夫来说，治病如解乱麻，只有心中明了，理法方药清楚明白，才能条分缕析，将一团乱麻一一解开，使患者几十年的顽疾一朝痊愈。

左金丸合外台茯苓饮加旋覆、代赭石治疗呃逆反酸

【验案】孟某，女，48 岁。2021 年 6 月 22 日初诊。

刻诊：患者呃逆，反酸，结肠息肉，眠差，右肋胀痛，腹胀，右弦滑关

明显，左关浮软，舌胖大，舌尖红，苔白。

处方：旋覆花 30g，代赭石 15g，清半夏 15g，芙蓉叶 20g，蒲公英 30g，黄连 10g，吴茱萸 3g，生姜 20 片，大枣 3 枚，生甘草 10g，党参 10g，茯神 30g，生白术 30g，枳壳 30g，陈皮 15g，公丁香 3g，柿蒂 15g，刀豆 30g，郁金 10g。

外台茯苓饮合左金丸治疗腹胀

【验案】高某，女，49 岁。

刻诊：患者舌胖，苔腻，胃胀腹痛，便溏，浮肿。胃病兼痰饮首先用外台茯苓饮。

处方：外台茯苓饮加减。太子参 15g，茯神 30g，苍术 15g，白术 30g，厚朴 15g，陈皮 30g，丁香 3g，木香 6g，藿香 10g，砂仁 10g，黄连 10g，吴茱萸 3g，蒲公英 30g，干姜 30g，牛蒡子 30g，刀豆 30g，生姜 10 片，枳壳 30g。

补中益气汤治疗便秘

【验案】郭某，男，34 岁。2021 年 7 月 8 日。

刻诊：患者内痔疮疼痛出血，便秘脱肛，寸沉弱右浮软，舌胖大苔白。

处方：升麻 10g，党参 30g，生甘草 10g，生白术 45g，枳壳 60g，柴胡 10g，陈皮 10g，当归 30g，生黄芪 120g，黄芩 10g，酒大黄 3g，穿心莲 10g。15 剂，水煎服，每日 1 剂。

巩和平按：本方加仙鹤草、地榆、茜草，治疗尿潜血效果也很好，治疗脱肛加防风。临床中，补中益气汤加仙鹤草 60～100g，生地榆 30g，茜草 12g，大黄少许。

张世广按：痔疮脱肛用艾灸疗效也很好，灸足三里和长强，再配合师父的专方效果很快。便秘灸天枢和大横，灸到肠鸣矢气频作，回去基本上都会排便，有的灸完下床就会排便。血虚便秘加 90g 当归煮水喝，腹部拒按可以用 15g 大黄用热水烫一下冲水喝。

学习王幸福老师治疗便秘验方，临床疗效显著

便秘是指大便次数减少或粪便干燥难解，一般两日以上无排便，就提示存在便秘。其发病因素和临床表现比较复杂。本病中医学病名繁多，如大便难、便后不利、脾约、便闭、阴结、阳结、大便燥结、肠结、风秘、热秘、

虚秘、气秘、湿秘、热燥、风燥等。

我刚毕业时治疗便秘，完全按照教科书上讲的，但没有疗效。后来我又跟随各地教授、名医学习，他们多数也都用大黄、麻仁之类，只能暂时解决症状，不能彻底治愈疾病。有天，一位主任医师推荐我读王幸福老师的《杏林薪传》。我翻了一下，其中最吸引我的就是"便秘的几种治疗方法"这一章，因为我困惑已久，寻求已久。

我仔细研读，总结书中治疗"秘诀"主要就是在补气方剂、理气方剂、养血润燥方剂等基础上大量使用白术和当归，多为60～120g。这令我很惊奇，从来没见这样用过，这样用会有效吗？会不会有一些副作用？难道中医不传之秘真的在于用量？带着这些疑问我开始试用。

【验案】患者，女，中年。

病史：患者长期便秘10余年，大便干结，每次排便的时候都很困难，大便成球状，而且带血，由于长期便秘形成肛裂，非常痛苦；平时吃三黄片，肠清茶，番泻叶等，但是只能解决一时，并不能根除此病，而且越用便秘越重。以往面对这种情况，我会开麻仁润肠丸之类的中成药，虽无力根治但可缓解症状。

刻诊：患者除便秘外，疲劳无力，脉弱。我辨证此属王幸福老师书中讲的脾虚运化无权，传送无力而致便秘，当塞因塞用，以补开塞，补气健脾助运为治。

处方：补中益气汤加减。生黄芪20g，当归30g，生白术（打碎）60g，升麻10g，柴胡10g，党参10g，陈皮10g，枳壳10g，炙甘草6g。先开5剂，饭前温服。便秘患者空腹服药，更利于胃肠道的滋润和蠕动，效果更好一些。

该案方剂完全是照搬了王老师书中的处方：炙黄芪20g，当归50g，生白术120g，升麻10g，柴胡10g，党参10g，陈皮10g，枳壳10g，炙甘草6g。只是把炙黄芪改成了生黄芪，当归减掉了20g，生白术减掉了60g，生白术要打碎。为什么要减掉当归和生白术的量呢？因为我当时怕剂量过大会有副作用，所以先少用了一些试试效果。同时这也是我在多年行医中谨慎用药和自我保护的一种表现。

复诊：5天后，患者反馈便秘有缓解，但效果不明显，大便不那么干了，排便还是很费劲；气力方面好一些，服药之后也没有任何不舒服。患者治病心切问是否可再加一些药量。

既然有疗效，又没有副作用，我就放心大胆用药：原来的方剂不变，当归用到50g，生白术用到120g打碎。再开了5剂。

三诊：又5天后，患者喜笑颜开，10多年来从来没有排便这么通畅过。效不更方，嘱其连续服药1个月。几个月后随访便秘没有复发。

按：本例是我第一次成功治疗便秘。掌握了方法，后面治疗起来就得心应手了。但有时效果不是特别理想。2018年4月，趁王老师来秦皇岛学术交流的机会当面请教，王老师指点迷津，言气虚便秘大便头干后软，血虚便秘大便一般整体都是干的。气虚便秘治疗白术量大，血虚便秘当归量大。白术需要用生的，而且必须打碎。

正所谓"真传一句话，假传万卷书"，如醍醐灌顶。后回来翻阅王老师书上也确实是这么写的，只是我读的不认真。后来我用王老师的方法治疗便秘基本上都是百发百中，尤其是儿童便秘效果特别好。特别强调一下，儿童便秘，尽量不要喝牛奶。牛奶性质偏硬偏热，容易造成孩子胃肠功能的紊乱而便秘。有的患者便秘特别严重，可以加针灸足三里、天枢，事半功倍。

以下摘录一下王幸福老师书中治疗便秘的重点，供大家学习。

中医学认为，便秘为大肠积热或气滞，或寒凝，或阴阳气血亏虚，使大肠的传导功能失常所致。我在临床上除了实秘证（此类便秘用三黄片、麻仁丸及大黄、番泻叶就可以解除症状），遇到比较多的是气虚便秘、血虚便秘和湿滞便秘。故详细谈一下这几个方面的治疗体会和方法。

1. 气虚便秘

临床上经常遇到此类患者，其证为平时疲乏无力，饮食不多，面白身胖，大便头干后软，脉浮濡或沉濡无力，舌淡苔白。

突出症状是大便困难，几日不解，或是硬挣便血。此属脾虚运化无权，传送无力而致便秘，当塞因塞用，以补开塞，补气健脾助运为治。

方用补中益气汤加减，炙黄芪、当归、生白术、党参、柴胡、升麻、陈皮、炙甘草。其中我的经验是当归要用到30～50g，生白术要用90～150g，药量是关键，否则很难达到疗效。

【验案1】吴某，女，45岁。2006年10月12日初诊。

病史：便秘10年，用酚酞（果导）、大黄、番泻叶、肠清茶等治疗稍有好转，但后来愈泻愈秘，又多方求治均未见好转。舌淡胖嫩，边有齿痕，苔薄白，脉沉弱。属脾虚失运之候，治宜健脾助运。

处方：炙黄芪20g，当归50g，生白术120g，升麻10g，柴胡10g，党参10g，陈皮10g，枳壳10g，炙甘草6g。

服 3 剂后，便头变软，便秘明显好转。守方共服 30 余剂而愈。

【验案 2】焦某，女，65 岁。

病史：因大便十日不通，腹胀痛难忍，呼号不已，屡登厕而不便，不能食，面色不华，舌淡苔薄白，脉沉濡无力。曾经他医治疗，用大剂量芒硝、大黄攻之。方内大黄 30g，煎头遍药服之大便未动，再加大黄 30g 入二煎，服后大便仍未动。病家窘迫无奈，延余诊治。问其得知，近半个月大便未动，见面色败弱气短，按脉虚而无力。属气虚不运，治宜益气运脾，中气得补便可通矣！投补中益气汤治之。

处方：炙黄芪 20g，当归 90g，生白术 150g，升麻 10g，柴胡 10g，党参 10g，陈皮 10g，枳壳 10g，生地黄 30g，炙甘草 6g。

患者服一剂大便即下，所泻之物尽是黄水和黑结块，此郁邪和大黄相拒，老年气血俱虚，不能运化也。后再服 5 剂，痊愈。

按：上述两案均从脾主运化入手。脾虚运化无权，传送无力而致便秘，当塞因塞用，以补开塞，补气健脾，生津助运为治。黄芪、党参补脾肺之气，使气足则便行；当归用 50～90g，活血润肠；生白术味苦、甘，性温，重用 120～150g，健脾生胃肠之津液，使粪质不燥；升麻、柴胡、枳壳、陈皮一升一降，升清降浊，调畅气机，以助脾之运化；甘草调和脾胃虚馁之气，兼调和诸药。方合病机，药中的症，故收效甚捷。

2. 血虚便秘

此症临床上多见于妇女产后和久病之后，我临床上多用桃红四物汤加减，收效较速。此病辨证较易。

【验案】田某，女，25 岁。2008 年 6 月 8 日初诊。

病史：患者产后一个月，由于情志不遂，致大便干结，3～4 日一行，临厕努挣乏力，曾口服酚酞（果导）片、蜂蜜，外用开塞露等药治疗，病情不见好转，且日趋加重。现产后三个月，大便秘结且带血，4～5 日一行，伴乏力，口干，舌淡苔白脉细。化验血象，有贫血症。辨证为产后气郁，日久血虚，肠失滋润。治则益气养血，润肠通便，兼疏肝理气。

处方：桃红四物汤加减。桃仁 12g，红花 6g，当归 90g，川芎 6g，熟地黄 30g，生白芍 30g，郁金 10g，生麦芽 30g，浮小麦 30g，柏子仁 30g。

服药 3 剂，病已显示转机，大便已不干结，排便时亦不觉费力。又服四剂，大便每日一次。后以逍遥丸为主，重用当归 60g，连服一周，心情畅快，大便正常已不干。

按：患者病发于产后，气虚无力推动血行，复加情志不遂，肝气郁结，日久伤血，肠失血养，传导失常而发生大便干结，临厕艰难。

中医学认为，津血同源，若人体营血亏虚，血不濡润肠道，则大便滞而难行。方中桃仁红花活血；熟地黄大补肝肾，滋阴血，又补血虚，通血，益气力；当归养血之阳，调肝肾，润燥滑肠；川芎辛温走窜，补血活血，行气开郁止痛，调肝气而遂其疏泄之能；且桃仁、当归、柏子仁具有油性滑肠，一物二用，生白芍亦有养阴通便作用；浮小麦养心安神、滑润有余，共起养血、活血、解郁、润肠、通便之作用。诸药共用，使阴复津足，谷道得润，大便按时排矣。

特别要指出的是，此案的关键在于重用当归90g，一物两用，既补血又润肠，为点睛之处，且不可轻之滑过。此乃我多年临床经验也。

3. 湿滞便秘

湿滞便秘，其临床上最常见的便结特征是大便时干时溏，交替而作，且排便不利。对此症的治疗可用三仁汤加减，方为杏仁、厚朴、半夏、枳壳、茯苓、木通、蚕砂各12g，白豆蔻壳、白术各10g，薏苡仁30g，茵陈15g，滑石25g。水煎服，每日1剂。

功用：宣通气机，化湿运脾。

【验案】张某，女，32岁，电脑程序员。2005年10月20日初诊。

病史：患者从1995年起，时觉胸脘闷满不舒，喜睡，食少，继则大便难解，时干时稀，一直未曾注意，亦未服药。时至2000年，上述症状加重，胸脘终日满闷不舒，大便5～6日一次，干稀交替，艰涩难下，每次排便需半小时以上，仍总觉未尽，但其便难下，而无羊屎样便。症见口苦而黏腻，不渴，不饥，饮食乏味，每日睡眠11～12小时，仍觉身困重乏力。

数年来，求医数人，屡用中西药治疗皆罔效。用芒硝、大黄类泻下，可暂得一解，但停药旋即如故。黑芝麻、蜂蜜、猪板油类润下，则便秘有增无减。现诊得脉濡，舌上满布腻苔色微黄，小便时微黄。诊为气滞湿阻之便秘，治宜宣通气机，化湿运脾。拟三仁汤加减。

处方：三仁汤加减。杏仁、厚朴、半夏、枳壳、茯苓、木通、蚕砂各12g，白豆蔻壳、白术各10g，薏苡仁30g，茵陈15g，滑石25g。二日1剂，水煎服。

患者服上药六剂后，胸脘闷满大减，饮食略增，大便1～2日一次，但仍觉不爽。继服原方6剂后，大便畅利，每日1次，遂停药。随访半年，大便一直正常。

按：本例患者是电脑程序员，久坐少动，脾胃不足，气机郁滞可知。脾胃不足，湿自内生，湿阻中焦，健运失职，津液输布失常，则大肠失润；气机郁滞，上焦肺气肃降受阻，则大肠传导失职，糟粕内停，成气滞湿阻之便秘。因不属热结，也非津枯，故屡用芒硝、大黄泄下，黑芝麻、蜂蜜类润下，欲治其秘，其秘愈甚。

《临证指南医案·肠痹》医案云："舌白，不渴，不饥，大便经旬不解……皆风湿化热，阻遏气分，诸经脉络皆闭，丹溪谓肠痹，宜开肺气以通，以气通则湿自走。"又沈案云："湿结在气，二阳之痹，丹溪治在肺，肺气化则便自通。"笔者受其启迪，选用具有宣通气机，化湿运脾的三仁汤加减治之，确获不治之便秘而便自通之效。

补中益气汤治疗便秘、尿口息肉

【验案】赵某，女，70岁。

病史：患者便秘，每周1次，少腹胀满，十几年了。西医除了予以开塞露外也没有其他办法，只好找中医调理。中医辨证为脾虚津亏。

处方：补中益气汤。炙黄芪30g，当归60g，生白术100g，柴胡6g，升麻6g，陈皮10g，党参15g，炙甘草10g，大枣10枚。7剂，水煎服，每日3次。

患者服后大便即通，每日1次。因患病时间太长，要求其连续服一个月，以便形成习惯。

谁知期间患者又发生了泌尿感染，小便急、热、涩、痛。我也未详细检查，就在上方中加入一些清热利湿解毒的药，几日后就好了。但没几天泌尿感染又犯了，这次患者直接去医院化验治疗，3日就好了。本以为这次应彻底治愈了，过了一周泌尿感染又犯了。

这引起了我的深思，莫非有其他问题？至此，我就没有再开药，而是建议患者到医院做膀胱镜检查。检查结果为尿道口部有一息肉，大小为1cm×1cm，堵在那里，残留尿引起屡屡感染。患者找我征询意见，我建议她手术切除息肉。手术后患者尿路未再发生感染。

按：此案给我的教训是看病一定要认真细致，多思考，多想到几个问题。不要简单化，单向思维，凭经验想当然。

无独有偶，上个月诊治一位带状疱疹患者，也遇到了类似情况。

戚某，女，62岁，因右胁痛就诊，说看中医专家，服了几剂药，不见好转。我翻阅了前医病历，用的是柴胡疏肝散合一贯煎，没有问题，怎么会无效呢？于是我检查了患者的右胁部，发现表面热痛，无疱疹，但不让碰触。并非肝区内痛，凭我的经验应是带状疱疹。于是用龙胆泻肝汤加减，一周后痊愈，仅发了三个小痘。

此案为带状疱疹，前医之所以误诊在于凭经验认为是肝气郁结，不通而痛，轻于检查而犯下了经验主义之错。因此，我特写此文，希望年轻的中医看病时，一定要认真细致，多想到几个方面，不要犯经验主义的错误。

急性痢疾时莫忘利福平

学过西医的都知道利福平是治结核的有效药，还能治痢疾，且效果很好。这不是我发现的，是我从《老药新用》这本书里学来的。

1992 年 7 月，我的大学同学来我单位出差，中午单位领导宴请，食用了不合适的食物，下午就开始腹泻，上厕所十几次。因其父也是西医大夫，故急忙行静脉滴注，服用抗生素，五六个小时过去了，仍然止不住。于是找到我，问有什么好办法。我建议用利福平，他一看说明，说是治结核的，表示自己没有结核。我说它也是杀菌的，书上记载有人用它治痢疾，效果相当好。他服用了 0.3g 的利福平胶囊，每次 2 粒，日 3 次，当晚 12 点就止住了，第二天巩固一天就好了。作用简直太快了，连我的同学都感到不可思议。

自此以后，为了方便，我常用利福平治痢疾，屡用屡效，比中药方便快捷得多。故记载于此，以备同道多一治痢之法。

小柴胡汤合青蒿鳖甲汤加减加退虚热专药地骨皮治疗肠癌发热

【验案】乔某，女，65 岁。

病史：患肠癌已经 3 年了，未经手术处理。2020 年初，直肠近肛门处肿大，解便困难，伴疼痛难忍，在医院进行了化疗。患者消瘦，纳差，肛门有下坠感，行动无力。经过中药治疗半年左右，各方面均有好转。

刻诊：患者 8 月初感冒，发热不退，在医院输液 1 周无效，家属和医院都很着急和无奈，再次求诊中医。癌症发热，属于消耗性发热，患者消瘦，纳差，乏力，脉浮大无力，舌淡苔薄白，属于气阴两虚。

处方：柴胡 60g，黄芩 30g，青蒿 30g，地骨皮 5g，柴葛根 30g，清半夏 10g，南沙参 30g，炙鳖甲 15g，生甘草 10g，生姜 6 片，大枣 3 枚（切）。2 剂，水煎服，日 3 次。

患者服药 1 剂热退，2 剂痊愈。以后再无发热。

按：此案我用了小柴胡汤合青蒿鳖甲汤加减，加退虚热专药地骨皮。因方证对应，故收效立竿见影。对于癌症发热的治疗，因近年处理的比较多，已经有了一些经验。其中主要的一点是要用地骨皮快速退热，不用这味药，用其他的药可能比较慢。这就像俗话讲的“一物降一物，喇嘛降怪物”。

外台茯苓饮合半夏厚朴汤治疗胸闷、胃寒

【验案】吴某，男，46 岁。

刻诊：患者背部和左胯凉，胸闷憋喘，胃中怕凉，舌淡苔厚白。

处方：白晒参 15g，茯神 30g，苍术、白术各 15g，陈皮 30g，姜半夏 15g，柴葛根 30g，羌活 10g，厚朴 15g，杏仁 10g，草果 6g，枳壳 30g，砂仁 30g，知母 10g，浙贝母 10g，生姜 15 片，生甘草 10g。10 剂，水煎服，日 3 次。

按：这例患者胃中怕凉方中用了生姜，也可以用干姜，但考虑胃胀还是用生姜好。

旋覆代赭汤、左金丸、外台茯苓饮合用治疗打嗝反酸

【验案】孟某，女，48 岁。2021 年 7 月 13 日初诊。

刻诊：患者呃逆，反酸，结肠息肉，眠差，右肋胀痛，腹胀，肠鸣音，右弦滑，左关浮软，舌胖大，舌尖红，苔薄白。

处方：旋覆花 30g，代赭石 30g，清半夏 15g，芙蓉叶 20g，蒲公英 30g，黄连 10g，吴茱萸 3g，生姜 20 片，大枣 3 枚，生甘草 10g，党参 10g，茯神 30g，生白术 30g，枳壳 30g，陈皮 15g，刀豆 30g，公丁香 3g，柿蒂 15g，郁金 10g，姜半夏 15g，木香 10g，藿香 6g，大腹皮 10g，乌药 10g。10 剂，每日 1 剂。

治疗服药后腹泻

患者舌质青暗，苔白腻，胖大齿痕，心下痞满，服药后腹泻。

处方：赤石脂禹余粮汤半夏泻心汤加减。苍术 30g，藿香（单包）15g，砂仁（单包）6g，赤石脂 10g，禹余粮 10g，炙甘草 12g，黄芩 6g，黄连 3g，太子参 30g，干姜 10g，大枣 5 枚，炒白芍 45g，姜半夏 25g，陈皮 15g，仙鹤草 100g，附子 15g。1 剂。（胡德禹医案）

胡德禹按：夏季腹泻多为暑湿，与现在生活习惯关系密切，贪食生冷如西瓜、凉拌菜，吹空调，耗伤阳气脾肾阳虚所致。

唱建远按：患者服药后腹泻与季节有关，暑湿之气重，不见得是药的问题。京津冀地区都这样的，年年如此。这一个月，不管用寒性药热性药都增

加脾胃负担，容易腹泻，或者出皮疹，一般用药减点量就好了。

周厚田按：可以先考虑解表化湿运中焦。

王洪凤按：我女儿腹泻3日，每日拉七八次，水样，前期服用附子理中丸和藿香正气丸不效，因腹泻造成乏力、头晕、血压低（90/65mmHg），后服用汤剂一剂止住。

葛根黄连黄芩汤合桃花汤加减治疗腹泻如注

【验案】周某，男，70岁。

病史：患者在医院行前列腺癌手术后，十余天腹泻不止，消瘦无力，发热，便色黑糊，肛门红肿。各种抗生素和菌群调理药轮番使用，无济于事，仍然腹泻不止。家人焦急万分，电话求助希望止住腹泻，因是患者家属，故接手治疗。舌脉象不详。

处方：葛根黄连黄芩汤合桃花汤加减。仙鹤草100g，粉葛根60g，黄连30g，粉甘草30g，炒苍术50g，干姜30g，高丽参15g，阿胶（烊化）20g，赤石脂（打粉过箩）10g冲服。2剂，水煎服，日3次，每次100ml。

第二天晚上，家属报告，患者1剂药服完，腹泻就止住，大便每日1次，成稠糊状态。嘱其再服2剂，转方调理。

按：此案因有发热和肛门红肿，诊断为葛根黄连黄芩汤证；因久泄下焦不固用桃花汤；因黄芩苦寒有致泻作用去之，久泄气血双虚，故用仙鹤草、高丽参、阿胶，且阿胶古人就用于止利止血。病机加专药，标本兼治，故收“一剂知，二剂已”之效。

重用仙鹤草治疗严重虚寒性腹泻

2005年我一位朋友请我去给另一位朋友的母亲看病。患者病情严重，但两眼求生欲望比较强烈。我观患者双目有神，脉沉濡无力，无阴阳离决之势，决定一搏，告诉家属可以试试看。

【验案】患者，女，76岁。

病史：患者最初为肺炎，医院用头孢类抗生素治疗1周，肺炎控制住了。但因药物太过寒凉，伤了脾胃，严重腹泻，人躺在床上，不敢坐起来，不是没精神，而是无力，一坐起来肛门就想拉，失水比较严重。

刻诊：患者严重消瘦，两眼塌陷但有神。问话时对答清楚，舌质淡白，舌苔厚腻，脉象沉细无力，一派寒湿伤阳、气阴两虚之象。从精、气、神来看，我认为还有救，因为神未散。

处方：仙鹤草 200g，怀山药 150g，生牡蛎 150g，高丽参 50g，山茱萸 60g。1 剂，浓煎，一日内不断喂服，每次喂 3～5 匙，将药喝完。

第二天患者儿子电话反馈患者腹泻症状已大为好转，也能坐起来了，求开第二方。嘱其只用山药熬浓粥，稍加些米油，连食 3 日，并处以下方。

处方：仙鹤草 150g，高丽参 30g，生牡蛎 120g，干姜 20g，苍术 30g，茯苓 30g，甘草 15g。3 剂。慢火浓煎，每日分 5 次喝完。

服药 3 日后，患者腹泻基本痊愈。

学王幸福先生苍术止泻经验，效果神奇

前几日，学先生经验以理中汤加减重用苍术治疗几例腹泻患者，上午服药，下午泻止，效果神奇。平素对腹泻患者，尤其是水泻，喜用五苓散或是理中汤等加减，虽也获效者甚多，但也有不效或是疗效慢者。以往经验，针灸、中药并用治疗腹泻也很快，但用先生之法比其还要快。

【验案 1】龚某，男，8 月龄。某年 11 月 1 日初诊。

刻诊：家属主诉患儿四日之前开始咳嗽，流涕，喉间痰鸣，昨晚始腹泻，水样便，5～6 次，无明显口干。

处方：苓桂术甘汤加二陈汤加减。云茯苓 20g，白术 15g，桂枝 10g，干姜 10g，细辛 3g，北五味子 3g，薏苡仁 20g，法半夏 6g，陈皮 6g，炙甘草 6g。1 剂，每日分数次频服。

复诊：11 月 3 日，患儿咳嗽流涕好转，喉间稍有痰鸣，但腹泻次数未减，精神食欲欠佳，小便甚少，大便水样，昨晚十余次，哭闹不安。

处方：五苓散合理中丸加减。云茯苓 15g，干姜 15g，苍术 10g，党参 10g，猪苓 15g，泽泻 20g，桂枝 10g，白术 10g，车前子 50g，炙甘草 6g。1 剂，仍然少量多次频服。若腹泻好转，1 剂药可服 2 天。

下午随访，患儿大便次数减少至 3 次，稀便不成形，嘱其继续服用；次日大便已成形，未再腹泻，精神，饮食可。

按：处理此例患者时尚未看到王老师案例，故未重用苍术，仍以自己思路治疗的。

【验案 2】李某，男，1 岁 4 个月。11 月 13 日初诊。

刻诊：因发热，咳嗽来诊，以炎琥宁肌内注射，口服护彤（小儿氨酚黄那敏颗粒）、头孢拉定颗粒治疗，3 日后热退，咳嗽减轻，但食欲不佳，大便

稍溏，日1次，时欲饮水但不多，唇干，精神不振。

处方：小柴胡汤加石膏汤加减。柴胡24g，法半夏9g，白参6g，黄芩10g，六神曲15g，焦麦芽15g，焦山楂15g，生石膏15g，葛根15g，桔梗10g，枇杷叶10g，生姜9g，大枣10g，炙甘草6g。2剂。颗粒剂，冲服。

随访：患儿服用此方后大便次数增至10余次，水样便，嘱其自购蒙脱石散服用两天。

复诊：两日后家属带患儿来诊，服用蒙脱石散时腹泻少很多，但昨晚又拉了10余次，水样便，口渴欲饮水，精神萎靡。近1周，进食甚少，吵闹不安。劝其家属至妇幼保健院治疗，家属言不想，无奈只得再处一方。

处方：苍术30g，党参10g，云茯苓20g，干姜20g，山药20g，陈皮6g，白扁豆10g，白蔻仁6g，炙甘草10g。1剂。本想用石榴皮15g，但怕影响味道，故去之。嘱其如果当日效果不佳，必须去医院检查。

上午处方，下午3点多随访，患儿未再腹泻，且开始进食，精神好转。嘱其明日服用一天停药。如此之神效，确实出乎意料。

两日之后其带另外一个患儿来诊，也是腹泻，处以小柴胡汤加干姜、陈皮、山药、苍术、云茯苓、葛根，2剂而愈。

【验案3】莫某，女，38岁。12月19日清晨初诊。

刻诊：腹泻两天，自服诺氟沙星胶囊，效果不佳；现口干，乏力，头晕，口淡乏味，大便昨晚至现在，10次之多，水样便，下腹胀痛不适，舌淡苔白腻。患者平素对我开中药较信任，故强烈要求服中药。

处方：五苓散合理中汤加减。苍术60g，云茯苓15g，泽泻20g，猪苓15g，山药30g，党参10g，干姜20g，白蔻仁6g，陈皮10g，炙甘草10g。2剂，日1剂，煎2次，混匀后4～5次喝完。

下午随访，患者未再腹泻，口不渴，胃口已开，只是头有些晕痛，测体温正常，可能是带孩子没休息好，嘱其多休息。

第三天，患者反馈头痛愈，未用任何西药。

【验案4】医者本人案例。

当天早上医者因食用小笼包过多（平常很少吃），加之中午匆忙吃了桶泡面，至晚上腹胀嗳气，嗳气中带着小笼包的肉味儿。后服用黄连素（小檗碱）与保和丸一次，收效不佳，夜间辗转难眠一宿。第二天早上起来矢气不断，大便溏泄，一早上泻了 3 次，夹着未消化的食物，腥臭味。自认为喝点稀饭调养一下便会无事，没想到下午开始水泻不断，短短两个来小时泻了 6 次。晚饭时间，腹中早已空空无物，于是就端起饭碗吃点东西，一顿饭下来，就拉了 3 次。这时感觉全身乏力，口开始有些干，手也有些抖了，看来是脱水了，连忙开方煎药。

处方：苍术 90g，云茯苓 30g，党参 20g，陈皮 20g，葛根 30g，焦山楂 30g，鸡内金 20g，干姜 30g，炙甘草 20g。1 剂。

晚上 7 点半服第一次药后未再腹泻。睡前服了 1 次，至次日早上起床，大便成形，腹中舒畅。

逐寒荡惊汤治疗四神丸不效之畏寒腰酸、五更泄泻

逐寒荡惊汤

组成：公丁香 3g，肉桂 3g，胡椒（打碎）3g，炮姜 15g，灶心土 100g。

主治：慢性腹泻（肾阳虚）

以下案例选自上海名老中医贾福华《贾福华医话》。

【**验案**】陈某，男，35 岁，教员。1972 年 3 月 31 日初诊。

刻诊：患者腹泻不化，日必数次，五更晨起即欲登厕，肠鸣腹痛，恙延已将四年。今日按脉缓而小，舌苔薄腻。

辨证：脾阳不振，运化失司。且有畏寒腰酸，肾阳亦虚矣。

处方：七味白术散合痛泻要方、逐寒荡惊汤加减。潞党参 9g，炒白术 9g，茯苓 9g，炙甘草 5g，藿香 9g，煨木香 4.5g，煨葛根 9g，炒白芍 9g，炮姜炭 3g，胡椒 3g，青皮 6g。5 剂。

4 月 5 日复诊：患者自诉在服药第 3 剂后，大便已成形。4 年腹泻，一日痊愈，再予原法续进 5 剂。

按：本案是一位慢性腹泻患者，用七味白术散和痛泻要方（白术、白芍、防风、陈皮）同用，是正确的。但兼有肾阳虚时，往往选用四神丸（肉豆蔻、补骨脂、吴茱萸、五味子），在理论上是对的，可是在临床实践上似乎疗效不够理想；合用逐寒荡惊汤，则能收到可靠的疗效。

逐寒荡惊汤出自清代学者庄在田写的《福幼编》，主治小儿体弱久病，或痘疹后误服寒凉转为慢惊者，原方组成是“公丁香、肉桂、炮姜、胡椒、伏龙肝”。

【小贴士】

逐寒荡惊汤治疗小儿慢惊风

族侄荫霖六岁时，曾患小儿慢惊风。饮食下咽，胸膈格拒，须臾吐出。如此数日，昏睡露睛，身渐发热。投以逐寒荡惊汤原方，尽剂未吐。欲接服加味理中地黄汤，其吐又作。恍悟此药取之乡间小药坊，其胡椒必陈。且只用四钱，其力亦小。遂于食料铺中，买胡椒两钱，炮姜、肉桂、丁香，仍按原方，煎服一剂。而寒痰开豁，可以受食。继服加味理中地黄汤，一剂而愈。（张锡纯《医学衷中参西录》）。

四逆散合金铃子散治疗腹胀腹痛

患者左腹刺痛，同时伴腹胀腹痛不通气，舌红苔少瘦小伴裂纹；唇红，口干伴轻微燥；后背整日炙烤，特别是颈椎下三角区域更严重，口不渴，前额疼痛炸裂，太阳穴痛，后脑勺痛。脑鸣耳鸣，颈椎腰椎腰胯两侧、膝关节内侧、足跟、腿部疼痛；头胀，眩晕。走路不稳，如踩棉花；心下硬，心慌气短，胸闷，胃酸胃灼热，胃和脐周脐下时常痛，胀不通气，排气舒畅，夜间手足心热，白天手心热；腿沉，大便黏滞，排便不畅，小便也难，汗出如洗，下肢僵硬，大小便无力，特别是排便后左腹刺痛。阴囊潮湿，凉。失眠。

处方：柴胡 30g，枳壳 30g，赤芍、白芍各 30g，生甘草 30g，红藤 30g，醋延胡索 30g，川楝子 10g。2 剂，水煎服，日 3 次。

巩和平按：此患者病情非常复杂，但是无论多么复杂，抓住亟需解决的问题，单刀直入解决起来是很容易的。此方中合了两个方子，四逆散、金铃子散，加红藤（少腹疼痛用红藤）。痛的位置属肝经循行的部位。血瘀兼热性质，久痛之处，必有伏阳，要用红藤；血瘀兼寒用鸡血藤。左下腹固定不移的疼痛，就是瘀血特异诊断。这是我多年总结的经验。活血化瘀的药很多。但是因部位的不同，寒热的不同每味活血化药的指向都是不一样的。川芎走脑，丹参走心。

胃痛治疗验案一则

【验案】患者，女，59 岁。

刻诊：患者胃痛半年，舌瘦红，裂纹，无苔，口干苦，喜冷饮，纳差，尿黄，大便干，脉弦细。

处方：沙参15g，石斛15g，枸杞子15g，麦冬10g，生地黄15g，川楝子6g，百合30g，蒲公英30g，生山药30g，败酱草30g，煅瓦楞子15g，生鸡内金15g，仙鹤草30g。

患者服药1周，症状基本消失，舌裂纹仅剩两边，舌苔已布满。原方巩固治疗。（周厚田医案）

外台茯苓饮合化湿饮治疗食管裂孔疝术后

【验案】患者食管裂孔疝术后两年，每三个月复查1次，因是胃病，人瘦，但饮食尚可，有时候复查白蛋白低。最近进食不佳，有些恶心，呃逆，瞌睡梦多，疲乏，不爱喝水，大便每日4～5次，舌苔厚。

处方：党参30g，茯苓30g，苍术30g，生麻黄10g，干姜10g，陈皮30g，枳壳15g，生甘草10g，炒三仙各15g。7剂，水煎服，日3次。

张博按：舌苔厚，呃逆，不想喝水，气水互结，外台茯苓饮化湿，麻黄兴奋神经，散结利水，一药两用；炒三仙化食消积。

按：麻黄＋苍术＝化湿饮，是已故老中医许公岩的经验。这个方子用麻黄、苍术有两个含义，上面都谈到了。我常说方子要精练一点，用一个药要有多种功能，一个药对也是这个道理。切记！大家都要建立这样的思想。

补中益气丸、己椒葶苈丸、左金丸合用治疗便秘，口水多

【验案】李某，女，29岁。2021年8月5日初诊。

刻诊：患者气虚，长期便秘，4～5天一行，纳呆，梅核气，口中泛酸，痰多口水多，脉浮软，舌胖大，舌尖红，苔白。

处方：生白术50g，党参30g，生甘草10g，当归30g，柴胡6g，升麻10g，生黄芪30g，川椒5g，炒莱菔子30g，生大黄10g，葶苈子10g，陈皮15g，枳壳30g，茯神30g，炒紫苏子15g，防己10g，黄连6g，吴茱萸3g。

桃核承气汤应用二则

【验案1】李某，男，53岁，农民。2018年8月24日初诊。

刻诊：患者腰痛、腹胀、便秘，自述四日未排大便，腹胀腰痛（放射）；脉数有力，舌红，苔黄，腹诊小腹按压痛。辨证为下焦蓄血，少腹急结证。治则瘀泄泻热，通便。

处方：桃核承气汤加枳实。生桃仁12g，大黄（后下）12g，桂枝6g，生甘草6g，生枳实10g，芒硝（冲服）6g。3剂。

3天后随访，患者服1剂药大便通，大便黑色，腹胀消失。3剂药尽，诸证消失。（周厚田医案）

【**验案2**】张某，女，52岁，农民。2018年3月23日初诊。

刻诊：患者便秘3个月余，牙痛半月；脉数有力，舌红苔薄黄，小腹硬，拒按。辨证为下焦瘀血，热结便秘，实火牙痛。治则泻火，活血通便。

处方：桃核承气汤，重用大黄。生桃仁12g，生大黄（后下）15g，桂枝6g，生甘草6g，芒硝（冲服）6g。3剂，空腹服用。

随访：患者药服尽后大便通，牙痛消失。（周厚田医案）

蒲公英治疗幽门螺杆菌有奇效

王幸福老师在《辨证心悟》一书中指出，蒲公英是抗幽门螺杆菌（HP）效果最好的中药。师妹检查出幽门螺杆菌（HP）阳性。辨证之后，针对她的情况，我用了桂枝茯苓丸合半夏厚朴汤，解郁消积。结合老师的经验，加了蒲公英30g。

师妹用药后症状缓解。再去检查，幽门螺杆菌（HP）阴性。相比她老公大量抗生素的治疗，她轻松10剂中药搞定，不仅HP转阴，还消除了胃胀、呃逆等脾胃不适症状。（张博医案）

按：幽门螺杆菌（HP）感染，往往被西医解释为引起胃部不适的原因。治疗要长期大量使用抗生素，时间长，见效慢，药物副作用大。中医在调理脾胃功能的同时，改善胃肠道环境。又同时用相对自然的草药治疗，除邪而不伤本。王老师博览群书，又有丰富的临床经验，且能无私传授，真是患者的福音。

重用仙鹤草治疗多年腹泻有速效

【**验案**】患者，男，60岁。

患者有胆囊炎，胆囊切除病史，近年新增一怪症，每日早餐后腹泻，有时还很急。多处医治，不能根治，网络求助于我。

根据患者舌苔和病史，患者肝郁明显，治疗应以疏肝解郁为主。

近日反复习读王幸福老师系列医书，收获颇丰，恰《用药传奇》一书中提到“用仙鹤草治疗腹泻包括慢性肠炎，都是重剂大投，无不随手而愈，几无失手。我的体会是用仙鹤草必须要大量，少则效差。起手都应该在30g以上。仙鹤草的作用我认为主要通过强补而达到收涩，而不是通过收涩达到强壮。仙鹤草除了有强大的补益和止泻效用，还可用于强心，止血，止咳，止白带和杀虫等一些以气虚为主的疾病，诸位切不可等闲视之。切记：大量是关键！”于是拟一小方，八味药，四逆散疏肝解郁，苓术健脾利湿，重用仙鹤草，补益收涩，果见速效，患者非常满意。

下文节选自王幸福老师《用药传奇》——起死回生说仙鹤。

提起仙鹤草这味药，大家可能都不陌生，但是能娴熟和常用的，可能人不多。

仙鹤草味苦，性凉（我在实践中感到其性不凉反而平和），入肺、脾、肝经；具有止血、凉血、强壮、消肿、止泻等作用。大多数大夫一般在临床上多用于止血，尤其妇科包括西医都是这样用，我也不例外，在治崩漏症时大多数也要添加这味药，而且量很大，起步都在100g以上，这是常事。但是如果仅局限于这个方面，那就太委屈这味药了，大材小用。为了不埋没“药才”，现根据我多年临床经验谈一点运用仙鹤草其他方面的认识。

仙鹤草这味药，我在临床上主要发挥其两方面的作用，一是强壮，替代党参，太子参及部分人参作用；二是止泻止咳止带之作用，特别是腹泻方面，大将军独当一面。我经常爱用小柴胡汤治疗免疫力低下的慢性感冒，其中的党参一药常用仙鹤草替代，轻量60g，重则100～150g，效果奇佳，一般3～5剂药就解决问题了，比党参好用得多。在用附子理中汤时，方中的党参可直接用仙鹤草代替。有时用得多了，连药房的人员都提意见，嫌量大不好抓，经常要上斗子。在治疗一些人的亚健康状态，即别无他病，整日头昏脑涨，疲乏无力时，常用老中医干祖望之方，干老戏称中医小激素，即仙鹤草150g，淫羊藿50g，仙茅10g，我又加上五味子和大枣，既好喝又实用，一般3～5天就可以改善状况，效果很好，胜过西洋参片和人参，还不上火。此几味药，我还习惯当作药对使用，加在补益气虚之方中。在止泻方面更是方方不离手，开方第一味必是仙鹤草，充分发挥其强壮和止涩作用。（张博医案）

一味苍术愈腹泻

我父亲3年前腹泻5个多月。15年前因食管肿瘤服用3年汤药，不想再服中药，所有他偷偷换了四家西医诊所用西药，腹泻服药即止，停药则复。无奈之下，才对我说了实话。我看其舌苔白腻，跟他说你别怕吃中药了，取一味药泡茶喝就行，取90g苍术，分三天泡完。后痊愈，至今未复发。

苍术苦温，芳香化湿，不宜久煎。其燥湿健脾之功卓著，炒白术善于补中，二药时常合用，相得益彰。这是学习师傅书中一味苍术愈腹泻的实践。（周厚田医案）

第5章 肝胆、情志病医案

小柴胡汤加减治疗每晚子时发热

这是我早年的一则医案，距今有二十年了。因当时治疗方法非常典型，所以印象深刻，现在回忆写出。

1992年9月，父亲和我接到消息，说我的祖母快不行了，要我们马上回老家见最后一面。我们回到农村老家时，祖母已穿好寿衣，安详地躺在床上，毫无惧色。祖母时年83岁，她一生勤劳，待人和气，多子多孙，小辈都很敬爱她。看着慈祥的奶奶即将告别人世，我心中不免伤悲。

我的叔父是当地名医，已与同行好友给祖母治疗一个多星期，用尽了办法，祖母病情并未好转。他们一致认为祖母年龄已大，应该是回归自然的天限了，故放弃继续治疗，并召集儿女子孙，亲戚朋友准备后事。我熟知此类风俗，但作为中医，我观祖母不像是即将离世之人，且我和祖母感情笃深，不忍其等死，故请示叔父我能否用中医治一下。叔父听后，感到一惊，怎么没想到中医？于是鼓励我治治看。

此时，祖母的症状是每晚子时发热，饮食已停两天，二便全无。

我上前对祖母进行四诊：面安静神祥，清癯，舌瘦苔干厚燥，口气重浊，脉双关深滑有力，寸尺不足，按压少腹有块结；按时触眉，问曰不痛，身不发烫，无汗，近一周无大便，每晚子时发热，近天明后退热。我辨证为少阳阳明证，主张用大柴胡汤合调胃承气汤。经叔父同意处方如下。

柴胡30g，黄芩15g，法半夏12g，白芍10g，枳壳10g，酒大黄（后下）10g，芒硝（后下）10g，炙甘草10g。2剂，水煎服。

当天下午马上抓药、煎药，待天黑时祖母服下第一剂。祖母服药后我忐忑不安，这么大的年龄，多人施治不效，我一青年中医冒昧上手，真有点后怕，所以一夜未睡实。第二天一早，我就上祖母房中探询，姑母告知昨夜祖母解一尿盆大便，先干如小石块，后稀溏便，臭气熏天，解后熟睡至今。我听后一颗悬在半空的心才算落地。第二日白天，祖母知饥，要求喝了半碗稀粥，又服下第一剂药的第二遍药汁，当晚即未再发热。

此为仲景方之神效，惊得我是目瞪口呆，真服了经方。二剂药当时不足 3 元钱。至此，又停药用粥调理一星期，祖母痊愈，一家人欢喜高兴散去。而后祖母又活了五年而逝，此是后话。

按：此案并无出奇之处，如放在一老中医之手，应该是小菜一碟。但当时我正处在青年时期，辨证施治还未形成风格，尤其是对经方的使用还不是娴熟老道，能取得“一剂知，二剂已”的效果，对我来说真是极大的鼓舞，从而更坚定了我走经方和汤方辨证的道路。

此案的辨证关键在于子时定点发热，此类医案我看的比较多，见很多名医都用小柴胡汤加减治疗，神效。故而，我遇证时，脑子里首先就想到了少阳证柴胡剂；因一周大便未解，腹诊有结块，故又定有阳明证，至此大柴胡汤证就顺水推舟而出，因年龄大又想到了调胃承气汤，所以两方合在一起，收到如期效果。

在这里我要强调一点，要想学好中医，一定要熟知方证条文，并大量记忆名家医案，这样既有抽象规律准则，又有形象具体“模特”，临床中就会轻车熟路，快捷高效。这也算是我告知年轻学子的一点“捷径秘诀”。

四逆散、六味地黄丸、消瘰丸、五苓散、口苦专方合用治疗肝病

【验案】汪某，男，49 岁。

刻诊：患者有肝病史，口干苦，眠差，腹胀，矢气多，腰痛好转，肝囊肿。

处方：柴胡 10g，龙胆草 10g，枳壳 10g，白芍 10g，生甘草 10g，熟地黄 40g，怀山药 30g，山茱萸 30g，茯苓 30g，茯神 30g，泽泻 20g，牡丹皮 10g，猪苓 30g，肉桂 6g，生白术 30g，苍术 30g，焦杜仲 60g，续断 30g，浙贝母 15g，玄参 15g，生牡蛎 30g。30 剂，每日 1 剂，水煎两次混合后取 600ml，每日 2～3 次。

按：本方是四逆散、六味地黄丸、消瘰丸（浙贝母 15g，玄参 15g，生牡蛎 30g）、五苓散、口苦专方合用，重用苓术。

柴胡疏肝饮加减治疗生气后腹胀难食

【验案】窦某，女，72 岁。

刻诊：患者偏瘦，面略暗，舌淡苔白腻，脉象弦大；患者自诉最近腹胀食不下饭，一进食就胃痛，尤其是两肋胀满，脾气大，无名火多，口苦，小便利，大便少。问其是不是最近生气了，答曰，最近与家人争吵生气，后开始腹胀，服用了很多助消化药物也无效；问题不只在胃，是肝郁不疏造成的胃病，要疏肝理气。

处方：柴胡疏肝饮加减。柴胡 10g，陈皮 30g，香附 15g，川芎 10g，枳壳 15g，白芍 15g，生甘草 10g，香橼 30g，佛手 30g，生谷芽、生麦芽各 30g，炒神曲 30g，炒山楂 15g，青皮 10g，太子参 15g，鸡内金 20g，仙鹤草 30g，生姜 6g，大枣 6 枚。3 剂，水煎服，日 3 次。

复诊：3 日后，患者胃已不痛，两肋不再发胀，可以少量吃饭。因要回老家探亲不便服汤药，改香砂养胃丸合逍遥丸同服 1 周。

按：胃胀痛一症临床上比较常见，很多医生习惯用消食和胃法，不失为一种解决的办法，但是对于肝郁型患者效果不理想，所以一定要辨证处理。此案脉均显示是肝郁，故用柴胡疏肝饮加减，方药对症，3 剂药就解决了问题。后学者一定要注意。

逍遥丸合口苦专方治疗腹胀

【验案】张某，女，44 岁。2021 年 6 月 3 日初诊。

刻诊：患者少腹胀，纳差，无食欲，牙龈萎缩，口渴口苦，右浮滑，左弦软，舌淡苔薄。

处方：当归 15g，白芍 15g，香橼 15g，佛手 15g，香附 10g，郁金 10g，木香 10g，柴胡 10g，丹参 30g，枳壳 15g，清半夏 12g，生甘草 10g，薄荷 3g，生姜 6 片，龙胆草 10g，生牡蛎 30g，生白术 30g，厚朴 15g，茯神 40g，紫苏梗 15g，浙贝母 15g，青皮 10g，牛蒡子 10g。

刘渡舟柴胡解毒汤加减治疗乙肝

一患者遗传携带乙肝病毒 DNA 高，肝功能正常，其母为“小三阳”。可以用刘渡舟的柴胡解毒汤加减治疗。

柴胡解毒汤八味，柴芩姜夏茵陈备；
土茯苓与草河车，更加凤尾清湿热。

组成：柴胡 10g，黄芩 10g，半夏 10g，茵陈 18g，土茯苓 15g，凤尾草 15g，草河车（重楼）15g，生姜 10g。

功用：清热解毒，疏肝利胆，利尿渗湿。

主治：胁肋（肝区）疼痛，厌油喜素，多呕，体疲少力，小便短赤，舌苔厚腻。肝功能化验则以单项转氨酶增高为特征。

方解：本方以小柴胡汤之柴胡、黄芩疏肝利胆清热，半夏、生姜和胃降逆，合以茵陈清热利湿；湿热蕴久成毒，故配以土茯苓清热解毒；凤尾草、草河车既可清热解毒，又能凉血疏肝。诸药和合，共奏其效。

加减运用：舌苔白腻而厚，服本方不退时，为热感湿遏，浊邪根深所致，可加滑石15g，寒水石12g，生石膏12g，以加强清热利湿之作用。

如肝区疼痛，掣及腰背时，为气滞血瘀之象，可加川楝子12g，延胡索12g，片姜黄12g，刘寄奴10g，海螵蛸15g，茜草10g，活络行瘀，以止其痛。

若出现腹胀而二便不调者，可加枳壳10g，桔梗10g，紫菀10g以利肺气，肺与大肠相表里，则腹胀自可消除；如果腹胀而大便溏薄，脉来沉缓无力，则属脾气虚寒，可加炮姜9g，白术9g，党参9g，草豆蔻9g，厚朴9g温脾理气，则大便调而腹胀消矣。

若肝功能化验转氨酶指标过高，用本方而不效时，可加金钱草30g，垂盆草10g，以加强清热利湿之作用，而转氨酶自降；若脾区疼痛而又肿大，其脉弦而有力者，可加蜣螂10g，蜂房10g，紫葳10g，土鳖虫10g，王不留行10g。

重用茵陈退黄疸，快速降酶治肝病

【验案】赵某，男，32岁，商丘人。2019年8月30日初诊。

病史：患者因做粮油生意，需要办理健康证，体检查出总胆红素26.2μmol/L，谷丙转氨酶104U/L，脂肪肝，口苦半年，平时爱喝点酒，饮食二便正常，要求快速降低转氨酶，办成健康证。

刻诊：患者脉弦细，舌质尖瘦略红，口干口苦，舌苔薄，黄白夹杂。辨证为肝胆郁热。

处方：柴胡12g，生白芍25g，赤芍15g，黄芩12g，党参12g，半夏15g，生姜5片，大枣6枚，乌梅25g，生山楂15g，辽五味子10g，生牡蛎30g，绵茵陈60g，合欢皮25g，白蒺藜15g，鸡矢藤30g。15剂，水煎服，早、晚饭前分服。为了巩固治疗，嘱服用清肝利胆片，护肝片一月善后。

随访：服药第10天患者诉药已经服完，为了更早的退黄降酶，私自增加了1/3量。服完后检查报告单显示总胆红素13.4μmol/L，谷丙转氨酶21.5U/L，指标已经降至正常范围，口已不苦，准备办健康证。（周厚田医案）

按：小柴胡汤是治疗肝胆疾病的常用方剂，加上大剂量茵陈利胆退黄。赤芍、白芍、乌梅、辽五味子、山楂，保肝降酶化脂。合欢皮、白蒺藜、鸡矢藤，健脾消积，见肝之病，当先实脾。诸药合用，病药合拍，疗效甚速。

四逆散、平胃散、消瘰丸及癌症专药合用治疗胆管癌术后

【验案】胡某，男，61岁。2021年5月4日初诊。

刻诊：患者有糖尿病、冠心病病史，2019年做过胆管癌手术后，转移至淋巴，放化疗多次疗效差，后服用靶向药有效，病情无发展，但副作用大；目前因靶向药引起食欲减退，口中无味，排便时肛门疼痛带血鲜红，肺结节，肋部疼痛，脉浮软，尺滑，舌淡苔白齿痕水滑，苔略厚。

处方：柴胡6g，枳壳30g，白芍15g，生甘草15g，陈皮10g，厚朴10g，苍术10g，细生晒参15g，浙贝母30g，玄参15g，生牡蛎30g，白花蛇舌草30g，半枝莲30g，炒山楂30g，炒神曲30g，炒麦芽30g，生黄芪30g，莪术15g，猫爪草15g，生姜6片，大枣3枚。

五苓散合抵当汤加减治疗乙肝

【验案】张某，男，39岁。

刻诊：患者乙肝“大三阳”，脾大，肝纤维化，红细胞低，右弦滑左寸弱关尺浮大，舌尖边红苔薄舌净，便干。

处方：五苓散合抵当汤加减。生黄芪45g，柴胡10g，党参30g，莪术12g，赤芍30g，当归15g，桃仁12g，生水蛭10g，土鳖虫15g，虻虫10g，生牡蛎30g，丹参30g，青皮10g，炙鳖甲15g，茯苓皮30g，猪苓15g，生白术30g，泽泻15g，大枣3枚，肉桂6g，生姜6片，酒大黄10g。

按：患者脾大、肝纤维化，均是瘀血所致，所以用抵当汤，丹参活血化瘀，柴胡、桃仁、青皮疏肝活血，莪术散结。患者阳气不足，水湿脉滑，所以用五苓散，茯苓皮加强利水效果。患者舌边红，舌根厚腻，相火妄动，肾气不足，用黄芪、鳖甲镇摄虚阳，重用生白术，也可利腰肾。

柴芍龙牡汤合五苓散治疗抑郁症

【验案】陈某，女，21岁。2021年5月11日初诊。

刻诊：患者面部痤疮，心慌心悸，清晨心率每分钟超100次，心情差，易醒，尿频，脉浮软，舌淡，苔白水滑。

处方：桂枝 30g，白芍 30g，生姜 10 片，大枣 10 枚，生甘草 15g，香附 10g，郁金 10g，茯神 30g，泽泻 30g，生白术 30g，肉桂 10g，猪苓 30g，柴胡 6g，生龙骨 30g，生牡蛎 30g，白芷 30g，玉竹 15g，蒲公英 30g，生黄芪 30g，莪术 15g，茯苓 30g，炒酸枣仁 15g，穿山甲（代）3g，金雀根 20g。

按：这是一个抑郁症患者。皂角刺代替不了穿山甲，现在穿山甲无替代品。

柴芍龙牡汤加减治疗抑郁症

【验案】陈某，男，33 岁。2018 年 11 月 8 日初诊。

病史：患者罹患抑郁症一年多，平时沉默寡言，不愿与人交流，自己一个人待着时总想骂人；不愿参加社交活动，也不愿去人多的地方，病情渐趋严重，家人放心不下，委托其好友陪同前来就诊。

刻诊：患者面色白皙，神情淡漠，无法完整地陈述病情，由其朋友代为陈述；汗出少，手掌发红，舌尖边红苔白，脉象浮软。

处方：柴芍龙牡汤加减。柴胡 12g，白芍 30g，生龙骨 30g，生牡蛎 30g，生甘草 10g，茯苓 30g，玉竹 18g，麻黄 10g，苦杏仁 10g，桂枝 6g，鸡矢藤 30g，七里香 10g，郁金 10g，生地黄 30g。7 剂，水煎服，早晚分服。嘱其服药同时多运动、多出汗，尽量多参与社交活动。

二诊：11 月 20 日，患者与其母亲同来，神情较初诊有所改善，叙述病情较为完整，自诉诸证皆有好转。每天能坚持运动 1 小时，睡眠好转，也有意识的走出去参与社会活动。目前存在问题是偶尔还会想骂人，希望能进一步治疗。效不更方，略作加减，生地黄加至 50g，加生菖蒲 15g，远志 10g。7 剂，水煎服，早晚分服。

三诊：12 月 4 日，患者症状进一步减轻，整个人精神状态良好，此次来是想再服几剂药，巩固一下病情。原方不变，续服 7 剂。

按：抑郁症无论西医中医都属难治之症。西医一般用黛力新（氟哌噻吨美利曲辛片）等抗抑郁药，需长期服用。考虑到长期服用易对药物产生依赖性及药物的副作用因素，有些患者转投中医治疗。但中医治疗抑郁症存在治疗周期较长的弊端，患者往往不能坚持服用汤药，最后不了了之。

王幸福老师临床治疗抑郁症习用验方柴芍龙牡汤加减，疗效肯定，治疗周期较短，见效快。患者如能坚持服药，并配合医嘱多运动、多出汗、多参加社交活动，大多患者基本上一个月内能改善大部分症状。此例患者半个月内即能取得显著疗效，一方面在于患者能及时就医，不致病情拖延太久难以医治；另一个重要方面在于能遵医嘱，运动配合服用汤药，故取效快。值得注意的是，针对此类病证，取效之后一定要重视后续巩固治疗，否则容易前功尽弃。

四逆散合少腹逐瘀汤治疗左少腹疼痛月余

【验案】张某，女，56岁。

病史：患者少腹左侧疼痛1个月左右，不发热，B超检查无积液，肌内注射服药无效，就是少腹疼痛不已。患者有些害怕，怕有其他疾病，特从外地赶赴西安求治。

刻诊：患者症状如上，按压左少腹有痛感，脉浮滑略数，舌淡苔白，饮食二便基本正常，已绝经。久痛之处必有伏阳。

处方：四逆散合少腹逐瘀汤加减。柴胡15g，白芍30g，枳壳15g，甘草30g，红藤30g，小茴香6g，干姜15g，蒲公英30g，生蒲黄15g，五灵脂15g，当归15g，赤芍15g，川芎15g，制乳香、制没药各6g，醋延胡索30g，川楝子10g，败酱草30g。5剂，水煎服，日3次。

随访：患者1周后反馈少腹已经不痛了。嘱之再服3剂巩固，少食生冷寒凉水果。

按：此案西医诊断治疗不明，也无效，转至中医治疗效如桴鼓，说明中医大有作为。少腹属厥阴肝经，故用四逆散疏肝理气。少腹疼痛又遇冬季，故用王清任的少腹逐瘀汤活血祛瘀镇痛；久痛之处必有伏阳，用蒲公英、败酱草、红藤清热活血散结。标本兼治，一举除却顽疾。

四逆散合桃花汤合玉屏风加减治疗少腹疼痛

【验案】刘某，女，83岁。2015年6月9日初诊。

刻诊：患者自诉有糖尿病病史，现经常感冒，少腹疼痛3个月，肛门发热，易腹泻。脉弦滑舌淡苔白。现要求解决肚子疼痛问题。

处方：四逆散合桃花汤合玉屏风加减。柴胡12g，枳壳15g，赤芍30g，生甘草30g，红藤30g，干姜45g，苍术30g，赤石脂60g，陈皮10g，防风10g，九香虫15g，夏天无15g，仙鹤草60g，全蝎15g，卷柏15g，生姜6片，大枣3枚。5剂，水煎服，日3次。

复诊：1周后，患者疼痛消失，未有腹泻。后以玉屏风散合桃花汤7剂善后，痊愈。

按：我看病历来是见证发药，汤方辨证，有是症用是方，有是证用是药。此案少腹疼痛用四逆散，腹泻用桃花汤，易感冒用玉屏风散，外加止痛专药全蝎、红藤、夏天无、九香虫，肛门热加卷柏。方对药准，丝丝合拍，故收效较速。

积雪草合五朵云妙用

【验案】林某，女，12 岁，虞城县人。2019 年 10 月 16 日初诊。

病史：2019 年 10 月 2 日，患者因腹痛到医院诊治，彩超没有确诊，麦氏压痛点反跳痛，医生说阑尾炎无脓肿，彩超不显示，于是按阑尾炎制定治疗方案，静脉滴注 5 天，没有疗效，反而加重。10 月 7 日电话求助，因不能面诊，按阑尾炎处方予红藤薏苡仁败酱散合大黄牡丹汤加减。5 剂，水煎服，早晚 2 次空腹服用。

刻诊：10 月 16 日患者母女面诊，共服 9 剂药，现腹泻，没有疗效。我就说那不是阑尾炎，刚从医院做的 CT 检查显示肠系膜淋巴结炎。用手触诊，拒按，拍打如鼓音，脉弦有力，舌淡苔白。中医辨证为气机不畅，痞满，治疗以通为用。

处方：柴胡 12g，白芍 15g，制香附 15g，陈皮 15g，炒枳壳 12g，青皮 10g，佛手 10g，香橼 10g，玫瑰花 5g，荔枝核 15g，川芎 15g，五灵脂 15g，牡丹皮 10g，赤芍 15g，泽漆 25g，积雪草 25g。3 剂，水煎服，早晚 2 次空腹服用。

复诊：10 月 18 日，患者母女俩反馈是这次用药效果很好，服药当天下午腹痛减轻，现在腹痛消失，刚好来附近办点事，想再取几剂药。按原方取药 4 剂，服法如前。（周厚田医案）

周厚田按：此案我首先犯了经验主义错误。这应了王幸福老师那句话，不要犯经验主义错误，人云亦云，没有深思熟虑，按前医诊断方向治疗，延误医治。

柴胡疏肝散理气消痞止痛，加五灵脂、赤芍、牡丹皮、泽漆、积雪草活血散结止痛。其中积雪草，泽漆可作为淋巴结疾病专药；泽漆具有行水消肿，化痰止咳，解毒散结功效，临床用于瘰疬结核；积雪草有消肿解毒，治疗因病毒或细菌引起的带状病毒，也用于丹毒、瘰疬、恶疮肿毒。这两味药合用，增强解毒散结功效，临床用于淋巴结类疾病，包括一些腺性疾病，都有很好的疗效。由于临床案例不太多，还需继续临床验证总结。

另外，阑尾炎和肠系膜淋巴炎症状相似，临床一定要结合四诊或借助彩超和 CT 检查进行鉴别。

柴芍龙牡汤合失眠专方治疗失眠多梦

【验案】王某，女，47岁。

刻诊：患者做噩梦，睡过好像没睡一样，没精神，没力气，月经量少，胃口一般，时好时坏，特爱吃腥辣；有时大便不成形，黏马桶，夜尿多。

处方1：柴胡10g，茯神30g，玉竹18g，白芍15g，生龙骨、生牡蛎各30g，北五味子30g，制黄精30g，蝉蜕30g，焦山楂10g，炒山栀6g，生甘草10g，丹参30g，金樱子30g。7剂，水煎服，日3服。

按：此方为柴芍龙牡汤合失眠专方，主症是失眠焦虑多梦。该患者还可以用二仙汤加减，调节激素。还有一点要提示，患者肯定体质偏热。

处方2：淫羊藿6g，仙茅6g，巴戟天10g，黄柏15g，知母15g，当归10g，生龙骨、生牡蛎各30g，北五味子30g，制黄精30g，蝉蜕30g，焦山楂10g，炒山栀6g，生甘草10g，丹参30g，肉桂6g，黄连10g。7剂，水煎服，日3服。

按：二仙汤调节雌激素，从本治疗。因患者体质偏热，二仙量小，黄柏知母量大。胸满烦惊用龙骨、牡蛎；失眠用北五味子、黄精、丹参（还可以补雌激素）、蝉蜕、知母、生龙骨、生牡蛎；清热滋肾用黄连，栀子，黄柏，知母。黄连清热燥湿实大便，肉桂固小便，山楂甘草建中，北五味子、黄精气阴两补治乏力，蝉蜕、生龙骨、生牡蛎治多梦专药。小儿夜惊用蝉蜕，取其镇惊安神的作用。方中很多药都是一药多用，多层次考虑。

周厚田按：蝉蜕冲服3～5g，疗效显著，优于量大入汤剂。

柴芍龙牡汤合甘麦大枣汤加专药治疗抑郁失眠

【验案】侯某，女，20岁。2021年6月3日初诊。

刻诊：患者抑郁将近两年，烦躁，梦多，眠差，痛经，有血块，舌淡苔薄。

处方：柴胡10g，白芍30g，生龙骨30g，生牡蛎30g，生甘草30g，玉竹18g，茯神30g，益母草30g，珍珠母50g，炒酸枣仁30g，首乌藤30g，丹参3g，浮小麦50g，大枣10枚，代赭石30g，石决明30g，蝉蜕30g，磁石30g，白芷10g，干姜10g。

柴芍龙骨牡蛎汤治疗失眠医案

【验案】陈某，女，35岁。2018年5月14日初诊。

病史：患者父亲突然去世，患者悲痛伤感，情志不畅，近半月胃胀痞满，口苦泛酸，失眠。

刻诊：患者症状如上述，脉弦有力，舌淡，苔薄黄。辨证为情志不畅，病在少阳，阳明。治则和解少阳，畅通气机，和胃通便。

处方：柴芍龙骨牡蛎汤加减。柴胡12g，生白芍24g，玉竹12g，茯苓15g，生龙骨24g，生牡蛎24g，甘草10g，郁金12g，制香附15g，生枳壳12g，生大黄10g，鸡矢藤30g，牵牛子6g，首乌藤50g。7剂。

随访：三日后（5月17日），患者反馈症状已经消失，胃口好，大便通，睡眠佳。（周厚田医案）

按：柴胡龙牡汤为调神之妙方，我常用于更年期综合征、抑郁、脑中风后期调理、遗精、盗汗、失眠多梦等疾病的治疗，每获良效。

柴芍龙骨牡蛎汤治疗眩晕案

【验案】王某，女，68岁，农民。2018年8月29日初诊。

病史：患者有高血压病史，眩晕半月，脑CT检查显示轻度脑血管梗死。饮食二便正常，经附近心脑血管医院治疗未见好转，经人介绍前来就诊。

刻诊：患者体态肥胖，面色红赤，语言清晰响亮，无明显手脚麻木，舌边红，舌苔薄黄，双关脉弦数有力。辨证为肝阳上亢，引起脑充血眩晕，治则平肝潜阳，重镇降逆。

处方：柴芍龙骨牡蛎汤加减。柴胡15g，赤芍10g，白芍15g，玉竹12g，茯苓15g，生甘草10g，生龙骨25g，生牡蛎25g，代赭石15g，灵磁石15g，生瓦楞子15g，天麻10g，钩藤（后下）10g，白蒺藜12g，夏枯草15g，鬼针草15g，菊花6g，丹参15g。3剂，水煎服，日3次，饭前服。

复诊：2天后，患者头晕明显减轻，心情较好。脉较前柔和，面赤消失，舌苔如前，效不更方，原方续服3剂。嘱其药服完复诊。（周厚田医案）

按：此案不难诊断，西医按照脑血管梗死治疗，就是活血化瘀的路子，公式化治疗。其实这位患者的脑血管梗死不严重，一般老年人即使没有症状，若去检查十有八九都有些轻度的硬化或梗死。而中医诊断肝阳上亢脑充血引起的眩晕，柴芍龙骨牡蛎汤合天麻钩藤饮加减，平肝潜阳，重镇降逆，解痉息风。病机、方证相投，疗效尤捷。

名医失眠灵验方

主方：五味子50g，茯神50g，合欢花15g，法半夏15g，水煎服。

主治：失眠健忘。

此方为已故名老中医李培生之验方，用于临床治疗失眠健忘症，疗效显著。其主药为五味子，滋阴和阳，敛阳入阴，协调脏腑，以达安神定志之妙，不可轻之。全方五味子酸收入肾滋阴填精，配半夏苦温化痰降，酸收苦降协调脏腑，佐茯神健脾宁神，纳合欢交合阴阳。诸药相伍，以期达到“阴平阳秘，精神乃治”之目的。其组方严谨，配伍巧妙，临床验证不虚言也。

我临床除了喜用半夏治失眠外，亦喜欢用李老此方，一般服3～5剂即可收效。除了用汤剂外，对于不愿服药者，吾受此方启悟又拟一治疗失眠茶疗方，效亦佳，即黄精、五味子、山楂、合欢花晚间泡水饮用，很快就有睡意，进入梦乡。现举一例示之。

一日药店坐诊，一中年妇女找我治疗失眠，并说喝不了中药，我说能喝茶和可乐就能喝这药，味如酸梅汤，她一听直乐，连声说行。

处方：黄精50g，山楂50g，五味子30g，合欢花30g。3剂，前二味破碎为小粒；开水煮沸后，当茶饮。

1周后，该妇来店，说那酸梅汤真好，药香甚浓，且酸甜可口，晚上服用后约10分钟，即酣然入睡，呼之不应，次晨醒来，精力充沛。

按：临床发现黄精有镇静安眠作用，山楂与黄精配合有酸甘化阴作用，使阳归阴，神得安宁。关键是实践证明二者相配镇静安神作用较佳。

当归四逆汤服了两三天，晨起有些口干舌燥该怎么办？答：加大量麦冬。

丹栀逍遥散合二至丸加减治疗重症失眠

【验案】刘某，女，50岁。

病史：患者最近3天，心情烦躁，昼夜不能入睡，几近精神崩溃，痛苦之极。

刻诊：察舌红瘦苔薄黄，脉弦细数，尺不足，眼结膜红丝满布，饮食正常，大便不干，烦躁不安，易怒无故发脾气，偶有头晕心悸，咽干痛。辨证为肝阴不足，肝阳上亢，神不得安宁。

处方：丹栀逍遥散合二至丸加减。牡丹皮12g，栀子18g，柴胡12g，当归12g，白芍15g，茯神15g，白术10g，薄荷10g，女贞子30g，墨旱莲15g，知母12g，首乌藤50g，清半夏45g，法半夏45g。3剂，水煎服，日2次；

下午5点服1/3量，临睡前1小时服2/3量。

复诊：3日后，患者反馈服药当晚即入睡6小时，这两天已正常入睡，烦躁好转。效不更方，续服3剂，痊愈。

按：失眠一证临床很是多见，但观很多中医治疗多是酸枣仁汤之类，一方统管，不管辨证，故临床效果好坏参半。实际上失眠一证，临床上有多种原因，一定要辨证处理，针对病因处方用药。该案主要针对肝阴不足，肝郁化火，平肝散火，滋补阴液，用丹栀逍遥散合二至丸，外加安神药，首乌藤半夏知母，辨证加辨病，故收效较快。

这里要指出的是首乌藤、半夏一定要重用，量小杯水车薪不管用，切记！

二仙汤、百合地黄汤合甘麦大枣汤加减治疗更年期失眠漏尿

【验案】杨某，女，49岁。

刻诊：患者头昏，失眠，多梦，烦躁，心悸，烘热，尤其是尿多，尿频，还尿不尽，内裤整日湿淋淋，甚是苦恼。求治于中医，要求先解决失眠和漏尿问题，且勉强睡着噩梦纷纭。脉浮滑，舌淡苔白，饮食大便基本正常。诊断为妇女更年期综合征，辨证为肝肾阴虚，相火上炎。

处方：二仙汤、百合地黄汤合甘麦大枣汤加减。淫羊藿30g，仙茅10g，巴戟天10g，黄柏10g，知母10g，肉桂10g，百合15g，生地黄25g，浮小麦50g，女贞子15g，墨旱莲15g，益智仁30g，香附10g，赤芍、白芍各50g，生龙骨、生牡蛎各30g，炙甘草30g，炮姜15g，生麻黄10g，大枣6枚。7剂，水煎服，日3次。

复诊：1周后，患者头昏、心悸、烦躁、烘热消失，失眠漏尿略有改善。效不更方，上方加首乌藤50g，续服7剂。

三诊：患者失眠多梦大幅改善，前方再续7剂，漏尿痊愈。患者甚为满意。后以知柏地黄丸和复方枣仁胶囊善后。

按：此案是典型且临床常见病，治疗起来并不复杂。我治疗此类病，大多是以二仙汤为主进行加减。此案二仙汤（淫羊藿、仙茅、巴戟天、黄柏、知母、肉桂）治本；百合知母地黄汤合甘麦大枣汤安神定志；桂枝龙牡汤加强安神治失眠；二至丸滋补肝肾；滋肾丸合芍药甘草汤外加麻黄炮姜治漏尿；香附疏肝解郁。

全方标本兼治，既针对病机考虑，又不离专药。

【小贴士】

更年期综合征

更年期综合征很多人认为仅针对女性而言，实际上男女都有。

最常见女性的症状比较多。因为卵巢功能的下降引起的丘脑垂体、性腺功能的障碍，引发了一系列的精神和躯体的症状的改变。这段时间出现的改变就叫更年期综合征。

对于男性来说也是一样的。男性会出现性腺功能的下降，会引起一些精神紧张焦虑等症状的改变，也叫更年期综合征。

对于女性来说，多数是从48岁开始，早的人有可能是从41—42岁或43—44岁，与开始月经的时间有关系。开始出现月经的时间越早，可能更年期到来的也越早。从定义上来说，主要是指从有生育能力到没有生育能力的过渡时期，在西医也叫围绝经期。

最常见的就是女性的潮热出汗，很多人都叙述不管是白天或者是夜间突然汗出，或者是脸红了，浑身觉得燥热。可能伴有一些症状，如心烦、焦虑、失眠或者是烦躁等症状，即为更年期综合征。

男性多数常见烦躁，爱发脾气，有的人还会血压增高、心神不定、心慌等，都是更年期综合征的表现。

多梦、噩梦治疗验案

【验案】患者，女，50岁。多梦、噩梦。

处方：龙齿（先煎）30g，生龙骨、生牡蛎（先煎）各30g，柴胡12g，龙胆草6g，黄连6g，肉桂3g，丹参30g。（巩和平医案）

常文建议：朱砂安神丸加血府逐瘀丸试一试。

张雨轩建议：鹿角霜走督脉，兼治脊柱和中枢神经系统；加山羊角替代柴胡疏肝功效更强，柴胡到不了头，但羊角可以到头，如中成药羊角颗粒治头痛；黄芩用重剂可清少阳，同时可燥中焦之湿；徐长卿、炒杜仲营养神经，杜仲掰开后犹如神经，以形补形；清半夏重用60～180g，协调交感神经和副交感神经的转换。

癫狂梦醒汤治噩梦乱语三剂显效

“癫狂梦醒汤”系清代著名医学家王清任所创，原方主治癫狂疗效显著，王氏认为“癫狂一症，哭笑不休，詈骂歌唱，不避亲疏，许多恶态，乃气血凝滞，脑气与脏腑之气不接，如同做梦一样”。

现代该方扩展用于老年痴呆、失眠、神经官能症和癔症，疗效亦佳。王幸福老师曾评价“王清任之方，方方好用，方方实用”。笔者用癫狂梦醒汤治疗梦中乱语，梦境恐怖等症效果良好。兹举一例。

【**验案**】刘某，女，62岁，陕西省兴平市人。

患者平素身体尚可，唯每晚睡后，噩梦纷至，或梦见已故去之人，或与他人争斗，以致睡梦中胡言乱语，晨起后头昏脑涨，颇感疲乏，数年之中，多方求医，收效甚微。

观其舌脉无明显异常，当下思之，“怪病多痰多瘀”，癫狂梦醒汤从痰从瘀论治，又可治疗神志疾病，试投3剂。

处方：桃仁25g，赤芍10g，柴胡10g，青皮6g，香附10g，陈皮10g，半夏10g，紫苏子12g，大腹皮12g，川木通10g，生龙骨、生牡蛎各30g，桂枝12g，甘草15g。3剂，水煎服，日3次。

随访：服药3剂后，患者再无夜梦恐怖之症，乱语已无，继服数剂以善后。后又用本方加减治疗数例类似病例，疗效亦佳。（董建峰医案）

董建峰按：方中桃仁、赤芍活血化瘀；柴胡、香附、青皮疏肝理气，气行则血行；陈皮、半夏燥湿化痰；紫苏子、大腹皮、桑白皮降气化痰宽中；木通降心火，通利九窍血脉关节；甘草调和诸药。生龙骨、生牡蛎重镇安神，桂枝甘草汤温补心阳，阳盛则邪不易侵。诸药合用共奏豁痰化瘀利窍之功。

笔者有幸随王幸福老师学习多年，王老师医术精湛，医德高尚，长期立足于临床实践，不尚空谈，唯求实效。对于学生弟子将自己数十年临床经验倾囊而授，毫无保留。常鼓励我们坚守中医，不断提高临床疗效，中医才能不断发展。现虽年事已高，身体渐弱，仍四方奔走，传道授业，为中医的发展竭尽心力。

就上案而言，曾因桃仁量大，求教于王老师，王老师说：“桃仁量大乃本方一大特色，果仁入心，如酸枣仁入心能安神，桃仁入心取其破瘀散血而不燥之功，直捣黄龙，甘草用至五钱，实为监制桃仁而设，放胆用之，断无偾事。”证之临床，果如所言。

二仙龙牡汤加失眠专药治疗肝郁失眠

【**验案**】张某，女，50岁。

病史：患者略胖富态，近三日无法入睡，烦躁，苦恼无比，也服过中药无效。慕名求诊，要求解决失眠问题。

刻诊：察舌淡苔白，脉沉濡，手脚心发热，烘热阵汗，饮食二便基本正常，有甲状腺功能减退病史。

处方：淫羊藿30g，仙茅15g，巴戟天30g，黄柏10g，知母10g，当归10g，生龙骨、生牡蛎各45g，黄精30g，蝉蜕30g，柏子仁30g，炒酸枣仁45g，丹参30g，菟丝子15g。7剂，水煎服，每日2次。下午喝1/3量，临睡前喝1/3量。

3剂服完，患者酣然入睡，诸症消失。患者大喜专程来道谢。

按：此案从本入手，抓住老年妇女更年期之证，用二仙龙牡汤釜底抽薪，再用专药黄精、蝉蜕、柏子仁、炒酸枣仁安眠，标本兼治，丹参、菟丝子补肾兼调整雌激素水平，故收速效。

中医救急治标法治疗抑郁失眠

【验案】王某，女，62岁。

病史：患抑郁症近2年，现服西药黛力新（氟哌噻吨美利曲辛片），对任何事都不感兴趣，懒动烦躁，眼睛发雾，经常失眠几昼夜不睡，不想活。

刻诊：患者已两天两夜没有睡觉，烦躁不宁，饮食一般，不渴，大便3～4日一行，较困难。舌红苔薄，脉弦细微数。服用褪黑色素、地西泮、复方枣仁胶囊、石斛夜光丸等药，时效时不效，近两日服上述药均不起作用。

无奈之下，采取中医急时治标之法，当晚服朱砂1g，蝉蜕（颗粒）1.2g（相当饮片12g），后熟睡7小时左右，患者大喜。第二天晚上如法炮制，仍然起效，连用3日，停药观察，失眠改善。

按：实践证明，在中药一般常法治疗无效时，可以采取救急之法，先阻断病势的发展，再图从本治疗，不失为一种好办法。

肝硬化腹水

【验案】李某，女，59岁。2021年6月14日初诊。

刻诊：患者肝硬化腹水，脾大，高血压，糖尿病，舌淡苔白齿痕，脉右沉濡左浮濡。

处方：柴胡10g，当归15g，川芎10g，茯苓皮30g，猪苓15g，生白术45g，桂枝10g，炒扁豆20g，生薏苡仁30g，夏枯草30g，生牡蛎30g，丹参

30g，车前草20g，怀牛膝10g，细生晒参10g，青皮10g，怀山药15g，生姜皮10g，酒大黄10g，大腹皮15g，胡芦巴30g，白蒺藜15g，合欢皮15g。15剂，水煎服，每日1剂。

二诊：患者反馈药效很好，小便多大便少；肝硬化腹水，脾大，高血压，糖尿病，舌淡苔白齿痕，脉右沉濡左浮濡。

处方：茯苓皮30g，猪苓15g，生白术60g，桂枝10g，炒白扁豆30g，生薏苡仁90g，泽泻30g，丹参30g，车前草30g，怀牛膝30g，生黄芪45g，细生晒参10g，怀山药15g，青皮10g，生姜皮10g，大腹皮15g，胡芦巴30g，白蒺藜15g，合欢皮15g，泽漆30g。15剂，水煎服，每日1剂。

巩和平按：五苓散、五皮饮、参苓白术散合用，加脾大专用药对合欢花、白蒺藜，腹水特效药胡芦巴。胡芦巴能够利水消肿，临床中多用胡芦巴治疗水肿等疾病，如面目浮肿，眼睑浮肿，双下肢水肿，小便不利等症均可对症选用本药，有利尿、治标之效。另外，胡芦巴具有利水通淋之效，用于治疗泌尿系感染所致的尿频，尿急，尿痛，小便淋沥不畅等，具有一定的疗效。胡芦巴还能够利湿退黄，对于各种肝炎所导致的黄疸，或是肝硬化腹水，腹部胀满肿大等疾病，均能治疗。

周厚田按：合欢皮、白蒺藜是治疗肝脾肿大的对药，是名老中医施今墨、祝谌予的用药经验。在此基础上我加了另一散结药对蜈蚣、鳖甲，其软肝散结功效尤强。另一组角药炒桃仁、土鳖虫、生山楂，因为肝为血海，藏血，具有贮存血液和调节血量的作用，从我们日常所食动物肝脏，其色、味可直观体现。肝硬化后期引起的门静脉压力过高，破裂出血，说明治肝必活血软肝，其中生山楂是活血消脂的药，而其味酸，入肝，有很好的降酶作用。

降酶三药：山楂、乌梅、五味子，三味皆味酸入肝，降酶最速。

利水三药：生白术（重用）、茯苓、牵牛子，利湿健脾通二便，不伤正。

这些药可以在病机处方的基础上灵活加上去，事半功倍。而不是一定要全用，一定强调病机用药，纵观全局！这是我多年临床经验，分享给大家。

肝脾肿大专药：合欢皮、白蒺藜

《名老中医传略·学术·传人丛书》中祝谌予老中医一篇演讲稿中的一段话，引起了我的注意。

慢性肝炎和肝硬化是临床上常见的病证，尤其是肝脾肿大，包括门静脉肿大，一直没有很好的解决办法与有效药物。祝老的偶然发现，轻而易举地解决了这个问题，就是白蒺藜合欢皮药对。

临床上是否真有效，祝老叫我们再试。我现在可以告诉大家是有效的。我曾经用此药对加入有关方子里治一早期肝硬化，乙肝小三阳，伴脾脏门静脉肿大患者，服药半年脾和门静脉均恢复正常，一年后小三阳亦转阴。此后又治过多例患者均有显著效果。祝老不虚言也。现将祝老文章分享如下。

肝脾肿大加合欢皮、白蒺藜。有位找我看肝的患者，还不是糖尿病患者，但肝炎患者晚期大都有肝脾肿大，同时有睡眠不好的症状。那时候我用合欢皮加白蒺藜，是我老师常用的一个药对，使人睡觉好。因为他是肝炎患者，我也没考虑到肝脾大的问题，用白蒺藜跟合欢皮主要是解决他睡眠问题。没想到这位肝炎患者后来让西医检查了一下，结果他肝脾不大了。我感到很奇怪，于是在首都医院西医学习中医班，跟那些西医医生也讲到了这件事。

有一位医生是研究肝炎病的，于是他见到肝脾大的，不加其他药，仅用合欢皮、白蒺藜熬水给患者服用。西医医生很容易想到找特效药、特效方，没想到白蒺藜、合欢消肝脾大相当好。这也是无意中发现的一个经验，同志们今后碰到这样的患者也可以试试。不只是糖尿病患者，而是肝病、慢性肝炎、迁延性肝炎患者，如果发现肝脾大，特别是肝硬化的患者出现肝脾大，可以试一下。在解决肝硬化的基础上加该药对，也可以解决患者睡眠不好的情况。

另外，我查了一些资料，白蒺藜有消痞的作用。有一个方子，拿白蒺藜熬成膏，首先一斤白蒺藜熬至黏稠浓缩了，然后把白蒺藜渣滓滤出去，再拿微火熬，最后就成了很黏稠的药膏。

小儿食积把白蒺藜药膏按患病部位的大小给他涂抹，上面盖上纱布，可消痞消积。我查了半天只找出这个根据，合欢皮的作用原理也没找出来。但是两味药配伍，就是那个西医医生后来跟我讲的消肝脾肿大的方子。

这也是我们碰上的临床经验，给同志们分享，看看你们今后用是否也能取得效果。

肝硬化、腹水治疗体会

【验案】姚某，男，43岁，山东沂蒙山人。

病史：患者乙肝“大三阳”，现为肝硬化腹水。从山东专门慕名来西安求治中医。

刻诊：患者中等身高，不胖，面黧黑无光彩，腹部略鼓胀，B超肝功能化验单，提示中度纤维化腹水，脉弦细，舌淡苔白，饮食二便尚可。患者精神状态不好，一见我，未开言来，先哽咽落泪，诉自从患了此病，媳妇和自己离了婚，病在当地又治不好，经济也拮据，故一时心灰意冷，也不想活了；无奈还有一未成年的女儿，正上初中，求大夫能给予治疗，延长几年生命，把孩子供养成人。闻听此言，使人悲戚戚。我好言安慰，答应尽心尽力治疗。

此病为中医中的臌胀，已由血臌转为水臌，确为一难症也。据上述四诊，治宜补肾健脾，活血散结，佐以化水。

处方：生地黄、熟地黄各30g，山茱萸30g，枸杞子30g，骨碎补30g，海金沙30g，鸡内金15g，白蒺藜30g，生白术、炒白术各25g，牵牛子10g，制附子（先煎）10g，鳖甲20g，龟甲20g，生牡蛎50g，丹参30g，赤芍30g，紫菀15g，陈皮15g，当归15g，炒薏苡仁30g，桃仁12g。30剂，水煎服，每日3次。

随访：患者服药1个月后反馈，服药期间大便次数多，每天3～4次，小便量也增多，精神饮食尚可，腹部已软，略小。嘱其上方去牵牛子，加生黄芪50g，党参30g，再续服30剂。

患者服药第3个月时反馈，医院检查腹水已无，肝轻度纤维化，肝功能正常，乙肝病毒标志物检查示“小三阳”。患者大喜，问是否继续服药。嘱其上方3日服1剂，再坚持3个月。

患者服药半年后反馈情况越来越好，精力充沛，能吃能喝，不疲乏无力，生活信心十足。嘱将上方加工成蜜丸，再服半年。

以下是老中医姜春华教授医案。

【验案】患者，女，肝硬化腹水。肝功能持续异常5年，1976年初诊时见面色黧黑，巩膜黄染，伴腹水，失眠，腹胀，肝痛，舌质红，苔白厚。

处方：生大黄9g，桃仁（分吞）9g，地鳖虫（分吞）1.5g，炮山甲3g，川芎6g，丹参9g，田基黄（久煎）30g，岗稔根30g，紫参1.5g，金钱草30g，茯苓皮30g。

经过3个月的治疗，服药49剂，面黑消失，各种症状都明显好转。肝功能各项指标好转。

以下是老中医岳美中教授医案。

【验案】张某，男，49岁。1968年秋患者出现肝区疼痛，食欲减退，疲乏消瘦。1970年1月突发高热，体温达40℃，昏迷24小时，伴有呕吐、抽搐等症状，经医院诊断肝昏迷，抢救脱险。检查：肝肋下4.5cm，血压

110/56mmHg，谷丙转氨酶220U/L，经治疗症状缓解出院。1个月后，因高热，昏迷，肝区疼痛，恶心，腹泻再次入院，此后常反复发作，屡经中西医药治疗无效。

1972年发现脾肿大，伴有肝臭味，肝区疼痛，经确诊为早期肝硬化。患者于1972年10月来诊，脉大数有涩象，面色黧黑，舌边尖红有瘀斑，目黄，胁痛，诊为病久入络，血瘀气滞而肝硬化。

以《金匮要略》大黄䗪虫丸，每日2丸，早、晚各服1丸，并用《冷庐医话》化瘀汤，每日1剂。服药后患者体力渐增，疼痛渐减，药病相符，遂依此法加减观察，共服大黄䗪虫丸240丸，化瘀汤180剂。

一年以后肝脾已不能扪及，肝功能化验正常，精神很好，恶心呕吐消失，纳佳食增，胁肋疼痛基本消失，至1974年4月，基本痊愈，恢复工作。

按：关于肝硬化和腹水的治疗，各家的治法大同小异，用药略有不同。无非是疏肝、理气、活血、散结、健脾、利水加补肾。但是治疗的结果效果却有不一样，其问题在哪里呢？我认为关键是有的医生缺乏定力，企图快速治愈，急功近利。此病非一日所得，冰冻三尺非一日之寒，怎能幻想一日化解呢？所以治疗此病，一旦认准病证，确定病方，就要守方有恒，嘱患者坚持服药，功到自然成。这就是我治疗此病的最深体会，后人治之要三思。

丹栀逍遥散合二仙汤加减治疗蜘蛛痣

【验案】李某，女，30岁。2021年6月17日初诊。

刻诊：患者有蜘蛛痣，四肢腹部血点，眼睛干涩，掉头发，耳鸣梦多，月经提前1～2天有血块，鼻炎，便秘，左弦软，右浮大，舌瘦苔白。

处方：牡丹皮10g，茯苓15g，生白术90g，蛇床子15g，菟丝子30g，仙茅10g，淫羊藿15g，巴戟天15g，黄柏6g，知母6g，当归12g，柴胡6g，薄荷3g，生姜6片，生甘草10g，赤芍10g，茜草10g，栀子10g，石菖蒲15g，柴葛根30g，枸杞子30g，女贞子10g，墨旱莲10g，威灵仙15g，肉桂10g。15剂，水煎两次混合后取600ml，分3次服。

二诊：患者有蜘蛛痣，四肢腹部血点，鼻炎，左弦软，右浮大，舌瘦苔白。

处方：牡丹皮10g，生白术90g，蛇床子15g，菟丝子30g，仙茅10g，淫羊藿15g，巴戟天15g，黄柏6g，知母6g，当归12g，柴胡6g，薄荷3g，生姜6片，生甘草10g，赤芍10g，茜草10g，栀子10g，石菖蒲15g，柴葛根30g，枸杞子30g，女贞子10g，墨旱莲10g，威灵仙15g，肉桂10g，茯神30g，白芷15g。15剂，水煎两次混合后取600ml，分3次服。

十六味流气饮加减治疗脑胶质瘤

十六味流气饮，土茯苓60g，海藻30g，天麻20g，全蝎8g，蜈蚣2g，僵蚕15g。治疗我同学母亲的脑胶质瘤，煎服，药渣热敷头部，3个月，瘤体萎缩。

鸡血藤15g，苦参10g，猫爪草20g，珠儿参15g，可有效控制各种癌症转移。（姜威医案）

柴苓汤治疗转氨酶升高并妊娠高血压

【验案】李某，女，38岁。2021年6月17日初诊。

刻诊：患者转氨酶高，妊娠高血压，月经不调，量少不规律，后背痛，脉右浮滑有力，左寸关浮软，舌胖大苔白水滑。

处方：柴胡10g，黄芩15g，清半夏10g，生姜6片，垂盆草30g，鸡骨草30g，怀牛膝30g，车前子20g，大枣3枚，生甘草6g，泽泻45g，猪苓15g，茯神30g，蓝布正30g，肉桂10g，生白术30g，益母草30g，泽兰30g。7剂，水煎服，日1剂。

夜明颗粒治疗视网膜色素变性

夜明颗粒由熟地黄10g，枸杞子10g，黄芪15g，丹参15g，当归10g，制首乌10g，山茱萸10g，灵芝6g，白芍10g，枳壳6g等组成。

茵陈五苓散加减治疗脂肪肝、痛风

【验案】车某，男，52岁。2021年6月24日初诊。

刻诊：患者脂肪肝，痛风，尿酸高，血脂高，谷丙转氨酶高，血压高，血糖高，手掌红白相间，脉弦滑，舌淡红，苔白厚水滑。

处方：茵陈30g，猪苓15g，豨莶草30g，茯神30g，泽泻30g，肉桂10g，生白术15g，川牛膝15g，苍术15g，生薏苡仁30g，黄柏10g，川萆薢30g，土茯苓45g，知母10g，车前草30g。

按：脂肪肝、血脂高、高血压、尿酸高，都是营养过剩引起的病，表现为一派湿热症状。手掌肥厚，红白相间是脂肪肝的特异辨证指标。不用摸脉，一看就知道，百分百准确。

肝胆郁热型胆囊炎与消化不良、高血脂、高血糖、失眠、崩漏的关联

王幸福老师曾经手把手教我如何看“肝掌”，手掌肥厚，颜色赤红。出现“肝掌”的患者一般都会有肝胆郁热类的疾病，如胆囊炎、脂肪肝等。我在王老师探查“肝掌”的启发下，进一步研究发现，有肝胆郁热有“口干口苦”症状的患者，会进一步引发其他病症。

《伤寒论》中的少阳病，是以口苦，咽干，目眩，往来寒热，胸胁苦满，默默不欲饮食，心烦喜呕，脉弦为主症。

足少阳胆经出现病症，以“口苦咽干”为临床表现。我在临床发现，患者如果有口干口苦的症状，到医院进行检查，往往会发现存在胆壁粗糙、胆囊炎、胆结石等疾病；或治疗胆壁粗糙、胆囊炎、胆结石的患者，都有口干口苦的症状。所以，临床实践也证明了《伤寒论》对少阳病症状的描述是科学的，是经得起临床实践的检验和验证的。

少阳病是《伤寒论》上的称呼，属于六经辨证。如果按脏腑论证以上病症称为“肝胆郁热”，其实都是殊途同归。我临床发现患者有口干口苦的症状，存在胆壁粗糙、胆囊炎、胆结石等病症，会导致胆汁分泌排泄不畅，从而导致胆盐的缺乏，会进一步引发其他几类病症。

第一类　胃阴不足、消化不良。

中医的少阳病、肝胆郁热，西医的胆囊炎、胆壁粗糙、胆结石导致胆汁分泌排泄不畅，胃部消化液不足，中医叫胃阴不足，西医叫消化不良。

第二类　高血脂、高血糖。

高血脂、高血糖完全是现在医学的称谓，中医是没有这个概念的。所谓与时俱进，中医临床也必须面对这些病症，不能说中医经典上没有我就不会治疗和应对。中医讲究恢复脏腑功能，西医讲究恢复生理功能，其实是一码事。

胆壁粗糙、胆囊炎、胆结石造成胆汁分泌排泄不畅，使人体内胆盐缺乏。而胆盐的生理功能就是分解脂肪的，胆盐缺乏就会造成人体内的脂肪不能充分分解，从而逐步形成高脂血症，也就是高血脂。

胰腺与肝胆相邻，其分泌的胰岛素也是通过胆总管排泄到十二指肠的，胆囊炎等造成胆总管不通畅，同样影响胰岛素的分泌和排泄，胰岛素的缺乏就会引起高血糖。

现在看来一部分糖尿病患者有多饮多食的症状，正是胃阴不足的结果。

胃阴不足是胆汁等消化液分泌排泄不足造成的；高血脂、高血糖同样也是胆汁和胰岛素分泌排泄不足造成的。

现在把糖尿病归结为中医学的消渴病（多饮多食）其实还是有一定道理的。通过理顺糖尿病、高血糖、高血脂与肝胆郁热、胆汁、胰岛素分泌排泄不畅的关系，就更能理解生理出现偏差从而导致病理现象的因果关系了。

中医讲究恢复脏腑功能，中药方剂里的四逆散（柴胡、白芍、枳实、甘草）、小柴胡汤等疏肝利胆、可以恢复肝胆功能；茵陈、金钱草等中药临床研究发现可以促进胆汁的分泌和排泄。这些方剂和药物都可以用来调理和治疗肝胆郁热、胆囊炎导致的胆汁、胰岛素缺乏的高血脂和高血糖。

第三类　失眠、焦虑、抑郁等精神疾病。

现代药学研究证明维生素 B_{12} 等微量元素的缺乏会引起失眠、焦虑、抑郁等精神疾病，维生素 B_{12} 等之所以可以起到镇静安眠的药理作用，就在于其是脂溶性物质，易于穿越血脑屏障，给大脑提供充足的营养，调节中枢神经、抑制大脑皮层过度兴奋。

而维生素 B_{12} 是脂溶性物质，只有通过胆盐分解脂肪获得，如果胆汁分泌排泄不畅导致胆盐缺乏和不足，就会造成维生素 B_{12} 等脂溶性物质分解获得不足，大脑皮层缺乏营养、过度兴奋，出现失眠、焦虑、抑郁等精神疾病。

一些有效治疗失眠、焦虑、更年期综合征、抑郁症的中药方剂，如丹栀逍遥散加减，就是采用柴胡、白芍、枳实、栀子等疏肝利胆，可以促进胆汁生成、分泌和排泄的药物。其道理在于通过促进胆汁的分泌和排泄，增进胆盐分解脂肪、获得脂溶性维生素的能力，以便脂溶性维生素穿越血脑屏障，营养大脑，抑制大脑皮层的兴奋、调节中枢神经。

我们临床治疗失眠、焦虑、抑郁等精神疾病的时候，一定要关注肝胆郁热（口干口苦）、胆囊炎等导致的胆汁分泌和排泄不畅的问题。

第四类　血小板水平降低，引起崩漏。

血小板的合成必须依靠维生素 K 的参与，而维生素 K 是脂溶性物质，只有通过胆盐分解脂肪获得，如果胆盐缺乏和不足，就会造成维生素 K 的缺乏和不足，从而引起血小板合成障碍、血小板水平降低。

血小板水平降低会引起很多病症，中医临床上接触最多的就是崩漏、月经淋漓不断。当患者有崩漏的病症，同时伴口干口苦，传统中医理疗抽象的说是“血热妄行”，用现代的科学理论来解释就是胆囊炎、胆壁粗糙、胆结石等造成胆汁分泌排泄不畅、胆盐缺乏、维生素 K 分解获得不足，使血小板的合成产生障碍，继而出现血小板水平降低，凝血机制不足。

西医止血可以直接注射维生素K溶液，一些治疗牙龈出血的牙膏就有维生素K的成分。中医止血常用药就是仙鹤草，现在药学研究发现仙鹤草含有丰富的维生素K，同时有促进胆汁分泌排泄的作用。所以，在治疗血热妄行、崩漏等出血病症时，应该兼顾肝胆郁热和胆囊炎的调理和治疗。

以上就是我临床实践的一个总结。因为认识到口干口苦的症状背后肝胆郁热、胆囊炎等所引起一系列并发症的严重性。故在问诊的时候，特别关注患者有没有“口干口苦”的症状。希望这一点能引起医生同行的关注和重视。（黄锦凌）

腰背冰凉似铁不一定是阳虚

【验案】患者，男，36岁，街道上联防队员。2007年5月初诊。

病史：患者全年背凉，尤其是腰以下冰凉似铁，晚上睡觉盖两三床被子仍不觉热，要加用暖水袋才行。曾在多处医院和民间中医看过，服用过人参、鹿茸、黄芪、当归、干姜、附子，特别是附子一味药曾用到100g；也服过金匮肾气丸、十全大补丸、补肾壮腰丸、追风透骨丸，均疗效不佳。慕名来诊。

刻诊：患者面色发暗有光泽，两眼有神，说话洪亮，舌质暗红苔白厚燥，脉三部弦滑有力，能吃能喝，小便黄赤发热，大便略干，口干咽燥，失眠多梦，全身发凉，尤其腰腿凉甚，着护膝。诊后，我思之良久，断为火郁证，内热外寒，里外不通，阴阳不交。

处方：四逆散合白虎汤。柴胡10g，白芍15g，枳壳15g，甘草10g，知母15g，生石膏30g，生薏苡仁30g。3剂。

患者看完药方不解，问本是寒证为什么尽用些凉药，会不会雪上加霜？我嘱其姑且先服3剂再说。

复诊：3日后，患者反馈此药服完身上好像没有过去那么冷了。我告知不是虚寒证而是热郁证，患者听来一惊说从未闻也。

以后患者又服了15剂药，彻底治愈，全身温暖如春。

按：此病例我主要想说明以下几个问题。

第一，临床上看病，思维切记不可古板单一，一条道走到黑。

第二，要善于逆向思维，此病例前人用了那么多热药不见效，显然是药不对证，亦不是寒证，再加之脉弦滑有力，不是沉弱无力，口干咽燥，声音洪亮，年轻力壮，显然不可能肾阳虚寒，或痰饮郁积等证。

第三，临床上确实有一些患者表现的一派寒象，却为热证，此屡见不鲜，一定要重视辨证施治，有是症，用是药，起是方；切忌不细心辨证，见一症状就认定是某证，或人云亦云。临床上各种现象都可能出现和存在，一定要细心，活心，定心，胆大心细，方为良医。

刘渡舟先生从事中医临床、教学40余年，学验俱丰，深得仲景秘旨，善治内科杂证。观其治病，常给人以茅塞顿开、赏心悦目之感，如对黄连阿胶汤的使用则可见一斑。

下录名医刘渡舟先生运用黄连阿胶汤治疗肢厥一则供参考。

【验案】李某，男，43岁，干部。

病史：患者于1978年10月，无明显诱因而自觉下肢发凉。前医诊为肾阳虚证，曾予金匮肾气丸、虎骨酒、青娥丸等大量温补之药，而病情未能控制，仍逐渐发展。冷感向上至腰部，向下则冷至足心，如赤脚立冰上，寒冷彻骨，同时伴有下肢麻木，痒如虫行，小便余沥与阳痿等证。曾先后在北京各医院检查，均未见异常，并服用补肾壮阳、益气和血等中药200余剂，未能见效；于1980年1月11日转请刘老诊治。

刻诊：患者素体健康，面部丰腴，两目有神，舌质色绛，少苔，脉弦而略数。问其饮食如故，大便不爽，小便短少而发黄。初投四逆散，按阳厥之证治之，药进3剂，厥冷依然；乃反复追问其病情，患者才说出睡眠不佳，且多乱梦，而心时烦，容易汗出。视其舌尖红如杨梅，脉来又数，反映了阳虚于下而心火独旺于上之证。刘老认为，心火上炎，无水以承，是以心烦少寐，多梦汗出；火盛于上，阳气不能下达，则水火不相交通，是以为厥，四逆散疏气通阳而不能泻上盛之火，是以服药无效，遂处以下方治疗。

处方：黄连阿胶汤。黄连9g，黄芩3g，白芍6g，阿胶（烊化）9g，鸡子黄（自备）2枚。以水3碗，先煮3味；取1碗，去滓，纳胶烊尽，小冷，纳鸡子黄，搅令相得，分2次服下。

患者服药3剂后，汗出、失眠多梦等证均有明显好转，小便余沥和阳痿亦有所改善。察其舌，仍红赤而少苔，脉弦而微数，继宗原法治之。

处方：黄连9g，阿胶（烊化）10g，黄芩3g，白芍9g，鸡子黄（自备）2枚，牡丹皮6g。6剂。煎服法同前。

1980年1月30日，适值降雪，寒风凛冽，但患者并无异常寒冷之痛感，腰以下厥冷证基本告愈。1个月后，据患者言，未再复发。

按：黄连阿胶汤出自《伤寒论》第303条，原文："少阴病，得之二三日以上，心中烦，不得卧，黄连阿胶汤主之，主治心肾不交之失眠证。"

该例患者，上则见有心火亢盛的心烦、汗出、失眠多梦、舌红少苔、脉数等症；下则见有水寒之证的小便余沥、阳痿、腰以下厥冷等症，属于阴阳上下不相交通，水火不相既济之证；故投以黄连阿胶汤交通心肾，使水火既济，阴阳调和，则下肢厥冷之证得以痊愈。

丹栀逍遥丸、止痉散、金铃子散、活络效灵丹合用治疗带状疱疹后遗症

患者带状疱疹后遗症，手指不能弯曲。

处方：牡丹皮 12g，栀子 10g，当归 10g，茯苓 30g，薄荷（后下）3g，生姜 3 片，生白术 15g，柴胡 15g，甘草 12g，红花 5g，延胡索 15g，川楝子 6g，地龙 15g，全蝎 5g，蜈蚣 3g，丹参 30g，乳香 6g，没药 6g，生蒲黄 10g，益母草 60g，茺蔚子 15g。（周厚田医案）

龙胆泻肝汤、瓜蒌红花甘草汤加减治疗带状疱疹一周痊愈

【验案】惠某，女，68 岁。

病史：患者患带状疱疹，自作主张到药店买了两盒龙胆泻肝丸服用，无济于事，越发严重，又到诊所肌内注射了 3 天聚肌胞和抗生素还是无效，故转求中医。

刻诊：患者右耳后项部及前胸一簇簇红斑水疱，有少量溃烂，大部分未烂，疼得龇牙咧嘴，眼泪汪汪，哀求于我，赶快给想个办法，痛苦得直想死。察舌质红苔腻，脉弦滑有力，大便不干。中医辨证为湿热毒发。

处方：龙胆泻肝汤、瓜蒌红花甘草汤加减。龙胆草 18g，车前草 30g，川木通 12g，黄芩 30g，栀子 15g，当归 15g，生地黄 30g，泽泻 30g，柴胡 24g，生甘草 10g，全瓜蒌 30g，红花 6g，牡丹皮 10g，大青叶 30g，马齿苋 30g，野菊花 30g，板蓝根 30g，连翘 45g，煅牡蛎 30g。5 剂，水煎服，日 3 次。

外用：雄黄、白矾各 30g，冰片 20g，凉开水化开外涂。

随访：患者服用 2 剂药反馈，还是痛得厉害；问是否有新出疱疹、新溃烂疱疹，答曰没有。嘱咐其坚持服药，3 天后症状就会轻的。

复诊：服药 5 天后，患者反馈第三天以后疼痛减轻；观察疮疹处已全部干结，已不太痛。效不更方，又续用 5 剂，痊愈。

治疗误诊带状疱疹之两胁痛

【验案】张某，女，68 岁。2018 年 4 月 28 日初诊。

病史：患者后背痛3个月，口苦，饮食无味，两胁痛，小便频多，习惯性便秘，3～5天一行，因两胁痛在医院和诊所治疗，诊断为带状疱疹神经痛，静脉滴注阿昔洛韦，外用软膏治疗一月，无效，求治疗带状疱疹。

刻诊：患者体态较胖，腰痛拄双拐，说话唉声叹气，脉弦无力，舌苔淡白，舌苔白腻，触诊，两胁无剧痛反应，无带状疱疹痕迹，叩击双胁如鼓，胀满。问其最近有无生过气，她说最近脾气有点不好，心烦。中医辨证为肝气犯胃，情志不畅。治则疏肝和胃，畅通气机。

处方：小柴胡汤合金铃子散加减。柴胡15g，白芍20g，黄芩15g，制香附15g，生姜15g，大枣6枚，大黄10g，炒枳壳15g，金铃子12g，延胡索10g，郁金15，合欢15g，陈皮30g，佛手15，玫瑰花5g，生麦芽30g。7剂，水煎服，日1剂，早晚空腹服。嘱咐保持心情舒畅。

复诊：5月15日，患者两胁胀痛消失，要求治疗其腰痛；辨证为脾肾两虚，治则健脾益肾。

处方：黄芪50g，当归10g，桂枝45g，生白术30g，生姜15g，大枣12g，甘草30，鸡血藤30g，木瓜15g，威灵仙30g，伸筋草30g，熟地黄15g，骨碎补10g，补骨脂10g，延胡索10g，制川乌5g，老鹳草25g，制附子15g，肉桂5g。7剂，日1剂，分早晚空腹服用。

三诊：5月22日，患者腰痛减轻，已经能爬上二楼。守方治疗一周以巩固治疗。（周厚田医案）

按：此患者初患病就诊于西医，而西医根据疼痛部位，不详细诊问，就断定为带状疱疹，却治疗无效。以后其他医生则根据患者描述，不加以诊断，直接按带状疱疹后遗症治疗。前医误诊，后医从而治之，造成持续误治。

其实此患者诊断起来并不难，其一无带状疱疹明显特征，其二疼痛是持续性胀痛，而非疱疹样类似电击烧灼热痛。根据中医四诊，找出病因病机，服药既效，最终治愈。

治疗背疼不可触，伴眵多视物模糊

【验案】张某，女，89岁。

患者家属口述，老人近两天背肋部疼痛难忍，不能碰触，外观还未见疱疹。眼结膜红，眵多，牙痛，能食，大便少。平时身体尚可，别无他恙。舌脉象不详。西药用了两天不见好转，要求开几剂中药服用。

处方：瓜蒌红花汤合玉女煎加减。瓜蒌45g，红花10g，生甘草15g，桑叶15g，菊花15g，大青叶12g，板蓝根15g，麦冬30g，生石膏30g，生地黄30g，知母10g，怀牛膝10g，徐长卿10g。3剂，水煎服，日3次。

随访：患者服药3天后反馈背肋疼痛已好多了，眼眵减少，牙已不痛了。效不更方，续服3剂善后。

按：此案病情比较简单，辨证也不难，但苦于老人年龄高，一般医生回避风险不愿接治。其实只要没有大病，完全可以中医药治疗，不必过于担心。

该案患者背肋痛，不能触摸，且年龄较大，一般都是带状疱疹，虽说还没有起疱疹，不影响诊断。专方瓜蒌红花甘草汤治之，板蓝根、大青叶清热解毒，徐长卿祛风止痛，桑叶、菊花清肝风热。玉女煎祛胃火止牙痛。全方秉"有是证用是方，有是证用是药"的原则，方药对症，故收速效。

牙痛妙方玉女煎

【验案1】嗜酒牙痛

申某，男，51岁。2020年1月2日初诊。

刻诊：患者人瘦精神，面色略暗。近日喝酒应酬较多，牙髓发炎，牙床红肿热痛，无法吃食，入睡难眠，小便略黄，大便偏干。有糖尿病病史。舌淡红苔薄，脉弦滑。中医诊断为阳明热盛，火郁齿龈。

处方：玉女煎加减。麦冬30g，生地黄30g，生石膏60g，知母10g，川牛膝10g，细辛6g，川椒3g。3剂，水煎服，日3次。

随访：患者服用1剂痛减，当夜入睡；3剂痊愈，疼痛若失。

按：玉女煎为治疗郁火牙痛的专方，方中石膏、知母清热，麦冬、生地黄凉血滋阴，牛膝引火下行，细辛、川椒辛散止通；全方标本兼治，方证合辙，故收效神速，一剂知，二剂已。

【验案2】牙髓炎

叶某，女，40岁。2019年12月29日初诊。

刻诊：患者牙齿疼痛严重，右腮肿痛，肿的部位硬结明显，触摸痛；西医诊断为牙髓炎，服用抗生素（磺胺甲硝唑片和头孢克肟、京制牛黄解毒片）3天，无丝毫缓解，目前仍疼痛剧烈，无法入睡。考虑药物副作用问题，且肝部疼痛，反胃恶心头晕，见效甚微，故寻求中医治疗。

处方：玉女煎加减。麦冬30g，生地黄30g，生石膏60g，知母10g，川牛膝10g，细辛6g，川椒3g。3剂，水煎服，日3次。

二诊：患者第二天反馈服1剂药后，牙痛明显减轻，晚上能睡着了；不过肿痛处较昨天大了一些，昨天如小指大，服药后变为鹌鹑蛋大小，仍有按压痛。

处方：原方加蒲公英、野菊花、紫花地丁、夏枯草各30g。

随访：2020年1月3日患者反馈服完药后牙痛完全好了，果真是说三天好就三天好。

张光按：临床遇牙痛患者，王幸福老师常以清胃散合玉女煎两方加减治疗。

若症见牙齿肿痛，甚则牵引头痛，口气热臭，舌红苔黄，脉滑数，属胃火实热证者，常以清胃散加减治疗。如遇胃火炽盛，兼有真阴不足、虚火上炎导致的牙齿肿痛，以玉女煎加减治疗，起效快速，临床疗效确切。

两则验案中患者从舌脉及症状来看，皆为虚实夹杂之证，即阴虚胃热，故以玉女煎加减治疗。

玉女煎出自《景岳全书》，以麦冬、生地黄、生石膏、知母、川牛膝、五味子组成，主治虚火牙痛，但很多临床大夫用之，疗效不甚确切。王老师临床略加小量细辛、川椒，临床疗效大为提高，几乎百治百效。

观玉女煎原方，全方皆为凉药。凉药在清热泻火的同时，也容易导致气机凝滞，郁而为热毒。这也是案二中的患者连用三天清热解毒消炎的西药之后，不仅牙痛丝毫未减，反而新发肿痛硬结之缘故。加细辛、川椒二味，取其温通宣畅之意，通过宣畅气机，使所郁之火能够发越透达，且细辛、川椒又是治疗牙痛专药，用于此处一举两得；针对硬结肿痛，加蒲公英、紫花地丁、野菊花、夏枯草，以清热解毒散结，标本兼治。

进入冬季，牙痛患者反而多了起来。一方面源于天时，天干物燥，久不降雨雪，易导致人体真阴亏耗，阴不制阳，以致虚火上炎；另一方面，天寒地冻，人们偏爱进食肥腻辛辣，如麻辣火锅、饮酒等，导致体内湿热加重又遇外界寒冷，热郁于内不得发越，形成“火郁证”。

火郁证的治疗关键，明代著名医家张景岳形象地比喻为：“如开其窗、揭其被，皆谓之发。”“火郁发之”首见于《素问·六元正纪大论》，郁者抑遏之谓，发者发越之意，即火热之邪被郁遏于内，当发而越之，以返其本然之性。

国医大师李士懋论“火郁发之”时，言火郁时应当展布气机，使郁火得以透发，切不可一见火郁就苦寒降泄，使得冰伏气机，病情更重，此案的治疗可见一斑。

三味药治愈半侧身痛

我是一名西医科班出身的临床医生，从事临床基层工作已二十年了。由于我对中医非常感兴趣，一直在自学中医。学习的主要途径除了读书，就是上网学习一些论坛帖子、网友经验介绍之类的文章。正是在网上学习的过程中，知道了王幸福老师。

那时候还没有见过王老师的面，也没有联系方式，但是读了王老师发表在网上的文章，我意识到这是一位真正的高手。从那之后，我就关注王老师的著作并学习其中的医案。

我上班的地方是一家三甲级西医综合医院的急诊科，患者大多要求西医西药治疗，所以我没有机会使用中医方法，只是平时给家人治疗一些感冒咳嗽之类的常见病使用中医。

但是，我在工作中越来越意识到，对于很多疾病的治疗，中医中药的疗效亦佳。因此，我在碰到一些疑难杂症的时候，也会建议患者尝试一下中医治疗，其中有一次成功的案例，我印象比较深刻。

有一次夜半时分，诊室进来了一位白发苍苍的老太太，身材不高不矮，不胖不瘦。陪同的子女十分孝顺，但是老人表情很痛苦。询问病情，患者只有一句话“我右侧半个身子都痛”，随后就半闭双眼，不愿意说话了。

这让我确实有点犯难了。

“半侧身痛”的症状还是第一次遇到。从西医的角度看，第一印象觉得可能是“脑血管病”。疼痛是一种神经系统症状，而只有中枢神经系统才能涉及面这么大，并且定位范围准确到半侧肢体。

但是，急性脑血管病多以麻木或无力为主要症状，很少以“疼痛”为症状。况且，患者神志清楚，四肢活动如常，步态尚可，没有典型的脑血管病体征。

陪同的子女赶紧做了补充说明，我才知道了患者的病情：老太太从七八天前开始，就说自己右上腹疼痛，迅速扩散到右侧半个躯干疼痛，然后是右侧头痛。疼痛比较剧烈，老人无法说出具体的痛点，只能笼统说“半个身子都痛”。

来我们医院之前，已经去过住所附近的一家二级医院，做了一些检查，没有找到病因。按照脑血管病做了一些对症治疗，也没有明显效果。患者实在痛得忍不住了，才打电话叫子女送自己来三甲医院看看。

我对患者做了简单的神经系统查体，瞳孔等大，光反射灵敏，伸舌居中，口角无歪斜，四肢肌力、腱反射均正常，几乎没有任何不正常的地方。我对患者说："只能麻烦你躺到检查床上，我进一步详细查体。"那是初春的时候，天气还有点冷，患者穿的衣服有好几层。

家属怕患者感冒，不太愿意让患者脱衣检查，他们说："大夫，你尽管开检查单，不管是全身的CT扫描，还是抽血化验、B超等，我们都配合，只要能查出来病因就行。就当是全面体检一次，不信查不出来原因。"这话听起来似乎挺有道理，但是我脑海里瞬间闪过一个念头：万一是皮肤上的病变，不查体是发现不了的。所以，我还是劝说患者配合查体。当患者袒露胸部、腹部之后，我一眼就发现了异常，在右侧胸壁上段，有一片半个手掌大小的带状疱疹。

这个区域距离心脏比较远，一般医生听诊的时候，即使患者掀起衣服，也看不到这里，只有脱光了检查才能发现。这就是患者之前在别的医院未发现病灶的原因。那为什么患者本人也没有发现呢？因为那个季节还比较冷，老人家晚上都是穿着秋衣、秋裤睡觉，发病之后由于病痛也无心洗澡，从来没有脱下衣服，所以自己也未发现这片病灶。

看到疱疹，所有的疑云都一扫而光了。我立即告诉患者及家属：正是这一片只有半个手掌大小的带状疱疹，使患者产生了"半个身子都痛"的剧痛，疼到坐卧不安，半夜来看急诊。

随后，我严肃地告诉患者及家属：带状疱疹用西医的方法治疗效果很差，我建议中医中药治疗。我心里想起的从王幸福老师那里学来的"瓜蒌红花汤"。幸运的是，患者和家属马上就同意了中医治疗。正是他们对我的信任，让我有勇气写下了这首简单却有效的处方：瓜蒌30g，生甘草10g，红花6g。

看似平淡无奇的三味药，却产生了明显的效果。第二天下午我就接到家属电话，告诉我患者服用一剂之后，疼痛较前减轻一半。随后，持续服用一周左右痊愈。(白建鹏医案)

按：此案我印象深刻，主要有两点：第一，如果没有细致的查体，单凭患者主诉半侧身都痛很容易误诊。第二，瓜蒌红花汤治疗带状疱疹安全、有效，可以放心使用。最后，再次感谢王幸福老师无私分享他的宝贵经验，感谢王老师数十年如一日探索中医、应用中医、造福群众。希望各位同仁继续信仰中医、用好中医，为中医药事业兴旺发展继续努力。

带状疱疹早期和后遗痛治疗

治疗带状疱疹，对于疱小者可用利福平眼药水多次涂抹患处，疱大者先用注射针头抽出疱液再用药水涂之，可止痛痊愈。

外用方药二味拔毒散，白矾、雄黄等分研末凉开水调涂，一日数次。中期可外用季德胜蛇药或六神丸涂抹，一日数次。对于带状疱疹的早期治疗这两个方子已足够用了，反而是带状疱疹后遗痛难对付。

下面就介绍一下带状疱疹后遗痛的治疗验案和方药。

【验案】刘某，男性，60余岁，陕西省党校教师。

患者带状疱疹后遗痛。疗程两个多月治愈，主要是用蜈蚣全蝎散，效果还不错，后还治过十余例。美中不足的就是时间有些长，我也不太满意。

以下两个方子我也用过，疗效参半，但还算可以，望同道能在此基础上加以改进，提高疗效。

内服方：丁香9g，郁金9g，柴胡9g，枳壳9g，赤芍9g，川芎9g，甘草9g，板蓝根30g。温水送服。疼痛严重者可加五灵脂、蒲黄、冰片，共为细末，每次3～5g。

外洗方：荆芥、防风各30g，薄荷30g，透骨草30g，蛇床子10g。第一遍用1500ml水浸泡2小时后，文火先煎3～5分钟，滤出药汁；再添水1000ml左右，小火烧开，3～5分钟滤出，两次和合趁热用手或毛巾透洗患处5～10分钟。切忌损皮肤，第二天烧热续用，一剂药洗2次，每天1次。

姜威按：广安门中医院的李国建老师在带状疱疹初期用京万红痔疮膏止痛。我在北京跟诊的时候用过，效果非常的明显。火疗法也可以治疗带状疱疹，即用最薄的一层棉花敷在带状疱疹上，然后用火去烧棉花，一般当天就能镇痛。这两个方法我都亲自试过，都是有效的，供大家借鉴。

麻黄附子细辛汤治疗嗜睡

【验案】荣某，男，20岁。2021年7月13日初诊。

刻诊：患者嗜睡，起床后疲乏无力，口臭，脉浮大左寸不足，舌尖边红苔厚腻。

处方：生麻黄10g，制附子6g，细辛3g。5剂，水煎服，日1剂。

按：该患者没有其他疾病，仅嗜睡，用麻黄、细辛让他兴奋起来即可。附子振奋阳气，平时多吃生姜解决口臭问题。生姜治疗干噫食臭，通神明。

丹栀逍遥丸合附子理中丸治疗胸闷气短

【验案】董某，女，43岁。2021年7月13日初诊。

刻诊：患者胸闷气短，情绪激动时胸痛腿麻，经期腹痛，腰腿疼痛，头晕嗜睡，右弦软左浮滑，舌尖边红苔薄白。

处方：牡丹皮 10g，栀子 10g，当归 15g，白芍 15g，柴胡 6g，茯神 30g，麸炒白术 30g，生甘草 30g，薄荷 3g，制附子 6g，干姜 15g，生龙骨 30g，生牡蛎 30g，仙鹤草 3g，香附 10g，郁金 10g。5 剂，水煎服，日 1 剂。

按：仙鹤草补气止咳。仙鹤草有止血、止咳、止痢的作用。大家都知道仙鹤草以收涩为主，但是在收涩中有疏发的作用，这一点大家可能都不太清楚。所以很多人害怕它有收缩过度的作用，其实大不必可。

二至丸合逍遥散加味治疗失眠

【验案】患者，女，37 岁。

刻诊：患者有轻度抑郁，乳腺结节，心脏病，眠差，便干，心慌，月经量少，脉细弱无力，肝郁，舌苔白齿痕。

处方：女贞子 15g，墨旱莲 15g，郁金 10g，沉香 10g，合欢皮 10g，龙骨 15g，牡蛎 30g，当归 10g，丹参 20g，太子参 10g，黄芪 20g，川芎 10g，枳壳 10g，茯苓 15g，白术 25g，桂枝 10g，延胡索 10g，首乌藤 20g，麻黄 3g，夏枯草 20g。7 剂。（胡德禹医案）

柴胡桂枝龙牡汤、温胆汤、甘麦大枣汤、增液汤合用治疗心慌失眠

【验案】患者，女，74 岁。

患者两年前因老伴生病去世，受了惊吓，随后出现心慌，失眠，心烦，多梦，头晕，出汗多，不分昼夜，口干不苦，便秘，舌淡红，苔白厚腻，脉偏滑。

处方：柴胡桂枝龙牡汤、甘麦大枣汤、增液汤、泽泻汤、温胆汤合用，加合欢花、首乌藤。（巩和平医案）

转阴方合五苓散加茵栀黄治疗乙肝“小三阳”

患者口干，二便正常，舌体胖大有齿痕，舌黄腻，脉濡滑。

处方：黄芪 30g，白花蛇舌草 30g，半边莲 80g，五味子 15g，桂枝 6g，猪苓 10g，泽泻 30g，白术 15g，茯神 15g，茵陈 30g，栀子 10g，大黄 6g，柴胡 12g，白芍 10g，枳壳 10g，甘草 10g，贯众 12g。（巩和平医案）

按：此方为转阴方合五苓散加茵栀黄，患者一侧颈部不舒服，用了四逆散加颈三药。

柴胡龙骨牡蛎汤治疗抑郁、感冒

【验案】温某，女，28岁。抑郁10年，感冒后腹泻多汗。

处方：柴胡15g，黄芩10g，法半夏20g，党参30g，干姜30g，仙鹤草30g，北五味子30g，生龙骨、生牡蛎各30g，黄连10g，生甘草15g，大枣3枚。

柴胡疏肝散合温胆汤治疗慢性胃炎

【验案】刘某，男，41岁，黑龙江人。

病史：患者主诉怕热、一热就晕厥，慢性胃炎，两胁肋痛，心烦，情志不畅，不敢下厨房怕油烟，闻到油烟就干呕，不能吃稀饭，食用稀饭就呕吐，小腹怕凉、胀痛遇热缓解，睡觉时舌根部浊热。在当地多家中医诊所断续服药一年多无效。经人介绍网诊。

刻诊：患者面色黄暗，舌质红苔薄黄，舌前端裂痕，舌两侧边红尤甚，饮食纳差，大便溏泄，脉不详。辨证为肝气郁结，胆火内扰，胆胃不和。

处方：柴胡疏肝散合温胆汤加减。柴胡12g，陈皮12g，川芎10g，香附12g，芍药15g，炒枳实12g，甘草10g，竹茹15g，茯苓15g，姜半夏15g，生姜5片，佛手12g，合欢皮15g，淡竹叶15g，太子参15g，玄参25g，生地黄15g，熟地黄15g。7剂。

随访：患者服药7日后反馈症状基本消失，唯有小腹怕凉胀痛未缓解。效不更方，原方加吴茱萸10g，艾叶6g，肉桂5g打粉冲服。（王洪凤医案）

按：方以柴胡疏肝散疏肝理气解郁，以温胆汤清热化痰除烦止呕，全方疏肝理气解郁和胃利胆清热除下焦寒。加佛手、合欢皮增加疏肝解郁之力，加淡竹叶、玄参清热除烦，太子参补虚。二诊加艾叶散寒止冷痛，吴茱萸、肉桂散寒助阳止泻。

治疗类风湿患者急性肝损伤

【验案】患者患有类风湿，常年卧床，现在急性肝损伤求诊。患者治疗类风湿在某医院用的是激素疗法，用各种医院给开的药，从来没化验过，也邮购外地神奇的小药丸。怀疑为药源性肝损伤。

处方：金钱草60g，珍珠草20g，土茯苓30g，海金沙15g，茵陈20g，赤芍30g，虎杖15g，垂盆草20g，红曲15g，大黄6g，威灵仙20g，板蓝根30g，瓜蒌15g，五味子15g，灵芝15g，龙胆草6g，枸杞子30g，柴胡15g，郁金 15g。15 剂。

二诊：患者服用以后到医院检查，各项肝功能指标相对稳定。

处方：田基黄 15g，溪黄草 15g，金钱草 40g，土茯苓 30g，海金沙 15g，垂盆草 20g，茵陈 30g，灵芝 15g，徐长卿 15g，龙胆草 6g，虎杖 15g，赤芍 30g，柴胡 15g，郁金 15g，红曲 15g，枸杞子 30g，革薢 15g，大黄 6g。10 剂。

随访:6 月 29 日服完 10 剂药后，因社区要求他必须打新型冠状病毒疫苗，就一直停药状态。7 月 30 日到医院检查，各项指标又有所好转。(姜威医案)

按：该病例从 6 月 8 日开始一直到最后这次检查，近两个月的时间才服了 25 剂药；停药后他肝功能反倒有了一个更好的恢复过程。这就引发了我的思考，是不是有的时候我们用药过度？慢慢把药量减少，甚至到停药，他肝功能反而有所恢复。这个情况，需要大家注意和思考。

珍珠草又叫叶下珠，不仅是治疗乙肝病毒的专药，对降低转氨酶，尤其是对急性损伤型的转氨酶的偏高，效果不错；而且该药价格比较便宜。在同类的抗病毒药里珍珠草相对便宜，用量还不用很大，不像三叶青、重楼特别的贵。

五苓散合抵当汤治疗肝纤维化

【验案】李某，男，39 岁。肝纤维化，便干，舌净。

处方：生黄芪 45g，党参 30g，柴胡 10g，当归 15g，赤芍 30g，莪术 15g，桃仁 12g，酒大黄 10g，土鳖虫 15g，生水蛭 10g，虻虫 10g，丹参 30g，生牡蛎 30g，制鳖甲 15g，青皮 10g，茯苓皮 30g，猪苓 15g，泽泻 30g，苍术、白术各 15g，肉桂 6g，重楼 12g，生姜 6 片，大枣(切)3 枚。30 剂，水煎服，一剂药分吃 2 日，日 2 次。

龙胆泻肝汤合外台茯苓饮治疗痤疮

【验案】陈某，男，24 岁。2021 年 9 月 2 日初诊。

刻诊：患者头晕，面部痤疮，右腿部神经性皮炎，右浮濡左寸浮滑，舌尖瘀点，舌淡红，苔白腻。

处方：枳壳 30g，茯苓 30g，生甘草 30g，黄芩 6g，龙胆草 6g，栀子 6g，当归 10g，泽泻 10g，木通 3g，车前草 30g，柴胡 6g，仙鹤草 30g，陈皮 10g，天麻片 30g，苍术 15g，生姜 10 片，忍冬藤 30g，连翘 30g，生白术 15g。

龙胆泻肝汤、降糖专药合用治疗高血糖、不寐

【验案】陈某，男，52岁。2021年9月2日初诊。

刻诊：患者高血糖，眠差，易醒，手脚心发热，右耳耳鸣，小便有泡沫，味重，右弦滑有力，舌红苔厚裂纹。

处方：栀子10g，黄芩30g，龙胆草10g，当归15g，鬼箭羽15g，生地黄30g，木通10g，翻白草30g，地骨皮30g，泽泻15g，柴胡10g，车前草30g，生甘草10g，黄连15g。

按：本案辨证为肝胆湿热，清利肝胆湿热加降糖专药。

龙胆泻肝汤，加大黄芩、车前草用量，加黄连清泄肝胆湿热，治手足热，火降神安。另，鬼箭羽、翻白草、地骨皮、黄连，清热解毒活血化瘀降血糖，乃降糖专药。

第6章　妇科、儿科医案

妊娠恶阻苦不堪，经方治疗保平安

【验案】 骆某，女，25岁。

刻诊：患者怀孕3个月，近1周来频繁干呕，坐车头晕，饭吃不下，痛苦不堪。察舌淡苔薄，脉关滑软，平素贫血，血压低，大便正常。

处方：桂枝汤合小半夏汤。桂枝30g，白芍30g，生半夏30g，生姜10片，甘草15g，大枣（切）6枚。3剂，水煎服，日3次。

复诊：3日后，患者呕止，稍纳差，上方加焦山楂、焦麦芽、焦神曲2剂，服后诸症平息，痊愈。

按：《伤寒论·妇人妊娠病脉证并治》载："师曰：妇人得平脉，阴脉小弱，其人渴，不能食，无寒热，名妊娠，桂枝汤主之。法六十日当有此症……"此是孕妇常见之证，医圣张仲景早有论述并出方治之。但是观临床上很少有医生用桂枝汤治之，更不要说再加半夏，致使一张效方被埋没。我临床多年治孕妇呕吐多用此方甚效，常收"一剂知，二剂已"之效。其实这个方子很安全，多数药不过寻常之物，生姜、肉桂调冲降逆，大枣补血生津，白芍、甘草敛阴缓急，半夏煮熟犹如芋头。何来害之？所以劝君大胆用之，以恢复经方神效。

妊娠恶阻主要是冲气上逆，胃失和降所致。临床常见的原因为脾胃虚弱、肝胃不和，并可继发气阴两虚的恶阻重症。若素体脾胃虚弱者，受孕后，血聚子宫以养胎，子宫内实，冲脉之气较盛，冲脉起于胞宫隶于阳明，冲气循经上逆犯胃，胃失和降，反随冲气上逆而发为恶阻。若脾虚痰饮内停者，痰饮亦随之上泛而呕恶。

竹叶石膏汤加减治疗急性乳腺炎致高热不退

【验案】 金某，女，28岁。2016年6月29日初诊。

病史：患者人高体胖，体重200多斤，剖腹产后第2天高热39.5℃不退，医院予肌内注射抗生素及口服美林（布洛芬混悬液），退后又发热。后建议按揉乳房，结果越揉越痛，越揉体温越高，奶水不下。我受患者家属邀请出诊。

刻诊：患者高热，无汗，怕冷，两天没有排便，乳房胀痛兼有硬结；舌淡苔白，脉滑数。

中医辨证：为阳明热盛，热毒内蕴。

西医诊断：急性乳腺炎。

处方：竹叶石膏汤加减。生麻黄10g，生石膏60g，柴胡10g，青蒿30g，淡竹叶30g，清半夏15g，北沙参30g，麦冬30g，知母15g，粳米15g，生甘草10g，金银花200g，蒲公英30g。3剂，水煎服，两小时1次，每次200ml。

随访：患者服后当晚热退人安；30日清晨高热再起，达39℃，排便2次，要求继续服药，并用吸奶器吸奶水。7月1日清晨，患者已退热不反复，奶水通，人安静，痊愈。

按：急性乳腺炎在妇科很常见，西医处理就是消炎退热，严重时切开引流。一旦抗生素不效，西医亦无特效办法，中医治疗此症易如反掌，效果显著。

此案西医抗生素退热药都用上了，仍然控制不住，中医3剂药就解决了。此案是剖腹产，产后气阴两伤，用竹叶石膏汤对症，怕冷无汗加麻黄解表，柴胡、青蒿、知母、生石膏清热；金银花、蒲公英、生甘草清热解毒散结。方药对症，丝丝入扣，故见效神速。

产后缺乳儿嗷叫，恶露不净母难宁

【验案1】产后缺乳。

涂某，女，25岁。

病史：患者产后一周奶水不足，小孩饿得哇哇乱叫，其婆婆找到我要求开些下奶药。

刻诊：患者中等个子，肤白，舌淡苔薄白，脉浮濡，检查乳房不肥大松弛，饮食二便基本正常。辨证为气血不足，阳明胃虚。

处方：生黄芪30g，当归60g，龙眼30g，川芎6g，赤芍6g，熟地黄60g，菟丝子30g，白芷30g，炮甲珠10g，王不留行16g，皂角刺30g，砂仁6g。3剂，水煎服，日4次，配合猪蹄煲汤饮用。

随访：患者服用3天后，乳汁泉涌，小儿饱饮安静。

按：此案为气血不足，鉴别之关键为乳房松弛不饱满。临床上还有一种情况与此相反，乳房饱满乳汁不下，为郁滞，治法与此不同。读者勿不辨证而照搬。虚者补之，当归补血汤，四物汤，外加通乳常规药，俗话说：穿山甲王不留行，妇人服了乳常流。菟丝子补肾生精，白芷阳明用药为通乳验方，皂角刺加强通透。全方以补为主，兼用通疏，辨证准确，药到病除。

【验案2】产后恶露不净。

周某，女，31岁。

病史：患者产后半月，恶露不净，每日淋漓不止，同时腹泻缺乳，人疲乏无力，小孩无乳可吃，哭闹不停。服用了不少药物仍腹泻不止。其母找到我，请用中药治疗。

处方：生黄芪60g，当归15g，川芎15g，红参15g，茯苓30g，苍术、白术各30g，仙鹤草100g，鸡血藤30g，桂枝15g，赤芍15g，干姜30g，赤石脂60g，乌梅30g，炒三仙各15g，大枣(切)10枚。5剂，水煎服，日3次。

随访：1周后，其母告知患者腹泻已止，恶露已净，奶水已出，心里高兴溢于言表，直夸中医疗效好。

按：此案无特殊之处，完全按中医法则治之。虚者补之，瘀者行之，乱者和之。当归补血汤补血，佛手散加鸡血藤治恶露不净，四君子汤加桂枝汤补中调营卫，桃花汤加乌梅止泻，炒三仙健胃。全方补气和血，直中病机，故见速效。

【小贴士】

当归补血汤

当归补血汤为补益剂，具有补血之功效。主治血虚阳浮发热证，肌热面红，烦渴欲饮，脉洪大而虚，重按无力；亦治妇人经期、产后血虚发热头痛；或疮疡溃后，久不愈合者。临床常用于治疗冠心病、心绞痛等心血瘀阻者；妇人经期、产后发热等血虚阳浮者；各种贫血、过敏性紫癜等血虚有热者。

分类：补益剂 - 补血剂

出处：《内外伤辨惑论》

歌诀：当归补血君黄芪，芪归用量五比一，补气生血代表剂，血虚发热此方宜。

组成：黄芪30g，当归6g。

用法：以水二盏，煎至一盏，去滓，空腹时温服。

功用：补气生血。

主治：血虚阳浮发热证。肌热面红，烦渴欲饮，脉洪大而虚，重按无力。亦治妇人经期、产后血虚发热头痛；或疮疡溃后，久不愈合者。

方义：本证多由劳倦内伤，血虚气弱，阳气浮越所致，治疗以补气生血为主。血虚气弱，阴不维阳，故肌热面赤、烦渴引饮，此种烦渴，常时烦时止，渴喜热饮；脉洪大而虚、重按无力，是血虚气弱，阳气浮越之象。方中重用黄芪，其用量五倍于当归，用意有二：一是滋阴补血固里不及，阳气外亡，故重用黄芪补气而专固肌表；二是有形之血生于无形之气，故用黄芪大补脾肺之气，以资化源，使气旺血生，配以少量当归养血和营，则浮阳秘敛，阳生阴长，气旺血生，虚热自退。至于妇人经期、产后血虚发热头痛，取其益气养血而退热。疮疡溃后，久不愈合，用本方补气养血，扶正托毒，有利于生肌收口。

治疗乳腺增生

【**验案**】史某，女，49岁。2021年8月5日初诊。

刻诊：患者乳腺结节一年，月经提前5天，纳差，偶有心慌，舌胖大，苔腻，右脉弦细，左关浮滑。

处方：炒僵蚕10g，蜂房10g，柴胡10g，海藻12g，玄参10g，浙贝母15g，生牡蛎30g，莪术12g，白芥子12g，陈皮30g，蒲公英30g，生甘草20g，生麻黄3g，蜈蚣3只，制乳香10g，桃仁10g，全蝎6g，夏枯草40g，大枣3枚，郁金12g，香附12g，白蒺藜30g，天葵子30g，制没药6g，皂角刺10g，苦杏仁10g。15剂，水煎两次混合后取600ml，每日2～3次。

治疗乳腺增生和乳腺癌

【**验案**】黄某，女，37岁。2021年5月15日初诊。

刻诊：患者有乳腺炎病史，乳房疼痛，触摸双乳有结节，晨起口苦，左耳长期耳鸣，月经量少，右弦细软，左弦细无力，舌淡，苔白，边尖瘀点。

处方：柴胡6g，香附10g，海藻15g，炒僵蚕10g，蜂房10g，莪术15g，郁金10g，浙贝母15g，蒲公英30g，玄参15g，生牡蛎30g，白芥子10g，生甘草15g，生麻黄6g，蜈蚣2只，全蝎6g，桃仁6g，天葵子15g，北沙参15g，山茱萸30g，枸杞子15g，青皮10g。20剂，水煎服，每日1剂。

按：蜂房散结止痛，治疗乳腺肿瘤包块有特效，还可与过敏煎、升降散等合用治疗过敏性哮喘、咳嗽等。我治乳腺增生和乳腺癌用这个方子很有效。

阳和汤、五苓散、防己黄芪汤治疗甲状腺结节、乳腺增生

【验案】蔡某，女，42岁。2021年6月3日初诊。

刻诊：患者甲状腺结节伴钙化，乳腺增生，双侧腋下淋巴结，眠差梦多，便秘，月经提前，疲乏无力，易感冒，右寸弱关尺浮滑，左关浮软，舌淡苔白，边有齿痕。

处方：生麻黄6g，白芥子10g，熟地黄30g，鹿角霜30g，肉桂10g，生甘草15g，积雪草30g，山慈菇15g，猫爪草15g，蜂房10g，生姜10片，猪苓30g，茯神45g，泽泻30g，生白术30g，生黄芪45g，防己10g，陈皮30g，生牡蛎30g。20剂，水煎服，每日1剂。

二诊处方：生麻黄6g，白芥子10g，积雪草30g，山慈菇15g，猫爪草15g，蜂房10g，肉桂10g，生姜10片，生甘草15g，鹿角霜30g，猪苓30g，茯神45g，泽泻30g，生白术45g，生黄芪45g，熟地黄30g，防己10g，陈皮30g，生牡蛎30g，酒大黄10g，芒硝（后下）10g。20剂，水煎服，每日1剂。

许斌按：阳虚型甲状腺乳腺专方用阳和汤；苔白齿痕用五苓散。黄芪防己汤健脾利湿，而且有调节免疫之功；便秘用调胃承气汤。积雪草、山慈菇、猫爪草、蜂房散结，积雪草清热利湿消肿还可以预防感冒，蜂房温阳散结补充雄激素，甲状腺和乳腺是雌激素的靶器官。

逍遥散合阳和汤治疗乳腺、甲状腺结节

【验案】赵某，女。

刻诊：患者乳腺增生，甲状腺结节，肩胛部疼痛，舌淡苔白腻，脉不详。

处方：柴胡10g，当归尾12g，赤芍12g，茯神30g，苍术、白术各15g，桂枝12g，陈皮30g，积雪草30g，鹿角霜30g，熟地黄15g，白芥子10g，生麻黄6g，高良姜10g，香附10g，生甘草10g，石菖蒲10g，厚朴10g，草果

10g，车前草 15g，王不留行 10g，皂角刺 10g，生姜 10 片。10 剂，水煎服，日 2～3 次。

巩和平按：逍遥散加结节专药治甲状腺结节，阳和汤加专药治乳腺增生，厚朴、草果、石菖蒲除湿（舌苔白厚）。病因病机为气滞血瘀，寒痰凝结，活血散结。积雪草为治结节专药，对症结节型痤疮、甲状腺结节、乳腺结节（配皂角刺）。

当归芍芍散治疗痛经

【验案】曹某，女，32 岁。2021 年 6 月 3 日初诊。

刻诊：患者从初潮起至今痛经严重，经前及经期疼痛尤甚，血量较多，血块多色暗，眠差，易醒困乏，便秘便干，经期腰酸痛严重，腹冷出汗，脉弦细，舌淡苔白，水滑齿痕。

处方：益母草 30g，泽兰 15g，胡芦巴 30g，肉苁蓉 30g，当归 30g，白芍 60g，生白术 30g，茯神 30g，川芎 10g，泽泻 15g，制附子 5g。10 剂，水煎服，每日 1 剂。

当归芍药散合阳和汤治疗痛经

【验案】杨某，女，32 岁。2021 年 5 月 11 日初诊。

刻诊：患者子宫腺肌症，痛经严重，月经量大，左寸关浮软右浮滑，舌淡，苔白厚水滑。

处方：当归 15g，白芍 30g，麸炒白术 30g，茯神 30g，川芎 10g，泽泻 30g，熟地黄 30g，生麻黄 3g，生姜 10 片，鸡血藤 30g，穿山甲（代）3g，白芥子 10g，肉桂 10g，苍术 30g，鹿角霜 30g，生牡蛎 30g，玄参 15g，浙贝母 30g。

少腹逐瘀汤加减治疗经期游泳受寒之痛经

【验案】白某，女，18 岁，高中生。2011 年 10 月 5 日初诊。

病史：患者 14 岁月经初潮，因 1 年前月经来潮时参加游泳受凉，从此经期延后 7～10 日；每次经前 2 日小腹冷痛。

刻诊：近 3 个月来经行小腹疼痛逐月加重，曾在西医院治疗半年，开始能临时镇痛，后来无效；以后月经来潮，量少，色暗，有小血块，腹痛剧烈，喜温拒按，面色苍白，畏寒肢冷，身出冷汗，呕吐清水，腹泻两次，曾发昏厥；舌质暗有瘀点，苔白腻，脉沉紧。辨证为寒湿凝滞胞宫，血行不畅，以致腹痛。治则温经散寒，活血化瘀镇痛。

处方：少腹逐瘀汤加减。延胡索 10g，小茴香 3g，制没药 6g，当归 10g，川芎 10g，赤芍 15g，干姜 15g，肉桂 6g，生蒲黄 10g，五灵脂 10g，红藤 15g。

随访：治疗 1 个月，11 月 6 日患者月经来潮，经量较增多，色暗转红，血块较少，腹痛未犯，但小腹仍有冷感。为了观察下次月经来潮情况，嘱以后在月经前 3 日再服第一方 3 剂，经后用八珍益母丸，早晚各服一丸，连治 3 个月经周期，随访半年痛经至今未犯。

按：患者适值月经来潮时，胞宫空虚，阳气不足，下水游泳，寒湿之邪乘虚而入，客于胞宫；血遇寒则凝，血行不畅，故月经量少，色暗有块，小腹痛，喜温喜按，脉沉紧，均为寒湿内阻胞宫，气血瘀滞之象，故方用少腹逐瘀汤加减。

经前以温经散寒为主，佐以活血祛瘀。经后血去正虚，又用八珍益母丸益气养血暖宫调冲而痛经治愈。

西药“心痛定”巧治痛经

心痛定，也叫硝苯地平片，临床上常用于心绞痛和高血压症。其用于治疗痛经也是一味绝妙的好药，具有止痛快，药价廉，使用方便的特点。临床上既能治疗急痛，也能长期使用治愈痛经，是一味不可多得的好药，学中医的同道不妨洋为中用，西为我用，纳入自己的医药宝库中。

用法：痛时立即口中嚼碎一片，不要咽下，就在口中吸收，此药无其他怪味，纯甜，和吃水果糖一样，少顷可缓解疼痛。我临床使用多年，效果奇佳，几无失手。很多痛经患者当时痛得哭天喊地，地上打滚，服完此药，立马哭去笑来，以为你用了灵丹妙药，转身就信服中医。其实她哪里知道这是在西药里再普通不过的药了。

诸位切记一点，当时不能告诉患者是治疗心脏病的药，否则她就会拒服，也就达不到出奇制胜、一鸣惊人的效果。最好是将此药常备在抽屉中，以备急用。下举一例示之。

【验案】张某，女，护士。

2007 年 5 月患者来我坐诊药房买药，突然蹲下，捂着肚子，皱着眉，咬着牙，呻吟着，头上的冷汗直往下滚。我见此状急忙询问，答曰子宫腺肌症引起的痛经。

我便说给她一枚祖传灵丹妙药，止痛没问题。随即从抽屉中取出一粒心痛定，令其立即口中嚼碎。5 分钟后其痛缓解，感到十分惊讶，追根问底，到底是药，当得知是心痛定，患者不可思议，一时说不出话来。

患者对中医油然而生敬佩和信任，询问中医能否治疗子宫腺肌症。我按中医癥瘕证，以桂枝茯苓丸加独一味胶囊三个月治愈该患者子宫腺肌症，此是后话。上述情况我经常遇到，常常是一片心痛定解决问题，使其立即转信中医，从而为中医争取了一个又一个患者。

心痛定不仅对治疗急性痛经见效快，同时对一些急性胃痛、胆绞痛、肾结石痛的缓解也比较快，我在临床上也常用，甚至一些皮肤瘙痒症用上效果也挺好。

另，我在试服中药甘遂时，一上午竟泻二十多次，为了止泻，立即嚼服了一片心痛定，亦是5～6分钟就止住。其速度之快，令人赞叹不已。对其药理未深究过，我只看其作用，临床运用较多方面，效果甚佳，可以说是一味不可多得的妙药。诸位同道不妨临床一试。

当归芍药散合五苓散加减治疗子宫腺肌症

【验案】王某，女，36岁。2021年5月11日初诊。

刻诊：患者2015年子宫腺肌症发病，疼痛严重，经前经期经后都痛，血块多，贫血面黄，眼睑白，唇淡，便时干时稀，纳差，痔疮，眠差，双脉弦细，舌淡胖大。

处方：茯神30g，生白术15g，苍术15g，当归15g，仙鹤草30g，熟地黄30g，川芎10g，白芍15g，穿山甲（代）2g，鸡血藤30g，生黄芪30g，肉桂10g，土鳖虫15g，干姜15g，卷柏10g，陈皮15g，枳壳15g。

按：子宫腺肌症只有经期才发生疼痛，也就是说，在疼痛的时候才用独一味胶囊。腺体性肥大，用五苓散合消瘰丸再加穿山甲效果很好。

肾虚导致月经不调，定经汤效佳

擅长治疗中医妇科的医生，没有不知道傅青主的《傅青主女科》这本书的。我虽不是专攻妇科的，但是平时经常治疗妇科病，所以也很喜欢这本书。其最大的原因就是证简方明，药量突出，临床效果显著，犹如仲景之方，方简效宏。其中治带下的完带汤、治血崩的加减当归补血汤，更是临床上医家耳熟能详的。其实《傅青主女科》中不止这一二首好方，其中的定经汤也是很有效的方子，只不过是大家不常用罢了。临床上大家调经喜欢用四物汤和逍遥散，我觉得还应该多用定经汤。

四物汤补血活血是其长，逍遥散疏肝理脾也是正方，但是对于肝郁肾虚的月经不调，诸如月经提前、月经愆迟，抑或经少的，就不如定经汤好用了。

正如傅青主所言：妇人有经来断续，或前或后无定期，人以为气血之虚也，谁知是肝气之郁结乎！夫经水出诸肾，而肝为肾之子，肝郁则肾亦郁矣。肾郁而气必不宣，前后之或断或续，正肾之或通或闭耳。或曰：肝气郁而肾气不应，未必至于如此。殊不知子母关切，子病而母必有顾复之情，肝郁而能无缱绻之谊，肝气之或开或闭，即肾气之或去或留，相因而致，又何疑焉。

治法宜疏肝之郁，即开肾之郁也，肝肾之郁既开，而经水自有一定之期矣。

处方：定经汤。菟丝子一两，酒炒白芍一两，酒炒当归一两，酒洗柴胡五分，大熟地黄五钱，九蒸山药五钱，炒白茯苓三钱，芥穗二钱，炒黑。

水煎服。二剂而经水净，四剂而经期定矣。此方疏肝肾之气，非通经之药也；补肝肾之精，非利水之品也。肝肾之气疏而精通，肝肾之精旺而水利。不治之治，正妙于治也。

临床上很多月经不调，有一部分是肝郁脾虚。过去生活条件不好，常见此证型。但是现在生活条件优越，营养过剩，肝郁脾虚型就少了，反而肝郁肾虚型的居多。现代社会生活节奏快，工作压力大，思想紧张常致妇女肝气郁结，久之化火伤阴，以致月经紊乱，经少经闭。

对此证的治疗，逍遥散就有些不符合对症治疗，相反定经汤更合拍。

柴胡、当归、白芍疏肝理气，半个逍遥散；菟丝子、生熟地黄、怀山药滋补肾阴，半个六味地黄汤；茯苓安神，芥穗调血，妙也。

【验案1】月经不调。

马某，女，26岁。

病史：患者月经每月两次，每次2～3天，量少；西医检查化验认为是黄体不足，予以黄体酮治疗改善不大；后求治于中医治疗近半年不效，经人介绍转诊于我。

刻诊：察舌淡红，苔薄白，脉细涩微数，心烦易怒，饮食正常，大便略干。查前医用药为逍遥散加减，疏肝理脾，肝郁有之，脾虚何在？言脾健生血，纯粹胡语。辨证为肝郁肾虚，定经汤证。

处方：牡丹皮12g，栀子12g，柴胡12g，当归30g，白芍12g，生地黄50g，菟丝子30g，怀山药30g，茯苓12g，薄荷10g。14剂，水煎服，日2次。

半月后复诊，患者月经至今未来，心烦易怒好转，心情畅快。上方去牡丹皮、栀子，加香附12g，再服10剂，少腹微胀，停药两天后月经而至，量适，五天结束。

后以此方加工成蜜丸，续服一月，第三个月怀孕。

【验案2】月经不调。

宋某，女，22岁，四川人在西安打工，早婚。

病史：患者月经一直愆后，来一次10天左右，量少。平时脾气暴躁，常为小事发火，且不由己，缘于家里催其赶快怀孕生子，一直不随意，求治于我处。

刻诊：察舌微红，苔薄黄，脉弦滑数，左寸关尤甚，腰酸困乏，乳腺略有增生，饮食二便正常。

处方：牡丹皮12g，栀子18g，柴胡30g，当归10g，赤芍30g，薄荷10g，生地黄15g，菟丝子15g，怀山药15g，茯苓12g，白蒺藜15g，生龙骨、生牡蛎各15g。7剂，水煎服，日3次。

1周后复诊，患者心情好转不太发怒，余症无大变化。前方续服14剂，月事而至，量适中，5天结束。

按：上述两案需要说明的是定经汤在运用中要把住两个方面，一是肝郁突出时，重用柴胡、当归、白芍、薄荷，轻用菟丝子、地黄、山药；二是肾虚突出时，重用菟丝子、地黄、山药，轻用柴胡、当归、白芍、薄荷；烦躁易怒加丹参、栀子，精亏严重加枸杞子、杜仲。此乃活用，不可拘泥刻板对待定经汤。再重申一遍，此方适用于肝郁肾虚型月经不调，切记认准。

血府逐瘀汤治疗月经不调

【验案】赵某，女，46岁。

刻诊：患者经血不利，量少发黑，心闷汗出。

处方：桃仁10g，红花10g，当归12g，赤芍15g，生地黄15g，川芎30g，桔梗3g，怀牛膝15g，柴胡10g，枳壳15g，生甘草10g，丹参30g，鸡血藤30g，茜草30g，香附10g，郁金10g，生姜10片，大枣(切)6枚。5剂，水煎服，日3次。

王洪凤按：此案辨证要点为经血量少发黑，心闷汗出。血府逐瘀汤主治瘀血阻滞，气机不畅，加丹参、鸡血藤补血、活血，加郁金能活血，又能理气解郁，为血分之中的气药。茜草行血祛瘀，加大祛瘀阻滞之力，香附行气解郁调理肝气郁结。处方不仅考虑她有一些瘀血问题，用血府逐瘀汤，还考虑肝郁的问题，故此方中还含有四逆散。同时她的心脏也不太好，对一个病要综合考虑，多方面考虑选方用药。鲜姜健胃，大枣健脾益气。

按：茜草不仅活血，而且凉血散瘀。患者不仅有瘀血，还偏热，故在选药上要注意！

丹栀逍遥丸加专方治疗口苦、月经不调

【验案】刘某，女，45 岁。2021 年 8 月 5 日初诊。

刻诊：患者口苦口干口黏，胃胀，小腹胀，背痛，白带多，月经未至，右浮滑左细滑，舌淡苔白齿痕。

处方：栀子 10g，牡丹皮 10g，当归 15g，白芍 30g，龙胆草 10g，柴胡 10g，枳壳 15g，生牡蛎 30g，木香 30g，茯苓 30g，生甘草 10g，麸炒白术 30g，生姜 4 片，薄荷 3g，仙鹤草 30g，桃仁 15g，丹参 30g，马鞭草 30g，红花 15g。

逍遥散治疗月经不调伴久咳

患者咳嗽近两年，服药无数，始终不见好转，失去希望，后来就不治了。近期面部出现黄褐斑，月经不调，怕影响了美观才来看诊，没想到服用逍遥散治疗月经不调和黄褐斑，竟然也把咳嗽治好了！（巩和平医案）

按：逍遥散可以疏肝健脾，其中干姜可以温化痰饮，抑制呼吸道分泌物，薄荷疏风解表，柴胡疏肝治肝咳，茯苓可以渗湿化痰，最主要的是当归，可以减少呼吸道刺激症状，在呼吸道形成保护膜。“久咳用当归，久嗽用天冬。”我恍然大悟，逍遥散真的是可以治肝郁脾虚，兼外感引起的咳嗽。经方就在眼前，只是大夫没发掘。

肾着汤合少腹逐瘀汤治疗月经不调伴腰痛

【验案】邱某，女，40 岁。2021 年 6 月 1 日初诊。

刻诊：患者椎间盘突出，腰痛腰酸，腿痛腿凉，大腿往下特别凉，腿无力，脐周痛，月经量小，色暗，有血块，脉浮软，舌淡苔白齿痕水滑。

处方：茯苓 15g，干姜 30g，生甘草 30g，淫羊藿 30g，丹参 30g，当归 15g，制乳香 10g，制没药 10g，延胡索 10g，小茴香 6g，肉桂 10g，川牛膝 10g，川芎 10g，赤芍 15g，炒蒲黄 10g，五灵脂 10g，茯神 30g，生白术 50g，白芍 15g，木瓜 30g。7 剂，水煎服，日 1 剂。

按：处方首先考虑肾着汤，寒湿下注，冷痛；再有就是少腹逐瘀汤。

柴胡桂枝汤治疗经期发热

【验案】患者，女，35岁。

病史：患者月经后发热、头痛、便秘1天，月经量多，色黑，血块多，发热38.5℃，恶风怕冷，头晕痛，欲呕，大便三日不下，小便黄；舌质淡白，胖大有齿痕，苔薄腻，双脉浮缓；体虚胖，平素怕冷，行期多有不适。

处方：有表证当先解表，伤寒，经水适断，用柴胡桂枝汤，表证重，大便硬，桂枝30g，柴胡30g，白芍30g。2剂。

患者服用第一剂后热退，但还有些怕冷，大便仍不下；服完第二剂大便得下，仍头晕痛，舌淡白苔白腻，脉沉细。

表证得解，乃治其里，温其冲任。温经汤，但小便黄，舌淡白胖大有齿痕，苔腻。师傅教导过，用五苓散通调水道，开始茯苓、泽泻才用9g，便秘，当归、白芍、白术各30g。5剂。

复诊：患者头痛十减八九，小便已不黄，大便开始稀，近2天变正常。效不更方，当归、白芍、白术减至15g，茯苓、泽泻加至15g。20剂，观察下次月经情况。

从5月23日在秦皇岛培训班归来到现在，师傅反反复复强调五苓散、泽泻汤通调水道，但平时不重视，今天终有一用。不过还是保守了，其实一开始，完全可以茯苓、泽泻各15g。（陈智敏医案）

按：二诊处方有点复杂，可以直接用当归芍药散，加大当归、生白术用量就行了，用温经汤有点复杂。

当归补血汤合四物汤加减治疗月经量少

【验案】裘某，女，28岁。2017年12月5日初诊。

刻诊：患者月经量少已有一年多了，每次2～3日，不孕。头痛，眠差，梦多，腰痛。饮食二便尚可，脉滑微数，舌淡红苔薄。辨证为血亏肾虚，心肾不交。

处方：当归补血汤合四物汤加减。生黄芪45g，当归25g，川芎30g，白芍30g，熟地黄45g，杜仲30g，续断30g，菟丝子30g，鸡血藤15g，陈皮10g，细辛3g，生麻黄6g，香附10g，甜叶菊1g，生姜6片，大枣3枚。7剂，水煎服，日3次。

复诊：12月21日，患者头痛和腰痛已愈，月经未来，仍然梦多，脉浮滑，舌淡苔白。处方调整如下。

处方：生黄芪45g，当归25g，川芎10g，白芍15g，熟地黄45g，杜仲30g，益母草30g，菟丝子30g，鸡血藤30g，陈皮10g，细辛3g，生麻黄6g，香附15g，白术15g，甜叶菊2g，生姜10片，大枣3枚。7剂，水煎服，日3次。

随访：服药后患者反馈月经已来，量比以往略多，梦少了。继续调整。

按：一诊血虚肾亏故用重剂峻补，生黄芪、当归、川芎、白芍、熟地黄、杜仲、续断、菟丝子，兼活血通瘀。川芎、白芍重用治头痛。二诊时头痛已愈，所以减量，腰痛消失去续断，继续加益母草补肾生精，增强雌激素水平，使月经量有所增加。

两诊已经达到效果，效不更方，继续。

徐飞按：此患者头痛，眠差多梦，月经稀少，分明一派厥阴血亏之症。厥阴肝经循阴器抵小腹，过胸胁入巅顶。肝血充足则能上行生乳，下行生经，肝血一虚则下难生经。肝藏魂，肝血不足则魂不收藏，徒生焦躁，自然失眠多梦。肝血一燥，龙雷之火自然上冲巅顶而痛。四物汤为养肝之神品，当归汤又属补血之圣剂，合而用之如滂沱之滋，大润肝木之燥。肝为将军之官其性最急，血燥既久易化生郁结，故以香附，陈皮开郁。经云“诸气膹郁，皆属于肺”，以麻黄，细辛宣扬肺气，则肝郁更易散也。

患者又有腰痛之楚，选药杜仲、续断、菟丝子之类既能补肾强腰镇痛，又可增添雌激素以助化经。方中鸡血藤应用尤佳，与四物汤养血活血交相呼应。待精血已足，头痛腰痛得除，此乃箭在弦上，故于二诊之时添入益母草适时击发，尽行逐下经血，如此除旧迎新，则胞宫焕然一新，方可纳精受妊也。

抵当汤合失笑散加减治疗闭经三月，三剂经至

【验案】孙某，女，45岁。

病史：患者月经一直正常规律，最近连续三个月未来月经，以为是更年期绝经，求诊中医。

刻诊：察舌淡白苔薄，脉滑中带涩；饮食二便正常，无更年期诸症。辨证为气滞血瘀。

处方：抵当汤合失笑散加减。生水蛭10g，桃仁15g，生大黄6g，赤芍10g，红花6g，香附10g，小茴香15g，生蒲黄10g，五灵脂6g。3剂，水煎服，日3次。

随访：患者服药后月经即来，后期基本按月而至。

按：闭经临床上分虚实寒热。该案一向月经正常，又无更年期症状，脉滑带涩，基本上属实证，故用行气活血法，其中比较有特色的用药是水蛭。按理说一般不用此药，多用丹参、当归、鸡血藤之类，但我发现在临床上加入水蛭效果更好，祛血生新，不伤正气。兼实偏热加大黄，一能去热，二能通瘀，甚妥。

当归芍药散加减治疗闭经五月，二剂经至

【验案】周某，女，16岁。

病史：患者闭经五个月，下身有异味，西医用黄体酮治疗无效。

刻诊：察患者舌淡苔白，脉浮滑，饮食二便基本正常。中医辨证为痰积血瘀。

处方：当归芍药散加减。当归15g，赤芍30g，生白术12g，泽泻15g，川芎15g，茯神15g，益母草30g，泽兰30g，川牛膝30g，桃仁12g，红花12g，生水蛭10g，土鳖虫15g，醋香附12g，马鞭草30g。7剂，水煎服，日3次。

二诊：家属反馈患者服药2剂以后就来月经，一共7日，开始有黑血，之后就变红了，有疼痛感。效不更方，原方加减，做成蜜丸，每粒10g；前1周每日3次，每次1粒，之后每日2次，每次1粒。

处方：当归60g，生白术60g，泽泻30g，川芎30g，茯神30g，杜仲60g，丹参100g，鸡内金60g，益母草90g，鸡血藤90g，菟丝子100g，生黄芩30g，龟甲胶30g，鹿角胶30g，香附30g，阿胶10g，羊红膻30g，赤芍30g。一剂，制成蜜丸善后。

苓桂术甘汤加减治疗脾胃虚寒闭经

【验案】王某，女，48岁，现居商丘市。2018年5月7日初诊。

病史：患者主诉身寒怕冷，胃部不适，闭经两个多月，求治疗。

刻诊：患者胃病，闭经。脉沉细无力，面色萎黄，乏力，怕冷，舌质淡白，齿痕，苔略腻。辨证为脾胃虚寒，血虚宫寒。

治则：温补脾胃，益气养血，散寒暖宫。

处方：炙附片15g，茯苓15g，炙甘草10g，桂枝30g，炒白术15g，防风12g，炒枳壳12g，黄芪30g，当归6g，生姜30g，大枣12g，肉桂10g，川续断15g，艾叶10g，熟地黄15g，鸡血藤30g。

复诊：5月14日，患者乏力减轻，精神见好，面色好转，脉稍有力，只是月经不至。我深思，其年龄48岁，接近天癸绝经之年，雌激素水平偏低，原方加淫羊藿15g，菟丝子30g，巴戟天30g，7剂。

三诊：5月20日，患者说17日月经来了，颜色、量都正常，且痛经消失，很是高兴，要求巩固治疗，守方继服一周。（周厚田医案）

按：方用苓桂术甘汤加附片、生姜、防风、枳壳、大枣温补脾胃，艾叶、肉桂暖宫散寒，黄芪、当归、熟地黄、鸡血藤益气生血。川续断、淫羊藿、菟丝子、巴戟天益肾填精，激素样作用，女用有排卵促孕作用，男用则可以兴阳生精治疗阳痿，精少不育，为男女通用之良药。

月经淋漓不尽验案

【验案】周某，女，27岁。2020年11月3日初诊。

病史：患者自上月23日月经来潮，现在已经10天，淋漓不尽；患者称身体感觉特别累，每天任何事都不想做，食欲不振，感觉吃不吃饭都行，另有腰酸背痛，经期痛经，泄泻。

刻诊：患者人瘦面黄，眼睑发白，月经不调，功能性子宫出血，疲乏，贫血，眠差，纳差，脉沉弱无力，舌尖红苔白。

处方：老年血崩汤加减。生黄芪60g，当归30g，桑叶30g，熟地黄30g，三七粉（药汁冲服）10g，仙鹤草30g，生龙骨30g，生牡蛎30g，断血流30g，补骨脂30g，骨碎补15g，清半夏10g，制南星20g，续断15g，焦杜仲15g。7剂，水煎服，日3服。

按：补肾用炒杜仲，止血用焦杜仲。

复诊：11月12日，患者反馈服药第二天功能性子宫出血即止，服药期间食欲较前好转，有饥饿感，睡眠有改善，因自感体虚，想继续调理身体。

处方：十全大补汤加减。生黄芪45g，肉桂10g，菟丝子15g，补骨脂15g，熟地黄30g，羊红膻30g，当归12g，杜仲15g，川芎10g，白芍15g，党参30g，茯苓15g，麸炒白术15g，炙甘草15g，陈皮10g。

三诊：12月1日，患者反馈11月月经时一切正常，近期食欲、睡眠都比以前有很大改善；此次想治疗附件囊肿，因身体虚，顺便调理身体。左侧附件囊肿，痛经，舌尖红苔白，脉沉弱无力。

处方：当归芍药散合定经汤加减。当归15g，白芍60g，麸炒白术30g，茯苓30g，川芎10g，熟地黄45g，菟丝子30g，怀山药39g，荆芥穗3g，柴胡6g，玄参15g，浙贝母15g，生牡蛎30g，肉豆蔻10g，淫羊藿30g，补骨脂 15g，肉桂 10g，生黄芪 45g，干姜 10g，鸡血藤 30g，泽泻 30g。

按：临床遇月经不调崩漏，西医诊断为功能性子宫出血，凡属虚证的，王老师习用验方老年血崩汤加减，疗效确切，一般 3 剂药之内即可止血。血止后根据当时症状，再进行辨证处方。此患者平素体弱，加之十几天出血淋漓不尽，导致气血俱虚，故二诊及时转方，以十全大补汤大补气血，调理体质；次月来月经时一切正常，未再出现崩漏。

八剂药止崩漏

主方：生黄芪 60g，当归 30g，生地黄 30g，白芍 100g，藕节 30g，生地榆 60g，生龙骨、生牡蛎各 30g，仙鹤草 50g，乌梅 30g，海螵蛸 30g。

主治：重症和长期功能性子宫出血。

这是我临床上用的一个很有效的验方，可以说屡用屡验。

【验案】刘某，女，40 岁。这是一例电话远程指导治疗的病例。

病史：患者在黑龙江，崩漏一个月，经血淋漓不断，时多时少，人也虚弱无力，连上下楼的力气都没有，头晕，心悸，纳少，恶心，大小便尚可，脉舌象不明。口服药物止血无效，很是恐慌，经人介绍来电求治。尽管没有面诊，根据口述症状，基本可以判断为气血虚亏，拟补气敛涩，双管齐下。

处方：生黄芪 60g，当归 30g，生地黄 30g，白芍 100g，藕节 30g，生地榆 60g，生龙骨、生牡蛎各 30g，仙鹤草 50g，乌梅 30g。3 剂，水煎服，日 3 次。

复诊：3 天后，患者电话反馈服药后下血稍有减少，但恶心呕吐，小腹下坠。令其加姜半夏 30g，生姜 10 片，再服一剂。患者服后仍然恶心，想吐但吐不出来很难受。我认为是虚的太厉害，胃气偏弱，药轻病重，又易方如下。

处方：生黄芪 120g，当归 30g，白芍 100g，桑叶 30g，生地榆 60g，红参 15g，仙鹤草 50g，乌梅 30g，大枣（切）10 枚。2 剂，水煎服，日 3 次。

三诊：两日后，患者反馈服药后血大量减少，但还不净，时有时无，量不多，人稍有精神。说明此方已见效，略微调整，击鼓再进。上方白芍减量为 60g，再加海螵蛸 15g，进一步固涩，陈皮 10g，炒三仙各 15g，生姜 6 片，调胃。2 剂，水煎服，日 3 次。

随访：两日后患者电话反馈，血已完全止住，但人还是虚，无力。此为虚亏的时间太长，无形之气易补，有形之血难复，令其将人参归脾丸合左归丸，加一倍量，坚持服一个月，善后。

按：此患者无疑属于重症崩漏，即西医学的功能性子宫出血较重的病了；药物止血无效，欲行清宫术，患者未允，求治中医，八剂药就解决了，充分显示了中医的优势。

此案采取的是气血双补加收涩，因病重，故大剂重投，所以很快收效。但是由于患者虚不受补，中间出现呕吐、小腹下坠，又加调胃止呕之药，此亦很有必要，否则难以受补药，血就很难止住。所以在治疗主病时要适当兼顾。

四物汤加减治疗排卵期出血

【**验案**】李某，女，32 岁。2021 年 8 月 5 日初诊。

刻诊：患者排卵期出血，纳差，脉浮软，舌淡苔白齿痕。

处方：陈皮 10g，茯苓 30g，仙鹤草 40g，生甘草 15g，当归 10g，熟地黄 45g，菟丝子 30g，苍术 10g，续断 30g，怀山药 30g，柴胡 6g，荆芥炭 10g，炒白芍 30g，干姜 10g，杜仲 30g。

二诊：2021 年 8 月 17 日，据患者反馈调整处方。

处方：陈皮 20g，茯苓 30g，仙鹤草 40g，生甘草 15g，当归 15g，熟地黄 45g，菟丝子 30g，苍术 10g，续断 30g，怀山药 30g，柴胡 6g，荆芥炭 10g，杜仲 30g，炒白芍 30g，砂仁 15g，炒神曲 30g，炒麦芽 30g，炒山楂 30g，生姜 10 片。

当归芍药散、金铃子散、活络效灵丹合用治疗子宫腺肌症

【**验案**】孙某，女，36 岁。

刻诊：患者少腹痛，痔疮，脉浮软，舌尖边红，苔白瘀点。

处方：当归 15g，制乳香 10g，丹参 20g，制没药 10g，延胡索 30g，川楝子 10g，白芍 50g，茯苓 30g，川芎 10g，泽泻 15g，生白术 30g，红藤 30g，忍冬藤 30g，败酱草 30g，赤芍 50g，卷柏 20g。5 剂，水煎服，每日 1 剂。

按：患者子宫腺肌症，月经已后 20 天，腹部还是隐痛。腹诊按压，疼痛拒按，说明有盆腔炎症疼痛。这里特别注意，有炎症，还是要给点清热解毒消炎的药。当归芍药散合金铃子散加减，既要活血止痛，还要清热解毒消炎。此方还用了张锡纯的活络效灵丹方，如有血尿可加白茅根、石韦、小蓟。

金铃子散临床多用于镇痛

金铃子散出自宋《太平圣惠方》，由金铃子（川楝子）、延胡索两味组成，主治肝郁化火诸痛证。临床用金铃子散系镇痛主方，尤治实痛，但要加味：头痛加川芎、天麻；项痛加葛根白菊花；胸痛加全瓜蒌、苏木；脘痛加木香、厚朴；腹痛加大腹皮、鸡血藤；胁痛加柴胡、枳壳；痛经加香附、丹参；疝痛加炒橘核、荔枝核；热痛加生栀子、牡丹皮、赤芍；寒痛加乌药、桂枝。虚痛时也可用之，应加黄芪、当归、白芍为宜。

现代研究证实，延胡索的止痛效果大致与哌替啶（杜冷丁）相当。

张锡纯活络效灵丹

张锡纯发明活络效灵丹，治气血凝滞，痃癖癥瘕，心腹疼痛，腿痛臂痛，内外疮疡，一切脏腑积聚，经络湮瘀。

处方：当归（五钱），丹参（五钱），生明乳香（五钱），生明没药（五钱）。上药四味作汤服。若为散，一剂分作四次服，温酒送下。

加减：腿痛加牛膝；臂痛加连翘；妇女瘀血腹痛加生桃仁（带皮尖作散服炒用）、生五灵脂；疮红肿属阳者加金银花、知母、连翘；白硬属阴者加肉桂、鹿角胶（若恐其伪可代以鹿角霜）；疮破后生肌不速者加生黄芪、知母（但加黄芪恐失于热）、甘草；脏腑内痈加三七（研细冲服）、牛蒡子。

四逆散合当归芍药散加减治疗盆腔积液

当归芍药散由当归、芍药、川芎、茯苓、白术、泽泻六味药组成。张仲景用来治“妇人腹中诸疾痛”，是治疗痛经肝郁脾虚、血滞湿郁的代表方剂。

盆腔积液用当归芍药散为主，再随症加减。

【验案】倪某，女，25岁，西安市人。2015年4月30日初诊。

病史：患者盆腔积液，少腹疼痛，白带颇多，色黄有味，在医院静脉滴注治疗一月有余，仅发热消退，其余症状未有改善，且整日少腹疼痛不止，经朋友介绍寻求中医治疗。

刻诊：面白秀丽，症状如上所述，饮食二便基本正常，月经偏少，脉象浮滑兼濡，舌象质淡苔白。辨证肝经郁结，湿热下注。

处方：四逆散合当归芍药散加减。柴胡12g，赤芍30g，枳壳15g，生甘草30g，红藤30g，白花蛇舌草45g，蒲公英45g，败酱草45g，忍冬藤30g，金银花 30g，当归 15g，川芎 15g，茯苓 30g，车前草 30g，马鞭草 30g，仙鹤草 45g，苍术 15g，生麻黄 6g。

二诊：2015 年 5 月 14 日，患者少腹疼痛减轻很多，仅左下腹处有一拳头大小范围压痛，白带仍多，少腹略胀。效不更方，略微加减。上方加台乌药 10g，炒白术 15g，乌贼骨 30g。7 剂，水煎服，日 3 次。

三诊：2015 年 6 月 4 日，患者少腹基本不痛，微微隐痛，白带减少。厥阴肝经不郁，去四逆散，以当归芍药散合桂枝茯苓丸加减，主攻盆腔积液。

处方：当归 15g，赤芍 30g，川芎 15g，茯苓 30g，泽泻 30g，白术 12g，桂枝 15g，肉桂 10g，牡丹皮 15g，桃仁 12g，怀牛膝 10g，益母草 45g，泽兰 30g，红藤 30g，败酱草 30g，蒲公英 30g，槟榔 10g，台乌药 15g。7 剂，水煎服，日 3 次。

四诊：2015 年 6 月 15 日，患者少腹彻底不痛，白带已无。诸症消失，B 超检查已无积液，痊愈。嘱其服逍遥丸和桂枝茯苓丸一月善后。

按：少腹之证归厥阴肝经所属，治疗该部位疾病，我一般以四逆散为主方，疏肝理气，缓解疼痛，外加治疗各种疾病的专方专药。此证清热利湿毒，用红藤饮，盆腔积液用当归芍药散为主，再随症加减，故取效较著。

四逆散合当归芍药散加减治疗盆腔积液之二

患者腹部疼痛，服药后腹泻几次，疼痛缓解很多。

处方：柴胡 12g，赤芍 30g，生白芍 30g，枳壳 15g，生甘草 20g，白花蛇舌草 30g，蒲公英 30g，败酱草 40g，红藤 40g，当归 15g，川芎 12g，车前草 30g，马鞭草 30g，益母草 30g，茯苓皮 40g。

四逆散合薏苡附子败酱散治疗腹腔积液

【验案】刘某，女，38 岁。2021 年 7 月 28 日初诊。

刻诊：患者子宫切除，卵巢癌，乙肝携带者，胁痛，少腹痛，腹腔积液，脉浮濡，舌尖白，苔白。

处方：柴胡 10g，枳壳 30g，白芍 30g，赤芍 30g，生甘草 30g，生麻黄 6g，败酱草 30g，生薏苡仁 60g，积雪草 30g，马鞭草 30g，无名异 15g，车前草 20g，怀牛膝 10g，仙鹤草 30g，制附子 6g，生姜 6 片，忍冬藤 30g，红藤 30g。

付吕会按：本方为四逆散合薏苡附子败酱散。方中马鞭草、红藤为少腹部专药。

反复口腔溃疡验方

黄芪30g，当归6g，柴胡12g，升麻6g，陈皮10g，党参15g，茯苓15g，甘草12g，炒白术15g，生姜6片，大枣6枚，干姜10g，肉桂6g，制附子12g，黄连5g，乌贼骨15g。（周厚田医案）

自创葆青汤治疗妇女更年期综合征

平时在临床上经常遇到五十岁左右的妇女，就诊更年期综合征，主要是烘热、出汗、心悸、头晕、心烦、易怒、失眠、多梦等症状；往往都是补充雌激素后不见好转，服用中药方效果也不明显。我早年治疗此症效果也不是很理想，思考过很长一段时间，才找到一个好方子，临床施治，十中八九可治愈。

早年治疗此病，我一般用二仙汤加减。二仙汤是上海已故名老中医张伯讷创制的，曾在全国推广流行，效果还是有的，但临床中常出现时效时不效的情况。更年期综合征，相当于中医上讲的，妇女“七七四十九”天癸止的现象，主要病机为肝肾阴虚，虚阳上亢。一般人常用六味地黄丸或知柏地黄丸治疗，亦是时效时不效的，反不如二仙汤加减有效的多。我看病一向追求高效，研究起来常是废寝忘食，乐不思蜀。此病并非疑难杂病，我还是用老办法，考虑此病的症状病机，选择有效方剂重复杂合组成效方。

治疗更年期综合征，我把名医们用过的几个有效方子，并经过临床检验，集中在一起组成一个新方。这就是调理更年期综合征的葆青汤，由淫羊藿、仙茅、巴戟天、黄柏、知母、当归、女贞子、墨旱莲、百合、生地黄、浮小麦、生牡蛎、生龙骨、山茱萸、五味子、麦冬、怀牛膝、生甘草、西洋参、大枣组成。此为基本方，随证加减。

此方一拟出，拿到临床上验证，一炮打响，运用于妇女更年期综合征的调理，疗效大大提高，治疗此类患者十愈八九，可以说是一个高效方子。该方集中了二仙汤、二至丸、百合地黄汤、百合知母汤、生脉散、甘麦大枣汤，桂枝龙牡汤等，集调阴阳，滋心阴，平肝阳，缓肝急于一体，功用强大，照顾面广。现举例示之。

【验案1】患者，女，48岁，住西安北郊胡家庙。

刻诊：患者面部红黑，略瘦，一见面就滔滔不绝，最近一段时间心烦躁急，无缘无故跟家人吵架，平时阵阵烘热，出汗，心慌，失眠多梦，大便干结，月经已半年多未来。舌淡红口干口苦，脉象双关浮滑，左尺沉濡。曾在一位老中医处调理过一段时间，没有明显的改善，经朋友介绍转诊我处。这是典型的更年期综合征。

处方：淫羊藿10g，仙茅6g，巴戟天10g，肉苁蓉30g，黄柏30g，知母30g，当归10g，女贞子15g，墨旱莲15g，浮小麦30g，五味子12g，麦冬25g，北沙参30g，牡丹皮15g，栀子18g，生龙骨、生牡蛎各30g，怀牛膝15g，百合30g，生地黄30g，生甘草10g，大枣12个。7剂，水煎服，日3次。

开完药，患者说这药怎么这么多种？原来的老中医只有七八味药。我说那你吃得怎么样？她说没啥效果，我说那就对了，你吃我的药，我保证你能有效。患者欣然接受。此病我看得多了，疗效也心中有数，故敢大言。

复诊：一周后复诊，患者见面就说这药还真管用，烘热、汗出、心慌、烦躁好多了，大便也不干了。效不更方，续服7剂，患者基本好转，又服10剂诸症消失痊愈。

按：此证因有心烦易怒故加入牡丹皮、栀子，大便干结故加大黄，此乃活法。如有失眠多梦严重还可加入酸枣仁、白薇等。在此就不多说了，想必各位都有这方面的经验。

【验案2】田某，女，53岁。2016年11月6日初诊。

病史：患者自诉从2008年开始轻度失眠，后逐渐恶化，以致整晚无法入睡。此状态持续半月之久，无奈去当地医院就诊，嘱其服用佐匹克隆。服药期间虽睡眠好转，但药物的用量不断增加，最终因药物副作用反应严重，无法继续加量而停止服用。后又经当地中医针灸、汤药等治疗，效果不显，遂慕名去王幸福老师处就诊。

刻诊：患者中等身材，个子不高，面色偏暗，失眠多年，烘热，汗出，烦躁（更年期综合征），大便稀溏，双尺脉弱，舌淡苔白。辨证为肾气亏虚，阴虚火旺，上扰心神。

治则：温补肾精，滋阴降火，疏肝安神。

处方：二仙汤合失眠专方加减。淫羊藿30g，仙茅30g，巴戟天30g，黄柏6g，知母6g，肉桂10g，当归12g，生龙骨、生牡蛎各45g，珍珠母50g，白蒺藜30g，合欢皮30g，丹参30g，黄精30g，五味子15g，骨碎补30g，茯神30g，清半夏30g，柏子仁15g，炒酸枣仁15g。7剂，水煎服，分早晚温服。

反馈：患者女儿反馈其母只服用了一剂药，当晚病情就有所好转，已稍能入睡；服药3剂后，整晚安然入睡。之后又自行服用上方其余剂，至今失眠仍未再犯。

学生王朝按：更年期综合征，是一种严重困扰妇女的功能性疾病。西医学认为，女性在绝经前后，由于性激素含量减少而出现一系列精神及躯体表现，如自主神经功能紊乱、生殖系统萎缩等，还可能出现一系列生理和心理方面的变化，如焦虑、抑郁和睡眠障碍等。

《素问·上古天真论》云："女子七岁，肾气盛，齿更发长。二七，而天癸至，任脉通，太冲脉盛，月事以时下……七七，任脉虚，太冲脉衰少，天癸竭，地道不通，故形坏而无子也。"《内经》中指出，女子七七之年，天癸将竭，肾气衰退，冲任功能衰落紊乱，肾中阴阳失衡，而出现绝经前后诸证。而《金匮要略》之"脏躁""百合病"亦与更年期综合征有相似之处，都是指由于脏腑失养、阴阳失调所表现出的精神、躯体症状。

患者已过"七七之年"，又有烘热、汗出、烦躁、失眠，双尺脉弱等症状，此皆是典型的更年期表现。王老师在临床治疗此病时，常以二仙汤作为基础方，再在此基础上进行加减用药。

二仙汤是已故名医张伯讷在20世纪50年代创制的，方中仙茅、淫羊藿、巴戟天温阳补肾以治本；知母、黄柏滋阴降火、引火归元以治标；当归调血养阴。全方辛温与苦寒共用、温阳与滋阴并举、温补与寒泻同施，尤其以温肾阳、补肾精、泻相火、滋肾阴、调理冲任、平衡阴阳而见长。王老师指出，临床上可以根据患者病情寒热偏向的不同，对方中药物的用量进行灵活的加减运用。

白蒺藜、合欢皮、丹参、黄精、五味子、茯神、清半夏是王老师临床治疗失眠的常用专方。生龙牡、珍珠母平肝潜阳、镇惊安神，生龙骨、生牡蛎亦能收敛止汗。骨碎补补肾、活血，柏子仁、酸枣仁养心安神而敛汗。

纵观全方，依旧是贯彻了王老师治疗失眠的原则和经验，也反映了王老师专病专方加专药的治疗思想。一者，用二仙汤针对病因病机，有釜底抽薪之效；再者加入安神镇静的诸多专药，"重复用药、大方复进"，以求集中火力，直达病所。

血府逐瘀汤、二仙汤、甘麦大枣汤、左金丸合用治疗更年期症状

【验案】刘某，女，46岁。2021年4月29日初诊。

刻诊：患者食管灼热，呃逆，烦躁，失眠，烘热，更年期，心悸，脉浮

滑，舌淡苔白。

处方：柴胡10g，白芍15g，枳壳10g，生甘草10g，桃仁10g，红花10g，生地黄15g，川芎10g，当归15g，白芍15g，桔梗3g，怀牛膝10g，仙茅10g，淫羊藿30g，当归15g，知母6g，黄柏6g，巴戟天10g，大枣15枚，浮小麦50g，生甘草10g，吴茱萸6g，黄连10g，制南星10g，清半夏10g。

按：论半夏之堪当重任。半夏味辛性温，体滑而燥，其除湿化痰，和胃健脾，发表开郁，降逆止呕，人皆知之。半夏治失眠远胜于酸枣仁、首乌藤、合欢花之类。

我在临床治疗严重失眠或经常服用大量安定类患者，为了当晚起效，取得患者对中医之信赖，一般都是启用撒手锏半夏秫米汤，大量是一剂少则90g，多则120g，量少疗效参半；晚服是白天不要吃，晚饭时吃一次，临睡前1小时吃一次。一定要高温先煮。治疗无名肿块和癌症及部分皮肤病，半夏是一两镇吐，二两安眠，三两镇痛。

煎剂生半夏60g加生南星15g，我服用过10来天，无毒性。但用散剂，半夏则一定要制透。临床上我一直用生半夏煎剂，未有不良反应，但需要久煎以防万一。

血府逐瘀汤治疗疑难杂症

【验案】患者为战友的母亲，网诊。患者最早是口苦，咳嗽，腿痛，夜间加重，咽干口苦。最近口苦、咳嗽、腿痛，尤其右腿关节白天不痛，夜间躺着痛，针灸治疗2天后病情加重，白天夜晚均疼痛。昨天上午医生又给开了3剂中药，中午服1剂药后肚腹胀痛，反胃恶心，但吐不出来、大便不下，忽冷忽热，头痛、浑身疼痛，乏困无力，腿脚疼痛不适，无处安放。今天仍头痛、浑身疼痛，乏困无力，胃胀痛，一活动肚子就感觉抽痛，腿脚疼痛不适，无处安放，夜晚加重，两腿膝外侧痛，食欲不振。老人经常感胃寒凉，脚发热，家人认为是阴虚火旺体质。辨证为少阳证咳嗽，肝主筋，夜间气血开肝胆经。

从患者的就医过程描述来看，不知针灸是如何选穴的，但从患者症状来看，白天也开始腿痛，一定是针灸有误。患者服用中药后腹胀，胃痛，便秘，头痛，严重影响睡眠，说明中药也开错了。这种患者接诊一般比较麻烦，因为不仅有本身的病没有解决，还因为医生的误治，加重了病情。患者其中一个症状是腿脚疼痛不适，无处安放，夜晚加重。西医有种病名“不宁腿综合征”，听着就有意思，完全以症状命名。一般这类命名方式的病，西医治疗都无效。

那中医怎么治？这次用的是血府逐瘀汤。患者服用以后一天见效，三天基本痊愈。(张博医案)

按：血府逐瘀汤主要用来治疗自主神经紊乱。患者更年期综合征，自觉症状多，但无明显器质性病变。从这个方的拆解来看，它是由四逆散和桃红四物汤加桔梗、牛膝组成。

四逆散从中医角度主要是调理气机，从现代药理看，它是一个很好的缓解运动神经紧张的药，适合现代人压力大，情绪紧张的治疗，我之前也专门写过文章介绍。

桃红四物汤活血补血化瘀，对于全身血脉不通引起的疼痛有很好的效果。

针对患者下肢疼痛的问题，我将血府逐瘀汤的白芍换成了赤芍，加强散瘀止痛的效果；又加了麻黄，一般中医以为麻黄是发表的，其实麻黄对缓解血脉紧张有很好的效果，可以缓解全身疼痛。患者长期胃寒，脚热，这次也是因为感冒发病，所以又加入细辛通窍散寒。

很多人不理解中医不把脉怎么诊断用药，其实通过经验的积累和望问问诊，从患者症状描述中抓住主症，结合舌苔，是完全可以精确诊断的。诊断后，用药才是关键。可用的方剂很多，不同的医生用的方可能都不同。怎样从众多方剂中选择最合适的方剂，也是长期学习和经验积累中练出来的。

外台茯苓饮合二仙汤治疗更年期综合征

【验案】王某，女，52岁。2021年5月6日初诊。

刻诊：患者乏力头痛，走路足底疼痛，眠差烘热，无食欲，左臂麻，口气重。右沉软细，左寸弱关尺不足，苦淡苔白厚齿痕。

处方：茯神30g，生姜10片，生白术15g，生甘草10g，陈皮30g，枳壳30g，炒酸枣仁30g，黄柏10g，知母10g，巴戟天10g，仙茅10g，淫羊藿30g，当归12g，苍术15g，黄连10g，柴葛根30g，法半夏30g。7剂，水煎服，每日1剂。

葆青汤治疗更年期综合征

【验案】韦某，女，59岁。2021年9月2日初诊。

刻诊：患者高血压，汗多，易感冒，眠差，脉弦滑，舌胖大齿痕苔薄。

处方：仙茅 10g，淫羊藿 30g，巴戟天 10g，知母 5g，黄柏 15g，当归 10g，黄芩 30g，柴胡 30g，生姜 6 片，清半夏 10g，大枣 3 枚，生甘草 6g，车前子 20g，泽泻 30g，怀牛膝 30g，生牡蛎 30g，猪苓 30g，肉桂 10g，仙鹤草 30g，山茱萸 60g，生龙骨 30g，石决明 30g，代赭石 30g，茯神 45g，蓝布正 30g，生白术 30g。15 剂，水煎服，每日 1 剂。

温胆汤、五苓散、二仙汤合用治疗更年期综合征

【验案】侯某，女，49 岁。2021 年 6 月 3 日。

刻诊：患者胸闷，头晕恶心乏力，停经，烘热心烦，便秘便头干，眠差，疲乏，寸弱关尺浮软，右寸弱，关尺弦滑，舌淡苔白厚舌缨线。

处方：陈皮 30g，清半夏 30g，生甘草 10g，竹茹 5g，枳壳 10g，生姜 10 片，大枣 3 枚，猪苓 20g，泽泻 30g，肉桂 10g，生白术 45g，仙茅 10g，淫羊藿 10g，当归 15g，黄柏 10g，知母 10g，巴戟天 10g，茯神 30g，刀豆 30g，仙鹤草 30g。10 剂，水煎服，每日 1 剂。

按：患者主症为头晕恶心，仙鹤草主要是补气（乏力），同时可以治眩晕。

魏庆富按：舌缨线肝郁胆虚用温胆汤，舌苔厚腻用五苓散，49 岁女性，天癸竭，二仙汤加仙鹤草调补阴阳，补雌激素。

二仙汤、二至丸、五苓散合用治疗更年期综合征

【验案】韦某，女，51 岁。2021 年 9 月 2 日初诊。

刻诊：患者烘热出汗，脉浮滑，舌淡胖苔白。

处方：仙茅 10g，巴载天 12g，淫羊藿 30g，黄柏 15g，当归 15g，知母 15g，茯神 30g，猪苓 15g，生白术 30g，墨旱莲 15g，生甘草 6g，肉桂 10g，生牡蛎30g，女贞子15g，生龙骨 30g，山茱萸45g。15剂，水煎服，每日1剂。

二仙汤合六味地黄丸、玉屏风散治疗烘热汗出

【验案】患者，女，48 岁。2019 年 5 月 7 日初诊。

患者平素身上烘热汗出，特别是跳过广场舞后身上汗出如洗，颇为苦恼，病程有两年之久，希望予以治疗。

刻诊：患者脉双尺沉细，右寸沉弱左关浮弦，舌红苔薄微黄。辨证为更年期综合征。依据中医名家王幸福病机加专药的模式，以二仙汤合六味地黄丸补肾调理激素，玉屏风补肺气固肌表为本，再加大剂量桑叶、地骨皮、浮

小麦、生牡蛎之类止汗专药为用。

处方：淫羊藿5g，仙茅5g，巴戟天5g，黄柏10g，知母10g，当归10g，熟地黄50g，山药30g，山茱萸50g，茯苓10g，泽泻10g，牡丹皮20g，桑叶30g，地骨皮30g，浮小麦30g，生牡蛎30g，黄芪30g，炒白术20g，防风10g。7剂，水煎服。

二诊：1周后，患者症状明显改善，药已中病，当乘胜追击，继开7剂。

随访：2个月后随访，患者服药后汗症已痊愈。（徐飞医案）

按：本案辨证为更年期综合征，经云“年四十，而阴气自半”。人至更年期自然肾水亏损，不能滋养肝木，则肝木焦躁，龙雷相火飞腾而出，时时冲击于一身，再加之病患肺气不足，既不能制约肝木，又不能紧固腠理皮毛，故龙雷相火挟津液，发跃于毛窍，又因肾阳脉亦弱，龙雷畏下寒岂敢归元，日日浮游于外，自然多汗之症生矣。

方中用知母、黄柏以泻龙雷亢烈之火，六味地黄丸配合淫羊藿、仙茅、巴戟天，以温引龙雷，引火归元，夫龙雷者畏燥亦畏寒，冬日天寒而地暖，故能潜藏于地下。如此恩威并施，龙雷自得驯服。至于止汗专药，王幸福老师有专文指导，不再赘述。

交泰丸、二仙汤、温胆汤、甘麦大枣汤合用治疗失眠

【验案】庞某，女，50岁。

患者停经三月，不规则一年，10天前烦热，疯狂吃冰糕；3天前突然心慌，烦躁，失眠，恐惧，欲自杀；“求神”无效，服抑郁安神药效果不佳，舌苔齿痕，黄白稍厚，脉沉弦细。

处方：交泰丸、二仙汤、温胆汤、甘麦大枣汤合用加减。加胆南星、炒酸枣仁、龙骨、牡蛎。

患者服药后昏昏欲睡，一夜安眠。如果外加师傅的蝉蜕、黄精更好，暂时缺货没有入方。（魏庆富医案）

多囊卵巢综合征治疗经验

多囊卵巢综合征是一个令临床医生和患者都头痛的疾病，也一直是国内外妇科医师关注和研究热点。但由于目前的诊断和治疗方法争议很大，致使治疗效果也不是十分满意，故而列为终生不能治愈的疾病。多年来我治疗此证比较多，对此有一些认识和体会。

治疗多囊卵巢基本方：生黄芪30g，当归30g，白术30g，枳壳15g，生

半夏15g，瞿麦30g，白芷30g，鹿角霜15g，昆布10g，丹参30g，益母草20g，浙贝母30g，生麻黄6g，急性子3g。

主治：多囊卵巢综合征。

功效：刺激卵泡突破卵泡膜，恢复排卵。

此经验方受教于东南大学中大医院金宝方教授和西安王幸福老师。多囊卵巢综合征西医治疗主要用避孕药调月经，有胰岛素抵抗要用二甲双胍和罗格列酮等，用药时效果理想，停药后复发。我开始也按着这套理论去治疗，结果疗效平平，卵泡无一突破。自从跟诊王幸福老师，学习老师的治疗多囊的方后，再治疗患者时，最突出的功效就是多囊患者服用后，卵泡数量由十余个减少为七八个，再结合金老师的调卵方很快就排卵恢复月经了。金老师提出的多囊卵巢综合征，不是调经而是调卵泡的理论，更具有临床指导意义。

临床上多囊卵巢综合征患者，只要B超单侧卵泡大于十二个，就可以用王幸福老师的减泡汤。半个月后再根据B超检查和性激素情况调卵，大部分患者经过三个周期治疗基本就可以恢复排卵节律，如有妊娠需要略调方子就可以成功怀孕。更值得注意的是，孕后一定要保胎，否则事倍功半。多囊患者孕后多发生凝血功能障碍，保胎方适当加化瘀药，减少子宫动脉阻力，保护胎儿，成功分娩。

【验案】女，28岁。2017年9月3日初诊。

病史：患者24岁结婚，结婚3年不孕，婚前月经不规律，两三月一行。当地中医断断续续治疗未见效果，来门诊时已闭经2个月余。hCG阴性，性激素六项FSH 5.5U/L，LH 12.3U/L，P 0.6nmol/L，T 0.59nmol/L，PRL 400μg/L，BMI 25.6。胰岛素抵抗指数6.3，阴超检查卵巢大小正常，两侧0.8以内卵泡12个，内膜0.6。

刻诊：患者形体肥胖，面色红润，确诊黑棘皮征，舌胖大有齿痕脉弦紧。辨证为脾肾不足肝郁湿阻。

处方：卵泡汤加减。黄芪15g，苍术15g，白术15g，贝母12g，生半夏12g，炮甲珠6g，当归12g，皂角刺17g，穿破石15g，淫羊藿15g，山楂15g，赤芍15g，柴胡12g，香附12g，鳖甲12g，桂枝12g，茯苓12g，甘草6g。15剂，每日1剂（每袋150ml），水煎服，早晚2次饭后温服。同时服用轻身减肥胶囊，嘱患者清淡饮食，每天锻炼40分钟。

复诊：患者服药半月后，B超显示左侧卵泡0.8，7个，右侧卵泡0.8，8个。内膜0.65，性激素六项FSH 7.2U/L，LH 10.48U/L，P 0.64nmol/L。

处方：生地黄、熟地黄各20g，当归12g，川芎6g，赤芍、白芍各15g，桃仁12g，红花6g，菟丝子20g，山药20g，山萸肉15g，三七3g，薄荷9g，柴胡12g，蛇床子9g，鹿角片5g，龟甲9g，紫河车3g。15剂。嘱服轻身减肥胶囊。加服叶酸每日3次，每次3粒。并嘱患者坚持量基础体温。

三诊：患者服药1个月后，基础体温升高3天，舌质红脉弦滑。

处方：菟丝子20g，黄芩15g，白术20g，阿胶10g，桑寄生15g，巴戟天15g，紫苏梗15g，丹参12g，葛根12g，苎麻根20g，甘草6g，白芍15g。10剂，早晚饭后1次，温服。

四诊：患者恶心呕吐，查尿hCG阳性。原方丹参加到15g，葛根20g。并嘱服地屈孕酮10mg，每8小时1次。

随访：2018年7月患者顺产一男婴，母子健康。（李中文医案）

按：此案运用王老师多囊方加减形成减泡汤，具有益气、健脾、化瘀、散结的作用，使中药符合多囊的病机，治疗经验方起到减泡作用。从而顺应女性月经规律调卵促卵恢复排卵节律，成功受孕。孕后保胎是成功的关键。患者早期闭经高雄激素状态下子宫内膜不能正常脱落，就如土地干结，不能育种一样，及时运用活血化瘀的丹参、葛根起到松解土壤作用。符合现代医学增加子宫内膜动脉血流，减少子宫动脉阻力并且丹参、葛根含有雌激素作用，符合孕期雌二醇的补充。

郭清源按：根据李中文师兄丹参、鸡内金药对调月经的验案效果，内膜薄了可以长，内膜厚了可以脱，我把该药对尝试性地加入茶饮复方中，每包药里面丹参和鸡内金粉的含量只有0.2g，效果也很好。

多囊卵巢综合征的辨证治疗

跟王老师特约出诊。一位患者见到老师就迎上来，老师问其是否来看诊多囊卵巢综合征，患者很惊讶老师看一眼就说中。老师说患者“多囊”特征特别明显：体胖，嘴周汗毛、四肢汗毛重，具备这种特征的女性十有八九有多囊卵巢综合征。

【验案】潘某，女，28岁，陕西省西安市人。2019年12月初诊。

病史：患者结婚多年，一直没有怀孕，医院检查是多囊卵巢综合征，打了很久促排卵的西药，没有效果。恰有亲戚在王老师处治好“多囊”故来求诊。

刻诊：患者体胖、毛发重、月经不调、经量少、脉沉滑、舌胖大有齿痕。辨证为脾虚湿盛，痰浊瘀阻。

处方：当归芍药散加减。当归15g，白芍30g，麸炒白术30g，茯苓45g，泽泻30g，川芎10g，丹参30g，菟丝子30g，怀牛膝10g，海藻30g，生甘草6g，穿山甲（代）6g，急性子3g，清半夏15g，白蒺藜15g，合欢皮10g，重楼10g，炒僵蚕10g，地龙10g，苍术15g，生麻黄6g。15剂，水煎服，日3次。

按：多囊卵巢综合征临床比较难以治疗。大部分患者月经不规律、月经量少，甚至闭经，医院治疗一般就是注射黄体酮或促排卵针。不少患者反馈，注射黄体酮，月经就能来，不注射就不来了；由于月经不规律，导致这类患者久久无法怀孕，有的患者服了几年中药，也没能怀孕。

我多年治愈了不少“多囊”患者，治愈率大概70%。其实，多囊就是一包水。这类患者，一般体型都比较胖，属于中医说的痰湿体质、水湿体质，而且患者一般都有月经不调、月经量少等症状。基于这些因素，我临床以当归芍药散作为主方，活血利水，再根据患者的其他症状表现随症加减；如肝郁化火的，合丹栀逍遥散疏肝解郁；痰湿重的，合二陈汤等；另外针对病机，加破囊专药如穿山甲、急性子、海藻等。此外，多囊的患者大部分表现为雄性激素过高，雌激素不足，要加富含雌激素的中药，如丹参、菟丝子等。

治疗周期看，有的患者服药不到两个月就怀孕了，有些患者不能坚持服药，间断服用，治疗的周期就长一些，需要半年甚至一年以上。人各有别，不能一概而论。

【验案】侯某，女，28岁。2019年9月11日初诊。

刻诊：患者3年前开始月经每两个月1次（初潮后为每月1次），月经量少，结婚3年未能怀孕，医院诊断为多囊卵巢综合征，脉弦细，舌淡红，苔白，有杨梅点。中医辨证为肝郁化火，血虚瘀阻。

处方：① 丹栀逍遥散加减（月经前及月经期服用）。牡丹皮12g，栀子12g，柴胡10g，当归10g，赤芍10g，茯苓15g，生白术12g，生甘草10g，薄荷6g，生姜6片，土鳖虫20g，生水蛭20g，急性子6g，丹参30g，鸡血藤30g，桃仁10g，红花10g，川牛膝10g，火炭母草3g，香附12g。7剂，水煎服，日3次。

② 丹栀逍遥散加减（月经后服用）。牡丹皮6g，栀子6g，柴胡6g，当归15g，赤芍15g，茯苓15g，生白术15g，生甘草10g，薄荷3g，生姜10片，桂枝15g，菟丝子45g，生杜仲30g，益母草30g，续断15g，急性子3g，熟地黄30g，泽兰10g，生黄芩30g，阿胶10g，香附10g，陈皮10g。7剂，水煎服，日3次。

按：由舌淡红、脉弦细可知，患者有肝郁化火之势，以丹栀逍遥散疏肝解郁，调理月经，加香附增强疏肝之力。此外，舌有杨梅点，月经隔月一次，反映患者体内当有湿热瘀阻，以土鳖虫、水蛭、急性子、丹参、桃仁、红花、鸡血藤等破血、活血、养血，使血流通畅；以川牛膝、火炭母草清热利湿。

同时开了两个处方，方一交代患者月经前及经期服用，以疏肝、活血、养血、清热为主，意在借排卵期及经期之力，将体内瘀阻顺势排出；方二以疏肝解郁、补肾为主，意在借体内瘀阻排出之后，增强补肾填精之力。

复诊：2019年10月7日，患者反馈处方1服用5天后，没有打黄体酮，月经自然来潮，量比以往多一些，持续了9天；月经过后，服用处方2，现7剂已服完，特来复诊。察患者舌脉，寸关浮濡，尺不足，舌淡红，苔白水滑。此次处方以二仙汤补肾，以当归芍药散养血利水，加补肾破囊专药。

处方：当归芍药散合二仙汤加减。白芍15g，川芎10g，茯神15g，生白术30g，泽泻15g，淫羊藿15g，仙茅10g，巴戟天10g，黄柏6g，知母6g，当归15g，菟丝子30g，川续断5g，生杜仲15g，生黄芩10g，牡丹皮10g，香附10g，怀山药15g，熟地黄30g，急性子20g，生麻黄3g，丹参30g。20剂，水煎服，日3次。

随访：患者于11月初的某一天，到医院例行进行卵泡监测，医生告知出现一个大的优势卵泡，可打促排针，并建议近期同房。患者欣喜之余，询问如果在此期间怀孕，对胎儿有无影响，毕竟之前服用过不少中药，心中有疑虑。答之服中药期间可正常怀孕；且处方中的白术、黄芩、续断、菟丝子等都有保胎作用，对胎儿生长发育无碍。

张光按：跟诊王幸福老师以来，看老师接诊了不少的多囊卵巢患者，处方大都以当归芍药散加减治疗；如兼有肝郁化火，与丹栀逍遥散合用；如有瘀血，合桂枝茯苓丸；如偏肾虚，合二仙汤；如气血虚表现突出，合当归补血汤。患者坚持服药，一般都能取得良好的治疗效果。

另有，2019年7月，王老师应邀赴重庆讲课，一位两年前来西安找王老师诊治过的重庆患者听闻老师来重庆，特意带着自己的孩子赶来看望老师。此患者曾因多囊卵巢，婚后多年不孕，经王老师治疗后顺利怀孕，生下一名可爱的男孩。现将此案分享如下。

【验案】刘某，女，27岁。2017年7月9日初诊。

刻诊：患者患多囊卵巢综合征不孕，中等个子，微胖，面白皙，月经不正常，脉浮滑，舌苔淡白，饮食二便基本正常。

处方：桂枝茯苓丸、当归芍药散、当归补血汤合用，加补肾破囊专药。桂枝15g，桃仁15g，茯神30g，牡丹皮12g，赤芍15g，生黄芪150g，当归15g，川芎15g，泽泻30g，苍术12g，陈皮10g，菟丝子30g，焦杜仲30g，益母草30g，鸡血藤30g，香附15g，急性子6g，川牛膝15g。15剂，水煎服，日3次。

随访：患者连服3个月后，多囊卵巢综合征治愈怀孕，后生一子。

按：治疗此证要抓住气虚痰瘀，肾虚血滞之病机，用经方传统之药，坚持守方服药，大部分都可以治愈；临床上用此法治好众多此类患者。

当归芍药散治疗多囊卵巢综合征

【**验案**】周某，女，31岁。2021年5月8日初诊。

刻诊：患者多囊卵巢综合征，甲状腺结节，脉浮滑，舌淡苔白齿痕。

处方：当归15g，赤芍15g，川芎10g，茯神30g，生白术45g，泽泻30g，丹参30g，急性子3g，生麻黄6g，积雪草30g，菟丝子30g，杜仲15g，怀牛膝10g，白芥子10g，生甘草10g，女贞子10g，墨旱莲10g，生姜10片。15剂，水煎服，每日1剂。

按：当归芍药散加含有雌激素的补肾中药和活血散结药。多囊卵巢是雄性激素过高造成的，所以不能用阳和汤的鹿角胶，可以用其中的白芥子、麻黄，散结化痰。积雪草是治各种结节的专用。

周厚田按：积雪草对红斑性结节，主要作用就是解毒散结消肿，还可以治疗滑膜炎，还可以配虎杖治疗痛风发作。

当归芍药散合当归补血汤加减治疗多囊卵巢综合征

【**验案**】王某，女，25岁。2014年12月22日初诊。

刻诊：患者医院诊断多囊卵巢综合征，月经不调，中等个子，稍胖面白皙，月经时来时不来，舌淡苔白，脉象右沉濡，左弦滑。饮食二便基本正常。辨证为肝郁脾虚，气虚痰瘀。

处方：当归芍药散合当归补血汤加减。生黄芪30g，当归15g，川芎15g，赤芍30g，茯神15g，泽泻15g，桂枝15g，鸡血藤30g，重楼25g，浙贝母25g，生麻黄6g，急性子6g，淫羊藿30g，枸杞子25g，菟丝子30g，莪术12g，三棱12g，陈皮15g，白芷30g，连翘25g，蒲公英30g，忍冬藤30g，生姜6片，大枣6枚。20剂，水煎服，日3次。

随访：患者20剂药服完后怀孕，一年后生一男孩，健康。

按：当归芍药散合当归补血汤加桂枝、鸡血藤健脾利湿化痰，活血通络，多囊卵巢患者总体为激素失衡，雄性激素分泌过盛，用富含雌激素的中药对抗雄性激素，如当归、枸杞子、菟丝子补肾滋阴（补充雌激素）。重楼、浙贝母、生麻黄、急性子、莪术、三棱、陈皮、白芷化痰破结；因为当时白带发黄有异味，连翘、蒲公英、忍冬藤清热解毒；生姜降逆，大枣和中。方证对应，故收效较速。

当归芍药散合阳和汤治疗卵巢囊肿

【验案】任某，女，38岁。2021年6月3日初诊。

刻诊：患者卵巢囊肿，附件积液，脉浮软，舌胖大水滑。

处方：当归12g，白芍30g，生白术30g，茯神45g，川芎10g，泽泻15g，生麻黄3g，白芥子10g，熟地黄30g，益母草30g，生薏苡仁30g，鹿角霜30g，生姜10片，肉桂10g，猫爪草10g，积雪草30g，急性子3g，干姜10g。

专方治疗卵巢囊肿

【验案1】患者，女，43岁，中学教师。

患者平时月事常提前，腰部酸胀不耐蹲地，上月经期仅有几许血迹，几天后有些担忧到私人诊所B超检查见右侧卵巢有5.1cm×3.6cm囊性暗区，边界清，透声好，疑似卵巢囊肿。因每年都有体检，患者不信，遂到三甲医院复查，也大致如上所见，医生建议手术治疗。

刻诊：患者舌微红，苔薄黄，脉弦滑。

建议试用王老师验方：白芷30g，浙贝母15g，莪术15g，大青叶10g，白花蛇舌草20g，蒲公英20g，蛇床子30g。嘱其勿食寒凉之物。

随访：患者服完20剂后月经基本正常，经净4天B超检查囊肿消失。

【验案2】门某，女，32岁，超市业务员。2005年10月16日初诊。

刻诊：已婚，有一子。患者右下腹胀痛，右侧腰部酸胀，月经淋漓，时断时续2个月，白带色黄味腥。妇科检查外阴正常，宫颈光滑，右下压痛。B超检查示子宫右侧右卵巢处可见5.6cm×4.7cm囊性暗区，边界清楚，透声好，左附件阴性。舌微红，苔薄黄，脉弦滑。治拟清热化湿，活血散结。

处方：白芷30g，浙贝母15g，莪术15g，大青叶10g，白花蛇舌草20g，蒲公英20g，蛇床子30g。

随访：患者服 30 余剂后，B 超检查囊肿消失，月经恢复正常，已无腥臭白带。

【验案 3】李某，女，27 岁，经理。2006 年 5 月 8 日初诊。

病史：患者未婚，左下腹劳累后常胀痛，后腰部发凉，月经基本正常。B 超检查显示子宫左侧左卵巢处可见 6.6cm×4.7cm 囊性暗区，边界清，透声好，右附件阴性。医院诊断为卵巢囊肿，要求手术切除。患者因未婚，不同意，故找中医治疗。

刻诊：患者舌淡白，苔薄黄，脉浮滑。饮食二便基本正常。治拟清热化湿，活血散结。

处方：白芷 30g，浙贝母 15g，莪术 15g，大青叶 10g，白花蛇舌草 20g，蒲公英 20g，蛇床子 30g，昆布 30g，海藻 30g，炙甘草 30g。

随访：患者服药 60 剂，B 超检查囊肿消失。

按：该专方来自《中医杂志》，并经过增减，在治疗卵巢囊肿方面确有疗效。方中用药的关键在于重用白芷。白芷，《本草纲目》谓其可主治女人漏下赤白、血闭阴肿等症。根据多年临床体会，重用白芷对卵巢囊肿并伴妇科诸症者有较好的疗效。

此方再加海藻、甘草，对于囊肿、乳腺增生一类疾病疗效更好。不要害怕二药的反性，实践证明，二药合用不但没有毒性，而且散结化痰的作用更强。我多年应用，屡用屡效，从未出错。该方也可以合并当归芍药散同用，虚寒性合并少腹逐瘀汤。

当归补血汤、三仙汤、补中益气汤合用治疗子宫下垂

【验案】唐某，女，78 岁。子宫下垂。

处方：黄芪 30g，陈皮 6g，当归 6g，生姜 6 片，炒白术 15g，大枣 6 个，党参 15g，桂枝 15g，茯苓 15g，仙茅 15g，甘草 12g，淫羊藿 15g，柴胡 12g，仙鹤草 30g，升麻 6g，防风 10g。（周厚田医案）

外用治疗宫寒、多囊卵巢综合征之调经促孕散

处方：巴戟天 30g，花椒 30g，附子 30g，肉桂 30g，淫羊藿 30g，紫石英 30g，香附 30g，川芎 18g，小蓟 18g。（许斌医案）

当归芍药散、五苓散、丹栀逍遥散合用治疗巧克力囊肿

【验案】王某，女，42岁。2021年6月24日初诊。

刻诊：患者不孕，巧克力囊肿，月经量少，血块，眠差，便黏，右弦滑，左弦细，舌淡苔，白齿痕。

处方：牡丹皮10g，栀子10g，当归15g，白芍15g，金樱子30g，益母草30g，泽兰30g，柴胡6g，茯神30g，生白术15g，生甘草10g，薄荷3g，生姜10片，川芎10g，泽泻15g，首乌藤45g，桃仁10g，肉桂6g，苍术15g，生麻黄3g。

当归芍药散合少腹逐瘀汤加减治疗巧克力囊肿

【验案】马某，女，32岁。

病史：患者在医院妇科诊断巧克力囊肿，不孕，中西医治疗多年不效，慕名前来治疗。

刻诊：患者中等身高，面白皙，略丰满，月经稀少，颜色发黑，经期腹痛，手脚冰凉，舌淡苔白，脉浮滑。饮食二便基本正常。治则温阳利水，活血通瘀。

处方：当归芍药散合少腹逐瘀汤加减。当归12g，赤芍15g，川芎10g，茯神12g，白术12g，泽泻12g，制乳香3g，干姜10g，肉桂10g，小茴香6g，生麻黄6g，急性子3g，菟丝子30g，野葛根30g，鸡血藤30g，杜仲15g，益母草30g，穿山甲（研粉，分3次冲服）6g，细辛1g，甜叶菊1g，生姜10片，大枣6枚。10剂，水煎服，日3次。

随访：患者服用3日后月经临至，少腹已不痛了，月经无血块，量较以往明显增多。人感到很舒服，四肢已不感到冰冷了。药后初见成效，上方继续服完，嘱其等下次月经正常后，可以到医院检查巧克力囊肿是否存在，期间能怀孕更好。

按：患者手脚冰凉，舌淡苔白，月经稀少而痛，可知此病乃阳衰寒凝，血阻胞宫之症。又以患者有巧克力囊肿则更显水湿凝结之象。故以当归芍药散辅以鸡血藤养血活血，化瘀利湿，缓急镇痛。再以少腹逐瘀汤逐其寒凝瘀血；患者手脚冰凉，阳气难以宣散流通，则配以麻黄、细辛、姜枣之类以宣通营卫之气。

现代药理研究发现，菟丝子、葛根、杜仲、益母草等富含雌激素，尤其益母草一物二用，且有活血化瘀之功，此皆西为中用，融合汇通之举。急性

子、穿山甲用于此处，为破囊专药。

当归芍药散合逍遥散治疗宫颈息肉

【验案】患者，女，7 月 23 日初诊。

刻诊：患者舌淡胖大，苔薄白滑，脉弦濡弱，考虑脾失健运，水湿内停，瘀阻胞宫，感冒后有点咳嗽。

处方：当归芍药散合逍遥散加减。

加了师父的秘方紫菀和款冬花，加鸡内金、莪术是参考张锡纯理中汤的祛瘀，加黄芪保护气血，祛瘀不伤正。嘱患者月经干净后复诊进行宫颈息肉摘除手术。

随访：患者服药两天咳嗽止，嘱上方减款冬花和紫菀；且排出比较多瘀血，大便次数多。患者服药 7 天，月经于 7 月 30 日干净；再行妇科检查，未看到有宫颈息肉。患者自觉睡眠比之前好转，精神状态好转，要求继续调理。原方减祛瘀药，加健脾补肾及生龙骨、生牡蛎，7 剂。（李光莲医案）

龙胆泻肝汤加减治疗外阴湿疹

【验案】王某，女，34 岁。

刻诊：患者外阴瘙痒，流黏稠水，湿疹多时，少腹抽痛，察舌淡苔腻，左寸关浮滑有力，二便尚可。辨证为肝胆郁热，湿热下注。

处方：龙胆泻肝汤加减。龙胆草 15g，车前子 20g，川木通 10g，黄柏 10g，黄芩 12g，栀子 15g，当归 30g，生地黄 30g，泽泻 15g，柴胡 10g，生甘草 30g，土茯苓 30g，马齿苋 30g，红藤 20g，白芍 3g，墓头回 30g，怀牛膝 10g，马鞭草 25g。7 剂，水煎服，日 3 次。

复诊：1 周后，患者阴痒止，流水停。察患者左寸关脉已缓。效不更方，上方减量，巩固治疗 1 周。（张光医案）

张光按：患者苔腻，脉浮滑，可知病因在湿热为患；中医经络理论有“足厥阴肝经络阴器，在腹部与冲任二脉相通”，此患者主要症状为外阴瘙痒，流黏稠水，有湿疹多时，由此可知病机为肝经湿热，以龙胆泻肝汤为主方，清肝经湿热；专药土茯苓，马齿苋，墓头回，马鞭草四味清热解毒，加强清热祛湿之力；墓头回为王老师治疗湿热带下的特效药，对于妇科肿瘤也有其独特的疗效，唯药味口感略差，临床有些患者无法接受。

患者尚有少腹抽痛之症，加少腹疼痛专药红藤；另，白芍有解肌止痛，缓急之效，对于腹部的抽痛（一般认为抽痛为肌肉痉挛所致）有很好的缓解作用，故用之。

纯中药治愈人乳头瘤病毒感染

【验案】闫某，女，46岁。2020年6月13日初诊。

病史：患者2019年因白带量多不正常，去医院检查，诊断为人乳头瘤病毒（HPV）感染。在医院治疗数月，情况未见好转；后转为中医治疗，服用中药近两个月，仍未见成效，所有症状没有任何减轻。后经朋友介绍，辗转找到王幸福老师求医。

刻诊：患者疲乏无力，腰骶部酸痛，僵硬、弯腰挺腰都疼；小腹两侧牵引、拉扯疼痛；白带量多，色黄绿，浓稠腥臭。中医辨证为带下病，湿热下注。

处方：龙胆泻肝汤加减。龙胆草10g，车前子20g，川木通10g，黄芩15g，栀子10g，当归12g，生地黄15g，泽泻30g，柴胡10g，生甘草30g，墓头回30g，马鞭草30g，马齿苋30g，败酱草30g，生薏苡仁60g，蜂房10g，杜仲30g，续断30g，川牛膝30g。10剂，水煎服，日3服。

随访：患者服药6天后反馈白带略减轻，呈米泔状，感觉白带黏附于宫颈口不易排出；其余症状未见改善。上次开的药余4剂未服，因老师下周要去黄山讲课，不能看诊，想提前请老师看看，需不需要调方；老师回复原方不变，每剂药加无名异30g即可。

此后患者再无音讯。一直到2020年10月13日，患者联系王老师反馈，上次10剂药吃完，觉得药实在太难喝，未再服药；现在因为腰骶酸痛和小腹两侧疼痛比以前更严重，所以想请老师帮忙再诊断一下，开个方子。老师回复说如能坚持服药，可以开方；这个病比较难治，要做好心理准备，半途而废，很难取效。患者连连保证这次一定听话，坚持服药。并发了舌苔照给老师参考。

二诊：患者腰骶酸痛、小腹两侧疼痛严重，白带多，比前次看诊时又增加了输卵管炎、盆腔炎等症，舌胖大苔白腻，两侧有齿痕，HPV阳性未改变。目前想先解决盆腔炎的问题。

处方：当归芍药散加减。当归15g，白芍30g，赤芍30g，茯苓30g，泽泻30g，桂枝15g，仙鹤草30g，生甘草30g，无名异30g，马鞭草30g，马齿苋30g，败酱草30g，薏苡仁60g，蜂房6g，杜仲30g，川续断30g，川牛膝30g，虎杖30g，红藤30g。10剂，水煎服，日3服。

随访：患者于2020年11月19日反馈检测HPV病毒转阴。从患者发来的检测报告看，高危亚型17种已全部转为阴性；低危亚型10种也全部转阴，临床痊愈。

张光按：宫颈HPV病毒感染临床很难治，且癌变的可能性很大。西医主要采取激光或手术治疗，只能治标，后期容易复发。中医治疗需要辨证，找准病机，对症下药，可标本同治，治好后不易复发。患者初诊时因湿热较重，故以龙胆泻肝汤为主，清热利湿；服药后白带减少，说明药已对症，但患者嫌药难喝，不能持续服药，导致病情加重。

中间隔了三个月，患者在原有症状基础上又增加了盆腔炎、输卵管炎等症，故再次求诊。此次，患者希望先治好盆腔炎，王老师据证用药，以当归芍药散为主。针对患者盆腔炎治疗，加无名异、马鞭草、马齿苋、败酱草、生薏苡仁等清热利湿之专药，主要针对HPV病毒感染；针对患者腰骶酸痛，加杜仲、续断、牛膝、虎杖等利湿强腰；针对患者小腹拉扯痛，加专药红藤；又加蜂房消炎、解毒，故收效佳。

此处特别强调，处方中的无名异、墓头回两味药很重要，为治疗生殖系统病毒的专药，不可不用。其中墓头回一味，民间用来治疗子宫癌及子宫颈癌，有特殊疗效；此味药为败酱科植物糙叶败酱的根，味苦酸涩，不少患者惧其难喝，服药困难，故二诊将此药去掉了，如用上此药，疗效会更好；无名异为矿物质药，此处取其能消痈疽肿毒之效，为王老师临床常用专药，不可或缺；此二味药，王老师临床用量一般为30g。

患者服药期间态度摇摆不定，时而信心满满，时而绝望想放弃。初诊时患者称在找王老师治疗之前，已看过好几个中医大夫，服了近半年中药也没明显效果。此次找王老师治疗，也是抱着死马当活马医的心态，如果还是不行，就准备放弃中医，选择西医手术治疗。所幸患者最终能坚持服药，才取得好的治疗效果。

附子理中汤合二仙汤治疗子宫摘除术后阳虚诸症

【验案】患者，女，子宫摘除6年，失眠，胃寒，小腹痛，乏力，怕冷，舌淡。

处方：制附子15g，干姜10g，炒白术15g，甘草10g，茯苓15g，党参15g，龙骨25g，肉桂10g，仙茅15g，淫羊藿15g，巴戟天15g，当归10g，知母6g，黄柏6g，牡蛎20g。（周厚田医案）

四逆散、甘麦大枣汤、百合地黄汤合用治疗小儿抽动症

患儿主要症状为持续不断地清嗓子，擤鼻涕，乱动不安。

处方：柴胡12g，枳壳10g，白芍12g，甘草9g，浮小麦30g，大枣6g，太子参12g，茯神12g，白术12g，清半夏10g，陈皮10g，鸡内金10g，山药15g，焦三仙各10g，百合10g，知母9g，生地黄10g，生姜1片。（巩和平医案）

四逆散合温胆汤加减治疗八岁男童频繁摇头、面部抽动案

【验案】万某，男，8岁，陕西省西安市人。2018年12月25日初诊。

刻诊：患儿频繁不自主摇头，面部抽动，脖子酸困，大便干，纳差，脉浮滑，舌尖红有瘀点苔薄。

处方：四逆散合温胆汤加减。柴胡6g，白芍10g，麸炒枳壳6g，生甘草6g，陈皮10g，清半夏6g，茯苓10g，天竺黄6g，姜6片，大枣3枚，钩藤10g，天麻10g，全蝎3g，蜈蚣1只，炒僵蚕3g，炒山楂10g，炒神曲10g，炒麦芽10g，酒大黄3g，葛根15g。

随访：上方患儿共计服用20剂，诸证消失，病告痊愈。

按：由患者脉浮滑、舌苔尖红有瘀点可知，主要病机为痰瘀导致气郁化热，进而引起肝风内动，故摇头、抽动频发。方以四逆散透解郁热，疏肝理气；温胆汤清热化痰；脾虚纳差，以焦三仙健脾消积；天麻、钩藤平肝息风；全蝎、蜈蚣、炒僵蚕加强息风止痉之力；便干稍加酒大黄3g，颈部难受加葛根。

【小贴士】

温胆汤

温胆汤，为祛痰剂，具有理气化痰，和胃利胆之功效。

主治胆郁痰扰证。胆怯易惊，头眩心悸，心烦不眠，夜多异梦；或呕恶呃逆，眩晕，癫痫。苔白腻，脉弦滑。

临床常用于治疗神经官能症、急慢性胃炎、消化性溃疡、慢性支气管炎、梅尼埃病、更年期综合征、癫痫等属胆郁痰扰者。

温胆汤治疗抽动症验案二则

【验案1】多年抽搐。

裴某，女，43岁。

病史：患者在医院有诊断为类风湿关节炎的，有诊断为癫痫的，有诊断为中医痹证的，服药多时，效果不明显。患者十分痛苦，经人介绍，慕名来西安求诊中医。此病脑电图已排除癫痫，无放电现象。

刻诊：患者多年抽搐不停，就诊时，每两三分钟就抽一下，好像打颤一样，患者多方就医不效。辨证为痰瘀经络，肝风内动。

处方：温胆汤合芍药甘草汤加减。天竺黄30g，枳壳15g，陈皮15g，清半夏30g，制南星30g，茯苓30g，地龙12g，僵蚕12g，丝瓜络15g，钩藤30g，秦艽25g，蜈蚣3条，白芍90g，甘草30g，郁金15g，路路通15g，生姜6片。7剂，水煎服，日3次。

复诊：一周后，患者病情大有好转，抽搐减少，患者甚喜。效不更方，续服7剂，多年抽搐治愈。

按：此案无特别之处，就是按中医的辨证思路处理，行气化痰，止痉通络，镇肝息风。故见效颇速。还是那句老话，抓住病机，见证发药。

【**验案2**】全身抖动。

石某，女，64岁。

病史：患者全身肌肉抖动，嘴里也有抖动感，手抖得更厉害，感觉记忆力下降，偶有心烦烘热；每天饭后感觉很困，大便不成形，每日1次，但一放屁就有想大便的感觉。血压105/70mmHg，西医诊断为脑萎缩。在河南某处治疗半月有余，症状无有改善，经人介绍前来求治。

刻诊：患者中等身材，面略黄色泽润，舌边有齿痕，舌根处苔厚黄腻，脉浮滑。辨证为久病脾虚湿盛，瘀久化火生风。

处方：温胆汤合血府逐瘀汤加减。天竺黄30g，法半夏15g，陈皮12g，茯神30g，桃仁10g，红花10g，当归12g，白芍3g，川芎10g，生地黄30g，桔梗10g，怀牛膝10g，柴胡10g，枳壳12g，生甘草30g，蜈蚣3条，全蝎3g，钩藤15g，煅牡蛎30g。7剂，水煎服，日3次。

复诊：一周后，患者反馈身上抖动已经停止，只有右手还稍微有些抖动，要求继续服药。续方7剂。

按：此案用温胆汤祛痰化火，血府逐瘀汤改善神经症状，蜈蚣、全蝎、钩藤、煅牡蛎息风止痉，方证对应，故收效较速。

黄连温胆汤合三甲散治疗小儿抽动秽语症

【**验案**】路某，男，7岁。2021年8月24日初诊。

刻诊：患者频繁眨眼，舌淡红舌尖瘀点苔厚。

处方：黄连3g，制南星10g，陈皮10g，清半夏10g，生甘草10g，茯苓15g，竹茹15g，蜈蚣1条，全蝎6g，枳壳10g，穿山甲（代）15g，制龟甲15g，炙鳖甲（打粉冲服，每次3g，每日2次）15g。

【小贴士】

三甲散

来源：《温疫论》卷二。

组成：鳖甲、龟甲（并用酥炙黄为末，如无酥，各以醋炙代之）各3g，穿山甲（土炒黄，为末）1.5g，蝉蜕（洗净，炙干）1.5g，僵蚕1.5g，牡蛎（煅为末）1.5g，全蝎3个（干者擘碎，鲜者杵烂，和酒少许，取汁入汤药同服，其滓入诸药同煎），白芍（酒炒）2.1g，当归1.5g，甘草0.9g。

僵蚕必须用炒的，否则容易引起异体蛋白过敏。

男科利器加味三甲散

我治疗男科疾病常用的三甲散，来源于薛生白《湿热病篇》，由柴胡、僵蚕、桃仁、土鳖虫、甲珠、炙鳖甲六味药构成。所谓“加味三甲散”，是我在薛氏三甲散基础上合柴芩温胆汤、附子理中汤，加茵陈而构成的一个大处方，其药物组成及常用剂量如下。

柴胡8～10g，黄芩5～8g，陈皮6～10g，法半夏10～15g，茯苓15～20g，枳壳6～10g，竹茹6～10g，僵蚕8～10g，桃仁8～10g，土鳖虫8～10g，甲珠3～5g，炙鳖甲25～30g，制附片4～8g，白参5～8g，炒白术10～12g，干姜4～8g，茵陈10～15g。

复杂的男科疾病，尤其是有长期手淫史，导致遗精、阳痿、早泄，只要病程超过一年，如果再迭经误治，服诸多补肾药，或诸多清热利湿药无效的，患者多半肝经郁滞且脾肾不足。肝经郁滞表现在被痰、湿、瘀血堵塞，始以湿热为主，继而湿气凝痰，最后痰湿入血入络；脾肾不足以阳虚多见，表现为大便溏泄，或因夹有湿热而大便溏泄，但解起来不爽快。

此方以柴芩温胆汤入肝胆经除湿化痰，以三甲散入肝经搜剔湿热，疏通经络。两方相合解决肝经郁滞的问题，因肝经循少腹而过阴器；且前阴为宗筋之所聚，而肝主筋。肝经的通畅，前阴才能用事，而遗精、阳痿、早泄才有缓解的可能。手淫者，先伤精血，精血不足，脾土则衰微，则运化呆钝，后天之精不能养先天，因肝经壅滞，补肾填精法多不能奏效，反而容易加重肝经郁滞，所以从补益一面而言，基本只能着眼于脾或脾肾。故以附子理中去甘草之助湿，以恢复脾肾运化功能，化饮食为精微而慢慢填充下焦，允为王道。加茵陈者，是为了防止柴芩温胆汤和三甲散疏通力量之不逮，或附子、干姜用之入肝经化热。

此方适应证：遗精、阳痿、早泄，或者久治不愈的慢性附睾炎患者。大便稀溏，或大便稀溏解起来不爽快。舌苔白腻或黄腻，舌底静脉粗大紫暗、静脉长度超过舌根系带根部到舌尖的 2/3, 或舌底静脉分叉很多。脉象濡滑或弦滑，或脉象濡滑或弦滑有力者，或左脉有力而右脉稍不足者。

此方药味庞杂，面面俱到，证之临床，提供以下一些加减的思路。

1. 大便成形，每日一解者，可去附子、干姜、茵陈。

2. 如果大便偏干，或两三天一解者，再去人参、白术，即用柴芩温胆汤合三甲散调畅三焦，大便多能每日一解，后再根据具体需要加人参、白术等健脾。

3. 脾肾阳虚明显，或右脉不足者，可去黄芩、茵陈，附子理中汤中的药物可用上限量。

4. 有口苦、口干、急躁易怒等肝木偏旺症状的，可去附子理中汤，加重柴胡、黄芩、茵陈的用量。

5. 上焦有郁热，寸脉大，心慌、心悸或胸膈以上容易出汗，加栀子 5g，淡豆豉 10g。

6. 脾胃脉大或有力，胃胀或痞满者去附子理中汤，加苍术 12g，厚朴 8g，或再加黄连 3g。

7. 两关脉弦象明显，可去附子、干姜，加钩藤 15g，刺蒺藜 15g，甚者加蜈蚣 2～4 条。

8. 舌质偏暗者，可加丹参 10～15g，鸡血藤 20～30g。

我用此方治验颇多，一半以上的男科疾病患者服用过此方，或者某个治疗过程中服用过此方。两手脉有力的顽固遗精患者，去附子理中汤和茵陈，服用后遗精能缓解以至不再遗精。加人参，白术，或合附子理中汤者，勃起、早泄问题能慢慢得到解决。如此结构复杂而有力的处方，患者服用一月到两月者甚多，男科疾病之难治疗，可见一斑。此方唯一的缺陷在于甲珠现在价格昂贵，服药时间一长，还是一笔不菲的费用。以前也曾在论坛发表一些关于三甲散治验的文章，有兴趣者可参看，现在运用经验稍微成熟，特总结出来，以飨患者及同道。

最后需要奉劝的是，明显以虚证为主的患者，或发病时间不长的患者，不太相宜，别以身试药。（刘平）

王灿晖三甲散治杂病举隅

王灿晖，南京中医药大学教授，著名温病学临床大家、教育名家，从医50余载，临床应用温病学的理论方法，崇《内经》“异病同治”之原则，应用三甲散治疗内科杂病。

三甲散出自《温疫论》，由明代吴又可创制，其功用在于滋补肾阴，祛瘀化痰，治疗温病久病入络、正邪交结于血脉的病证。至清代，薛生白禀吴氏之旨，制“仿吴又可三甲散方”，功效滋阴通络，破滞散结，治疗温病后期患者气血呆滞、灵机不运的病证。兹将王灿晖教授应用三甲散治疗杂病的临床经验介绍如下。

1. 痤疮性皮炎

【验案】李某，女，24岁。2009年5月23日初诊。

病史：患者15岁时头、面、胸背部出现丘疹如刺，自觉患处硬结、时时瘙痒。多年来曾口服并外用西药治疗（具体药物不详），以及做面部皮肤护理等，效果均不理想，病情时轻时重，迁延反复。

刻诊：患者颜面潮红，面部多发丘疹，丘疹如米粒样，融合成片，中夹有脓疱，尤以面颧部为重。患处瘙痒，夜卧不宁，心烦，口渴，喜凉饮，大便偏硬，舌质暗红，苔微黄，脉滑数。西医诊断为面部痤疮性皮炎。中医诊断为粉刺，证属瘀热内郁，化火蕴毒。治宜泄热活血祛风。

处方：三甲散加减。制鳖甲20g，制龟板20g，炮穿山甲（代）8g，地鳖虫10g，生牡蛎20g，黄芩10g，蝉蜕10g，赤芍药12g，牡丹皮10g，当归10g，金银花15g，荆芥10g，防风10g，紫草10g，甘草5g。7剂，日1剂，水煎2次取汁300ml分次服。

随访：药尽7剂，患者丘疹萎缩淡化，瘙痒消失，无新皮损出现，余症同时缓解。上方续服14剂，丘疹消失，颜面光洁。

按：痤疮是男女青春发育期皮脂腺分泌过多或排泄不畅，皮脂瘀积，毛囊口上皮过度角化所致，与丙酸杆菌感染等因素有关。中医学认为患者素体阳热偏盛是发病内因，过食辛辣肥甘厚味、外邪侵袭是发病外因。王教授认为本病由于邪热壅于肌肤，热毒蕴聚，气滞血瘀，故治疗应清热、活血、散瘀三者有机结合。三甲散加减方中黄芩、金银花清热解毒；赤芍、牡丹皮、当归、紫草凉血活血；制鳖甲、制龟板、炮穿山甲、地鳖虫、生牡蛎养血化瘀；荆芥、防风、蝉蜕祛风解毒。全方共奏郁热清、瘀血散、肿毒消的作用。

2. 糖尿病

【验案】姚某，男，47岁。2004年5月20日初诊。

病史：患者11年前因其每日饮用可口可乐饮料，后出现糖尿病酮症酸中毒，入院治疗。出院后，空腹血糖一直波动在7.8～10.5mmol/L，餐后2小时血糖波动在11.5～13.8mmol/L，一直服用药物降糖治疗。近1年来，患者自觉口干尿多，形体变瘦，手、脚趾有麻木或刺痛感，入夜尤甚。

刻诊：患者面色晦暗，肌肤甲错，唇紫不华，舌质暗略有瘀斑，脉弱。西医诊断为2型糖尿病。证属瘀血阻滞。治宜活血化瘀通络，兼以扶正。

处方：三甲散加减。炮穿山甲（代）10g，制鳖甲30g，制龟板30g，怀牛膝12g，太子参20g，黄芪20g，黄精15g，山茱萸15g，生地黄15g，牡丹皮12g，玄参10g，麦冬10g，地骨皮15g，黄连8g，土茯苓20g，知母10g。14剂，日1剂，水煎2次取汁300ml，分2次服。

复诊：2004年6月5日，患者自诉感觉精力大增。续服上方15剂，患者自测血糖已基本正常。后患者坚持服药3个月，血糖完全正常，余症消失，现彻底放弃服用西药降糖治疗。

按：糖尿病是一组以慢性血糖水平增高为特征的代谢性疾病群，以多饮、多食、多尿、乏力、消瘦，或尿有甜味为主要临床表现，属中医学消渴范畴。王教授认为本病阴虚为本，燥热为标。本例患者病久导致气阴亏虚，血脉瘀滞，瘀血闭阻，治疗上活血化瘀以治其标，益气养阴以护其本，此为诊治糖尿病的根本大法，也是防止出现并发症的关键。

三甲散加减方中炮穿山甲、牡丹皮、生地黄活血化瘀；太子参、黄芪、黄精、制鳖甲、制龟板、山茱萸、玄参、麦冬、知母益气养阴润燥；怀牛膝、地骨皮、黄连、土茯苓清热解毒。王教授强调，本病临床辨证不能忽视瘀血之病理变化，特别是有血管病变患者。

3. 特发性肺纤维化

【验案】黄某，女，51岁。2009年3月20日初诊。

病史：患者1年前出现不明原因的干咳，气急，未予治疗。1个月前突然出现活动性呼吸困难，呈进行性加重，入院CT检查示肺间质呈毛玻璃样改变，血气分析见低氧血症，西医诊断为特发性肺纤维化，遂入院治疗。予激素和抗生素等对症治疗一个月后，症状未见明显好转，改求中医诊治。

刻诊：患者干咳阵阵，自觉有痰难咯，胸闷，气短，活动后尤甚，舌暗红，苔少欠润，脉细。中医诊断为肺痿；证属气阴亏虚，痰瘀阻肺。治宜滋阴益气，清肺活血通络。

处方：三甲散加减。制鳖甲30g，制龟板30g，炮穿山甲（代）6g，牡蛎30g，地鳖虫10g，牡丹皮12g，赤芍药12g，莪术10g，太子参30g，麦冬10g，知母10g，黄芩10g，瓜蒌10g，鱼腥草30g，炙款冬花10g，蒸百部10g，矮地茶20g。7剂，日1剂，水煎2次取汁300ml，分2次服。

复诊：2009年3月28日，患者自诉咳嗽明显减少，无痰。续服上方6个月，临床症状基本好转，复查CT示两肺玻璃样影明显减小、变淡。

按：肺间质纤维化以弥漫性肺泡炎和间质纤维化为基本病理改变，早期症状不明显，以活动性呼吸困难、喘气、乏力、消瘦为主要临床表现，X线检查可见弥漫阴影、限制性通气障碍、弥散功能降低，血气分析见低氧血症，患者最终多因呼吸衰竭而死。

王教授认为，本病属中医学肺痿、胸痹范畴，本病病初在气分，久病入血分，病情呈现本虚标实，气阴两虚为本，痰、热、瘀阻滞肺络为标。总的病机为肺之气阴两虚，痰浊瘀血相互胶结阻滞脉络。故治疗以扶正气培其本，化瘀结治其标。

三甲散加减方中制鳖甲、制龟板、炮穿山甲、牡蛎、地鳖虫、牡丹皮、赤芍、莪术活血化瘀，软坚散结；太子参、麦冬、知母益气养阴，扶助正气；黄芩、瓜蒌、鱼腥草、炙款冬花、蒸百部、矮地茶清肺泻热，宽胸散结止咳。诸药合用，使阴液补，正气充，血脉和，瘀血散。

四逆散合桂枝龙牡汤加减治疗小儿噩梦

【验案】患者，男，10岁。

刻诊：患者连续噩梦。最近感觉即将睡着的时候有人掐他脖子，上不来气。

处方：四逆散合桂枝龙牡汤加治鬼三药，7剂。患者服用5剂后症状消失。（巩和平医案）

按：噩梦连连专方桂枝龙牡汤合交泰丸。徐长卿、苍术、蝉蜕、苍术含有大量的维生素。

丹栀逍遥丸治疗小儿咳嗽

年初一位战友的孩子咳嗽，网诊求助，我看了下舌苔照片，让他买加味逍遥丸吃。

第二天，他打赏反馈，但也提出疑问：这个药说明书和药店的店员都说是调理月经的妇科药，为什么孩子咳嗽吃这个？虽有疑问，但因他经常找我看病，所以还是照样买药吃药。

加味逍遥丸也叫丹栀逍遥丸，是在逍遥丸基础上加了栀子、牡丹皮。方中柴胡疏肝解郁，以和肝用；当归、白芍养血活血，以养肝体，共为主药。辅以栀子清上、中、下三焦之火；牡丹皮凉血散瘀，共达清解郁热之功。佐以白术、茯苓、甘草健脾祛湿；用薄荷辛凉升散之性，以助柴胡疏肝透热，且有引诸药入肝经之意，为佐使之药。诸药合用，共奏疏肝清热，健脾养血之功。

五脏六腑皆可引咳，咳嗽不能只考虑治肺，要结合苔、脉，确定是引起咳嗽的脏腑。

四月，一位同学的孩子咳嗽。他反馈情况时，说孩子上幼儿园后，咳嗽加重；他从视频中看到，孩子在幼儿园有些不适应，很局促，紧张。我看了下孩子的舌苔，果断让他给孩子吃逍遥丸，效果明显。

逍遥丸可以看作是四逆散的变方，对缓解情绪紧张，精神压力，治疗抑郁，有很好的作用。这个药不仅可以治疗女性月经的问题，还可以治疗失眠，血管痣，这些医案在王幸福老师的书中都有记载。

【验案】刘某，女，50 岁。

病史：患者最近 3 天，心情烦躁，昼夜不能入睡，现已 3 天没有合眼入睡，痛苦之极，几近精神崩溃。

刻诊：患者舌红瘦苔薄黄，脉弦细数，尺不足，眼结膜红丝满布，饮食正常，大便不干，烦躁不安，易怒无故发脾气，偶有头晕心悸，咽干痛。辨证为肝阴不足，肝阳上亢，神不得安宁。

处方：丹栀逍遥散合二至丸加减。3 剂，水煎服，每日 2 次。下午 5 点服 1/3 量，临睡前 1 小时服余 2/3 量。

复诊：3 日后，患者告知服药当晚即入睡 6 小时，这两天已正常入睡，烦躁好转。效不更方，续服 3 剂，痊愈。（张博医案）

赵静按：我也是受张博医生此医案启发，用逍遥丸治了一例久咳不愈。患者也是咳的时间太长了，都快郁闷了，不相信自己会好了。最后服用逍遥丸拔了病根，彻底不咳了。

第7章 泌尿、生殖系统医案

龙胆泻肝汤治疗腹股沟潮湿

【验案】蒲某，男，47岁。

刻诊：患者脉浮濡，舌淡苔白腻，腹股沟潮湿，下肢乏力，略胀，呃逆，小便不利，胃炎。

处方：龙胆草3g，车前子20g，川木通10g，黄芩10g，栀子10g，当归15g，生地黄15g，泽泻30g，柴胡6g，生甘草15g，刀豆15g，丁香6g，怀牛膝15g，石斛30g，蒲公英30g，海金沙30g，芙蓉叶15g，磁石30g。

马勃外用治疗阴部湿疹有良效

马勃味辛、性平，无毒。功能清肺利咽，解毒止血。主治咽喉肿痛，咳嗽失音，吐血衄血，诸疮不敛。我用其外敷之效，治疗男女外阴湿疹两例，效果很好，现报告如下。

【验案1】男性阴部湿疹。

汪某，男，35岁。2001年1月5日初诊。

患者1个月前不明原因出现阴茎龟头处湿疹，患处有丘疹、水疱，伴有痛痒性。继发少许糜烂、渗出等。迭经中西药治疗，效果不显著，患者痛苦不堪，忧心忡忡。

处方：马勃1个，嘱其每日2次清洗龟头后，用马勃轻轻挤汁喷洒患处。

复诊:3日后，患者反馈其取马勃1个（约10g）扑用，其湿疹痊愈大半。诊视龟头患处大部分结痂，干燥，已不渗液。无红肿，趋近愈合。

患者如上法续治3日，反馈湿疹治愈。

【验案2】女性阴部湿疹。

余某，女，12岁。

患者2个月前，发现阴唇一侧有数个粟粒样小疮疹，伴痛痒，并有尿频尿急的现象；当时羞于启齿，没有及时治疗，迁延时日，双侧阴唇遍布湿疹，经搔抓后肿起，周围皮肤有不同程度的浸润和变厚，奇痒，伴尿频，白带亦多。曾易医数人，终因效果不显而辍医。后经他人介绍来余处就诊。

处方：马勃20g，嘱其每次清洗外阴后，用棉球蘸马勃粉外搽阴唇患处。每日2～3次不等。未处其他方药。

随访：5日后患者母亲反馈“此药真神也，他处曾花300余元，疗效全无，你这单方一个，真的治好了我孩子的湿疹。”又云：“自用药后，痛痒减轻，局部干燥，红肿渐消。逐渐好转。”缠绵二月之顽疾，渐告治愈。

按：马勃一药，前贤张山雷云：“马勃，治恶疮马疥一说，盖既能散毒，又能燥湿，以疗湿疮固得其宜。故陶弘景亦谓敷诸疮甚良。今人用以为金疮止血亦效。寇宗奭谓以蜜拌揉，以水调呷，治咽喉肿痛，盖既散郁热，亦清肺胃，确是咽病良药。东垣普济消毒饮用之，亦是此意。濒湖李时珍谓清肺散血热，解毒内服外敷，均告捷效，诚不可以微贱之品而忽之。”

由此可见，马勃既能散毒，又能燥湿，外用治疗迁延久治不愈而又滋水渗液之湿疹，往往会收到立竿见影之效。湿疹之因，无外湿、热、毒，马勃之效，亦在散热、解毒、燥湿之功。

我临床上用于肛周湿疹效佳。大家不妨临床一试。

【小贴士】

马　勃

马勃，俗称牛屎菇、马蹄包、药包子、马屁泡；担子菌类马勃科。嫩时色白，圆球形如蘑菇，体型较大，鲜美可食用，嫩如豆腐。老则灰褐色而虚软，外部有略有韧性的表皮，顶部出现小孔，弹之有粉尘飞出，内部如海绵，黄褐色。生于旷野草地上。

马勃本草记载最早见于《名医别录》，称其“味辛平无毒，主治恶疮马疥”，生长环境为“园中久腐处”。最早关于马勃的药材性状记载的是南梁陶弘景在《本草经集注》云“马勃……紫色虚软，状如狗肺，弹之粉，大马勃原植物出，傅诸疮用之甚良也”。

功能：清热解毒，利咽，止血。

主治：①咽喉肿痛，咳嗽失音。本品味辛质轻，入肺经。既能宣散肺经风热，又能清泻肺经实火，长于解毒利咽，为治咽喉肿痛的常用药。

② 吐血衄血，外伤出血。本品有清热凉血，收敛止血之功，用治火邪迫肺，血热妄行引起的吐血、衄血等证。

③ 西医诊断为急性扁桃腺炎、上呼吸道感染、流行性感冒属于风热表证者，支气管炎、支气管扩张、肺炎等属于肺热壅盛者，上消化道出血、呼吸道出血、创伤出血属于血热妄行者。

用法用量：内用煎服，1.5～6g，布包煎；或入丸、散。外用适量，研末撒，或调敷患处，或作吹药。

泌尿感染医案

【验案】马某，女，38岁。

病史：患者10天前少腹急痛，小便热痛涩少，经检查化验排除尿结石诸病，诊断为泌尿系感染，抗生素治疗1周（具体用药不详），症状未有改善，寻求中医治疗。

刻诊：除上述症状外，患者特别诉少腹胀急，小便热痛，观舌质红苔白，按脉弦滑实，大便不干，月经稀少，白带不多，心烦急躁。辨证肝经湿热，属中医学热淋证。

处方：柴胡12g，枳壳15g，白芍60g，生甘草15g，红藤30g，白头翁50g，黄柏15g，苍术10g，生薏苡仁50g，怀牛膝30g。乌药15g，当归10g，浙贝母15g，苦参10g。5剂，水煎服，日3次。

随访：1周后，患者反馈服药3剂后各种症状已消失，仅留少腹隐痛，服药5剂后现已不痛了。患者很是高兴，言中医治疗这么快，又省钱。

按：此案秉承我一贯治疗泌尿系感染专方四妙散合当归贝母苦参丸外，不同之处为两点，一是少腹急痛用红藤和白芍；二是用大量的白头翁。此案有一点提示，小便热痛，突出一个“热”字。《伤寒论》指出：热痢下重者，白头翁汤主之。大家不要认为此方仅为治痢疾，小便热利一样治，病机相同，关键是抓住一个“热”字。从多年的临床实践中我体会到，白头翁是治小便发热的专药，只要是小便发热，大量使用，收效颇速。同道临床一验自知，其他用方施药无新意，故不赘述。

【小贴士】

四妙散

四妙散见于清代医家张秉承所著的《成方便读》一书，由苍术、黄柏、牛膝、薏苡仁四味药组成，与《丹溪心法》之二妙丸、《医学正传》之三妙丸乃一脉相承之剂。

原方主治湿热下注之痿证，取苍术燥湿健脾除湿邪之功；黄柏走下焦除肝肾之湿热，薏苡仁入阳明胃经祛湿热而利筋络；牛膝补肝肾兼领诸药之力以直入下焦。对于以下焦湿热为主要表现的疾病，皆可用之，不必拘泥于痿证。其常用四妙散为基础方化裁治疗下焦湿热之痛风、脉痹、黄带等疾病，取得了良好的疗效，扩大了四妙散的应用范围。

猪苓散合二仙汤治疗小便刺痛

【验案】刘某，女，71岁。2021年7月19日初诊。

病史：1年前无明显诱因出现尿刺痛，尿黄，经多方医治无效，曾住院两次。每次出现尿刺痛，服用三金片、左氧氟沙星3天内有效，3天后没有效果。多次尿常规检查无异常。

刻诊：患者尿道口刺痛如针刺样，平时走路过多，站立时间过长，即出现刺痛，非常难受，痛牵引小腹。急躁，小腹凉，夜尿6～7次。苔厚质暗。

处方：桃红四物汤合理中汤加减。桃仁15g，红花15g，茜草30g，赤芍30g，川芎15g，琥珀5g，贯叶金丝桃40g，夏枯草20g，川牛膝15g，车前30g，甘草20g，滑石30g，茴香20g，乌药15g，附子10g，肉桂10g，干姜10g。7剂，水煎服。

复诊：7月25日，患者反馈上方用后无效。

李中文老师指导，尿道痛为雌激素缺乏。中西医结合效果好，中医，肾阳肾精调冲任，利水渗湿，温阳化气。猪苓散合二仙汤加减，加胆草15g。自购雌三醇乳膏外用。

处方：仙茅15g，淫羊藿15g，巴戟天15g，当归25g，黄柏15g，知母20g，龙胆草15g，栀子15g，柴胡15g，生地黄50g，车钱草30g，猪苓15g，茯苓30g，泽泻30g，滑石30g，沙苑子30g，蛇床子30g，贯叶金丝桃40g，甘草20g，琥珀粉（冲）5g，川牛膝15g。7剂，水煎服。黑升麻2粒，每天

2次，7天。

三诊：8月3日，患者反馈服药三天，尿痛缓解。现小腹凉得热则舒，睡眠好多了。前方去琥珀，加乌药15g，胡芦巴30g巩固。（李树园医案）

地黄丸合当归补血汤加专药治疗肾病

【验案】贺某，男，34岁。

刻诊：患者有慢性肾炎（肾小球肾炎），尿蛋白高隐血多年，口干渴，脉右弦细左弦软，舌淡苔白瘀点。

处方：怀山药30g，山茱萸30g，茯苓30g，牡丹皮10g，生黄芪100g，当归10g，茜草30g，白茅根30g，仙鹤草30g，乌梅炭30g，生白术30g，五倍子10g，淫羊藿30g，生地黄40g，陈皮10g，杜仲30g，川续断15g，积血草30g，芦根30g。

按：乌梅炭和积雪草都是治肾病蛋白尿的专药，但是要坚持1个月以上。陕西中医药大学赵容、李小会、陈丽名等《积雪草及其复方制剂治疗慢性肾病的研究进展》一文通过实验研究、临床应用的文献分析综述积雪草在各种慢性肾病的作用机制，发现积雪草具有抑制系膜细胞异常增殖、保护足细胞损伤、防治肾小管间质纤维化、改善氮质代谢、优化脂质代谢、调节免疫功能的作用。在治疗慢性肾病时应该根据其作用机制广泛、合理应用积雪草保护肾脏，延缓进入终末期肾脏病。

周厚田按：积雪草还能治疗关节炎，淋巴结核，乳腺炎，修复皮损，皮肤病，痘疤等。

二诊处方：怀山药30g，山茱萸60g，茯苓30g，牡丹皮10g，生黄芪100g，当归10g，茜草30g，白茅根30g，芦根30g，仙鹤草30g，乌梅炭30g，生白术30g，五倍子10g，淫羊藿30g，生地黄30g，陈皮10g，杜仲30g，续断15g，积雪草30g，金雀根30g，生姜15片。15剂，每日1剂，水煎服。

按：此方中山茱萸加了一倍量，加强固涩作用，养阴固涩。

六味地黄丸人尽皆知，用对的人并不多

关于六味地黄丸，我觉得社会上用得太广泛了，似乎人人都会用。一说肾虚，不辨阴阳寒热都买六味地黄丸；一说能治糖尿病，不管虚实寒热就服六味地黄丸；一说能长寿，不分体质好坏就服六味地黄丸。更有甚者，我经常看到一些中医，把脉男性，十人九肾虚，一开药就是六味地黄丸，真是令人啼笑皆非；简直是把六味地黄丸视为万金油，无所不能。

除了一知半解的人在乱用六味地黄丸（汤）外，业内人士是否都能用好呢？其实不然。在此，我想谈一谈自己的认识和体会。

六味地黄丸来源于南宋钱乙的《小儿药证直诀》。其原文："地黄丸，治肾怯失音，囟开不合，神不足，目中白睛多，面色皖白等。熟地黄（炒）八钱，山茱萸、干山药各四钱，泽泻、牡丹皮、白茯苓（去皮）各三钱。"

熟地黄主入肾经，为补肾阴之主药；山茱萸入肝、肾经，能够滋补肝肾，收敛固涩；山药属于补气药，肺、脾、肾三脏皆补，既是补肾阴的常用药物，也是健脾的常用药。以上三药均为补药，分别针对肾、肝、脾。泽泻、茯苓均为利水药；牡丹皮性寒凉，善清肝火；这三药均为泻药。

熟地黄大补真阴，最具滋腻之性，得泽泻则补阴而不腻滞，泽泻得熟地黄则利水而不伤阴；山茱萸得牡丹皮之制约而无温燥之性；山药配伍茯苓，共奏健脾之功。

本方在运用上，主要治肾阴不足证，症见腰膝酸痛，头晕目眩，耳鸣耳聋，遗精，盗汗，消渴，骨蒸潮热，五心烦热，口燥咽痛，牙齿动摇；小儿五迟，囟门不合，发育迟缓；舌红少苔，脉细数等。

本方出自儿科专著《小儿药证直诀》，故原方的用法及用量等均为小儿制定。现根据教材剂量换算如下：熟地黄24g，山茱萸、山药各12g，泽泻、牡丹皮、茯苓各9g。以上剂量虽为丸剂的剂量，但现在临床上亦可作汤剂。

无论是丸剂还是汤剂，其剂量比例需要掌握，即"地八山山四，丹苓泽泻三"。这个比例才符合原方意，此点很重要。

六味地黄丸（汤）在辨证上，我认为业内人士基本上都不会出大错，但是在使用上不守比例的很多。

常见的是六味药平等相待，并未突出熟地黄这味主药，所以往往收效平平。原方的"844333"比例关键在于"8"，即熟地黄一定要给足量，疗效就会显著。以下通过一则医案来谈谈用量比例的重要性。

【验案】肾阴虚。

赵某，中年妇女。

病史：患者腰酸腿困，曾在某中医研究所某老中医处服中药3个月，未见明显疗效。此患者很细心，每次方子都留底，拿了一厚沓子叫我看，基本上都是六味地黄汤加减，辨证为肾阴虚，肾精不足，髓海空虚。

刻诊：患者腰酸腿困，口干，五心烦热，耳鸣，记忆力减退。我看前医辨证、用方都不错，但就是收效不大。仔细研看了方子，我发现其中熟地黄的用量均为15g，山茱萸、山药一般为12g，余3味为6～9g。熟地黄的用量太小。于是根据我的经验，仍用六味地黄汤。

处方：地黄（生地黄、熟地黄各半）90g，山茱萸30g，山药30g，茯苓12g，泽泻12g，牡丹皮9g。5剂。

随访：服药后患者各种症状都显著改善。患者问方子和前医没有什么区别，为什么服此药有效，而服彼药无效？我答之：关键是主药量太小。

按：临床上，我用熟地黄通常在45g以上，60g以上则生地黄、熟地黄各半，基本上3～5剂见效。六味地黄汤中重用熟地黄这味药，可能有的人认为会太热太腻，这只是书上说的，实际上并非这样。在多年的临床中，我认为“阴性缓，熟地黄非多难以奏效”，常予50～60g或100g以上，从未见患者发生不良反应，亦无出现过饮食纳呆之弊端。总体感觉，熟地黄平、妥、善，重用无妨。

历史上擅长用熟地黄的医生很多，明代的张景岳外号就叫“张熟地”。在其所撰的《新方八阵》186首处方中，含有熟地黄者占50首；《本草正》中药物论熟地黄最多，共973字。其用熟地黄时，轻则一两，重则四五两是常事。受其影响，我在治疗肺病哮喘、慢性气管炎、肾病等时，常以六味地黄汤为主，重用地黄，往往取得佳效，从未发生不良反应。对于不愿服汤剂的患者，在用成药六味地黄丸（浓缩丸）时，我的经验是，用1～2倍的量，疗效也是可以的，但总体还是赶不上汤剂。

总之，在用六味地黄丸/汤时，一定要遵守原方比例，突出熟地黄，切莫喧宾夺主。只有这样，才能用好这首名方。

尿中隐血医案实录

【验案】患儿，男，11岁。

病史：患儿尿中隐血已两年多，尿检隐血（+++），红细胞68个。一直在服中药，但无效。近半年来一直在制附片65g，炮姜21g，上桂10g，砂仁12g，炙甘草6g的基础上用药，刚开始服用时有点效果，最近服药之后爱出汗，而且隐血数和红细胞数也上升了。患者刚开始的时候就是尿频尿急，检查结果查尿隐血（+），红细胞只有5个，医生说是尿路感染，服了中药一个多月都不见效，后来医生怀疑是1gA肾病。

在服处方：制附片（含黄附片12g）65g，炮姜21g，上桂10g，北五味子10g，砂仁12g，血余炭15g，炒黄柏18g，法半夏25g，生黄芪30g，炙甘草6g，生龟板12g，桂枝9g，茯苓15g，炒蒲黄10g。

服药一段时间后患者不容易感冒了，手指甲上的月牙慢慢长出来，但是隐血反而增加了。半年之前尿隐血为（+～++），最近加重为（+++）。上方道医辨证患者为脾肾阳虚。患者最近晚上睡觉后背汗出，而且不安稳翻腾得很，有时候会感觉比较累；饮食基本正常，小便量及次数也还算正常，大便有时正常，有时很难擦干净；最近口腔里面长了一个小包，他说用舌头顶就会痛，鼻子上也长了一个小包。

患者以前服用的中药方还有如下几个方子。

处方一：蜜炙麻黄，苦杏仁，黄芩，牛蒡子，前胡，瓜蒌皮，鱼腥草，栀子，莱菔子，知母，浙贝母，薄荷，蜜甘草，白茅根，密百部等。

处方二，清热为主：生地黄，小蓟，蒲黄，栀子，知母，桑白皮，地骨皮，泽泻，牡丹皮，茯苓，紫荆皮，山茱萸，黄芩，生黄芪，大菟丝子，川芎，白茅根。

后来那位道医给开的方子（处方三）是以升阳为主。

处方四：马鞭草，仙鹤草，益母草，紫草，生茜草，棕榈炭，地榆炭，侧柏炭，血余炭，小蓟，乳香，没药，三七粉，山茱萸，熟地黄，泽泻，茯苓，牡丹皮，知母，盐黄柏，山药，羌活，姜黄，川桐皮，杜仲。

处方五：连翘，牛蒡子，生甘草，川银花，大青叶，板蓝根，小蓟，侧柏炭，蜜百部，茜草炭，白茅根，藕节，白花蛇舌草，栀子，蒲黄炭，五灵脂。

王幸福处方为处方六：生黄芪120g，仙鹤草100g，柴胡10g，升麻10g，知母10g，甘草30g。10剂，水煎服，日3次。每剂药五碗水煎至两碗水，每剂药煎两遍，兑在一块，每次服150ml，饭前饭后1小时服。

随访：3剂药还没有服完，患者去医院检查尿中隐血已经没有了；红细胞以前是六十几个，现在是七个。患者询问是否继续把十剂服完。嘱其继续服用。

济生肾气丸加减治疗肾小球肾炎

【验案】侯某，男，37岁。

刻诊：患者肾小球肾炎，高血压10年，尿蛋白10+，下肢水肿。

处方：黄芪80g，党参20g，炒白术20g，甘草15g，茯苓25g，熟地黄25g，山茱萸15g，生山药30g，泽泻15g，牡丹皮10g，车前子25g，怀牛膝15g，肉桂10g，制附子15g，白茅根60g，丹参15g，半枝莲15g，白花蛇舌草15g。

随访：患者服药35剂，血压平稳下降，水肿消失，乏力减轻，蛋白尿消

失。（周厚田医案）

按：大剂量黄芪益气升阳固摄，降尿蛋白，推动气血流畅，降血压。

小四五汤治疗慢性泌尿系感染

【验案】刘某，女，37岁。

刻诊：慢性泌尿系感染10年，尿少，偶有涩痛热感，晨起腰僵硬，活动后好转，尿酸略高。脉不详，舌淡苔白腻齿痕。

处方：柴胡10g，黄柏10g，清半夏10g，干姜10g，党参30g，生甘草10g，茯苓皮30g，猪苓15g，泽泻30g，白术30g，当归10g，川芎10g，赤芍10g，生地黄15g，车前草30g，马鞭草30g，益母草30g，白头翁30g，川萆薢30g，怀牛膝30g，川木通10g。7剂，水煎服，日3次。

按：本案为小四五汤加减。因病在下焦，黄芩换成了黄柏。不用肉桂是因下焦有热。再加一系列清热利湿的专药。因为病情已经10年了，所以没有用四妙散。

腰部板结活动后正常说明有瘀血，用益母草既活血又利水，一药两用。大家在用方时一定要建立这个思想，一味药能代替几味药用的就不要再用其他药，处方要精练。

防己黄芪汤合五苓散治疗肾病综合征

【验案】谢某，男，73岁。

刻诊：患者尿蛋白，尿酸，血脂高，舌苔厚腻。

处方：木防己30g，生黄芪90g，茯苓皮30g，茯神30g，猪苓30g，苍术、白术各25g，益母草30g，泽兰30g，肉桂10g，五倍子10g，积雪草30g，金雀根30g，怀牛膝10g，生薏苡仁30g，陈皮10g。10剂，水煎服，日3次。

按：看到患者这样的舌苔就抓住一个“湿”证去解决，牛鼻子一牵整个病症就会转化。不要面面俱到，什么问题都想解决。此方为防己黄芪汤合五苓散加减。最根本的一点是考虑到久病必虚，所以用了黄芪，再加防己托表出水。

五倍子胶囊治尿蛋白

五倍子为漆树科落叶灌木或小乔木植物盐肤木、青麸杨或红麸杨叶片上或叶柄上的虫瘿，主要由五倍子蚜寄生而形成。我国大部分地区均有，而以四川为主。秋季摘下虫瘿，煮死内部的寄生虫，干燥，生用。五倍子味酸、涩，性寒。主要入肺、肾、大肠经。本品酸涩收敛，寒能清热，入肺肾大肠经，故有敛肺、涩肠、固精、止汗、止血等多方面功能。

传统应用于敛肺止咳，涩肠止泻，固精止遗，敛肺止汗，收敛止血。此外，本品外用还有解毒、消肿、收湿、敛疮等功效，可用于疮疖肿毒、湿疮流水，溃疡不敛等，单味研末外敷，也可配合枯矾同用。但用于治疗蛋白尿的人可能不多。

临床上肾炎、过敏性紫癜、糖尿病、肾病综合征等都容易出现蛋白尿，而且治疗颇为不力，长时间用药都难消除。多年来，我倒有一法，治疗蛋白尿较有效，而且经得起检验，是从上海老中医茹十眉那里学来的。即五倍子胶囊。早年在读《上海老中医经验选编》时，看到茹十眉一则治疗“水肿”的医案颇受启发。现转录以下。

【验案】陈某，男，26岁。1975年8月起病。

病史：患者全身浮肿，尿蛋白（+++），医院诊断为肾病综合征，经用泼尼松、环磷酰胺、苯丙酸诺龙等治疗两个多月，效果不显著。后自服云南白药，尿蛋白有所下降。出院不久，尿蛋白（+++～++++）以及管型。来我院门诊仍未能控制，由于肾功能试验明显减退，收入病房。

刻诊：患者眼面及四肢浮肿，小便短少，困倦无力，头晕腰酸，口干不欲多饮，血压偏高，脉弦细，舌质偏红，苔薄腻。辨证为脾肾两虚。拟平肝利尿，益气健脾。脾虚则水湿逗留，肾虚则肝阳易亢。

处方：生地黄12g，生牡蛎（先煎）30g，黑大豆30g，白术9g，茯苓12g，牡丹皮9g，车前子（包煎）12g，金樱子15g，石韦30g，黄芪片（分吞）3g，鲜茅根30g。7剂，水煎服。

二诊：患者四肢浮肿渐退，尿较清长，尿蛋白（+++），仍有管型可见。血压下降，头晕减少。脉弦细，苔薄腻。再拟前法出入。原方去牡丹皮，加牛膝9g。

三诊：浮肿已退，唯晨起眼泡肿未消，头晕腰酸均见好转，肾功能正常，唯尿蛋白仍停留在（+++）。脉弦细数。拟前法添用清热解毒药。

处方：白花蛇舌草30g，蛇莓30g，蛇六谷30g，生地黄12g，茯苓9g，白术9g，车前子（包）12g，石韦30g，黄芪片（分吞）3g。7剂，水煎服。

四诊：患者诸症悉减，尿蛋白仍不下降。此后除上方加减外，控制尿蛋白曾用金樱子、石龙芮、怀山药、桑螵蛸，蝉蜕等效果均不显著。

十诊起，改用五倍子粉0.3g入胶囊，每次1粒，每日3次，第二日尿蛋白显著下降，每次化验均（+）或见痕迹，五日后一直正常，观察两个月左右未见反复，始出院。服五倍子粉以来无不良反应，副作用只见便闭，隔日加润肠片6片，大便即转正常。

在没有看到这则医案前，我治尿蛋白一直沿用大剂黄芪或真武汤，效果都不理想。自从看到茹十眉老中医这则医案后，有意在临床上试用，十几年来，屡用屡效，故敢托出，以供同道应用。现举二例以示之。

【验案1】患者，男，10岁。2006年3月初诊。

病史：患儿患过敏性紫癜，开始是腹痛，后双小腿现小片出血紫斑，在医院治疗3月有余，其他均愈，唯尿蛋白消不了，现仍是（+++），体胖，体乏无力，不想活动。

刻诊：患者舌淡苔白，脉沉滑微数，纳食一般，二便基本正常。辨证为热毒已去，脾肾气虚。治宜健脾强肾，加服专药五倍子胶囊。

处方：淫羊藿30g，仙茅6g，巴戟天10g，黄柏10g，知母10g，生黄芪30g，当归10g，太子参30g，茯苓15g，白术10g，甘草6g。10剂，送服0.3g五倍子胶囊1粒，日3服。

二诊：10天后，患者稍有力，活动已不气喘，尿蛋白化验（+），其母甚为高兴，要求继续治疗。效不更方，前方续服15剂，嘱宜食清淡，适当锻炼。

三诊：1个月后，经化验尿蛋白消失，基本痊愈，又服前方10剂善后。2个月后电话追访未再出现尿蛋白。

【验案2】陈某，男，58岁，西电公司退休职工。2008年6月初诊。

病史：患者有糖尿病，要求给治疗尿蛋白。该患者经常看中医、服中药，现糖尿病血糖控制在正常范围，唯尿蛋白（++）号消除不了，特慕名找到我，要求解决该问题。经过四诊分析，我认为是湿热郁结，灼伤肾阴。

处方：五味消瘅饮加减。青木香15g，桑椹30g，僵蚕30g，黄连6g，红花3g，墨旱莲30g，女贞子15g。10剂，同时送服五倍子0.3g胶囊1粒，日3服。

二诊：10天后，尿蛋白化验（+）号，血糖正常。又续服10剂，尿蛋白化验消失，巩固10剂，痊愈。

按：茹老中医诚不欺我也。多年来临床上用五倍子胶囊治尿蛋白已成为我的一绝招，疗效在90%以上。该法制作简单，服用方便，效果显著，愿有志且有善心的同道用之。

小四五汤加减治疗肾炎、尿蛋白

【验案】曹某，女，22岁。2018年8月24日初诊。

病史：患者自诉近1个多月腰痛如折，乏困，早上起床后眼睑肿胀，化验尿蛋白（++），饮食二便尚可。

刻诊：患者脉象寸关浮滑尺弱，舌淡红苔薄白。辨证为中气不足，肾虚水泛。

处方：小四五汤加减。柴胡10g，黄芩10g，太子参15g，清半夏10g，当归12g，川芎12g，赤芍12g，生地黄15g，茯神30g，猪苓20g，泽泻10g，白术25g，肉桂10g，金毛狗脊30g，生黄芪100g，益母草30g，泽兰30g，陈皮10g，杜仲30g，川续断30g，金樱子15g，楮实子15g，芡实15g，五倍子1g，马鞭草15g。20剂，水煎服，日3次。

复诊：2018年9月18日，患者腰痛好转，眼睑已经不肿胀，尿蛋白消失。效不更方，上方略为加减，太子参改为30g，加车前草15g。续服20剂巩固治疗。

张光按：王老师临床喜用小四五汤加减治疗肾炎。小四五汤为小柴胡汤、四物汤、五苓散的合方，疏肝、清热、活血、利水并用，治疗肾炎疗效确切。

三仁汤合黄芩汤治疗肾移植术后蛋白尿

病史：患者肾移植2年，现在一直服用抗排斥的药，如环孢素A、泼尼松，尿蛋白（++++），24小时蛋白量为2400ml。

刻诊：患者脉弦滑细，舌尖发红，有瘀点，舌苔偏黄腻，但不是很厚，沉重乏力。湿热入手。

处方：茵陈30g，丹参30g，茯苓15g，猪苓15g，大腹皮15g，黄芩12g，白豆蔻3g，杏仁6g，薏苡仁30g，金钱草30g，酒大黄6g，滑石15g，怀山药30g。

患者服药1周，24小时蛋白量降至1300ml以下。又7剂，24小时蛋白量630ml。（姜威医案）

四妙丸合导赤散治疗膏淋

【验案】李某，男，26岁。2021年9月1日初诊。

刻诊：患者患膏淋5年，尿后有浓精液状物，腰酸，胃胀，脉弦滑，舌淡苔白。

处方：知母10g，黄柏30g，生薏苡仁45g，怀牛膝30g，川萆薢50g，制乳香6g，车前草30g，杜仲15g，续断15g，砂仁20g，甘草梢10g，海金沙30g，淡竹叶10g，生地黄30g，败酱草30g，红花6g，生麻黄3g，穿山甲（代）3g。15剂，每日1剂，水煎服。

赵鹏飞按：患者患膏淋5年，脉象弦滑，可见湿浊。以四妙丸合萆薢渗湿汤清利下焦湿浊，合导赤散清心利尿，加车前草、海金沙、败酱草增强利水消肿之用。病久必瘀，加制乳香、红花、穿山甲以活血化瘀止痛。病久必虚，又见精液状，腰酸，兼见肾虚，加杜仲、续断以顾护肾气，患者胃胀，加砂仁以和胃。麻黄一则提壶揭盖，二则改善微循环。主以清利下焦，辅以活血化瘀补肾，中以顾护胃气，兼有专病专药。

按：治膏淋的专药和主药是萆薢，切不可忘了和疏忽！穿山甲和下乳的原理一样。这位患者看了很多中医，我看了一下方子，大体是两类，一类是从补肾入手，另一类是清热利湿为主。从补肾入手温补药进去，患者越吃病越严重，实际上他们犯了“虚虚实实之戒”。他们光看到患者有遗精腰酸困性功能减退，以为就是肾虚。没看到这个小伙子很壮实，脉象弦滑有力尺脉有劲，就是一个实证，湿热下注。临床上很多遗精阳痿不都是虚证，实证的人也很多，所以在临床上一定要有据症分析的能力。还有很多人从前列腺炎入手去治疗，也没效果，关键不识证，不认识膏淋症状。这个病现在临床上也不常见，所以很多中医不认识。

萆兔汤治疗乳糜尿

【验案】戚某，男，70岁。2021年7月14日初诊。

患者25岁时一次遗精后出现尿滴白，至今一直在医治。尿滴白40余年，每次排尿后，大便后出现白色如牛奶样尿，无其他伴随症状。经彩超检查、前列腺液检查、尿常规检查肾功能均正常。经口服中西药多年治疗无效，近半年又在双城市中医院检查尿常规，肾功能彩超均正常。最近半个月出汗较多，没有力气。

处方：萆兔汤加马鞭草、乌梅、穿破石、乌贼骨等。

复诊：患者2021年7月21日，自诉服药第4天就不滴白了，出汗也减轻。（李中文医案）

余峰治疗慢性肾炎水肿

处方：白茅根、忍冬藤、益母草、蜜炙枇杷叶、茯苓皮、陈皮、沙参各30g，黄芪90g，酒大黄10g，肉桂、石菖蒲各5g。7剂。

猪苓汤合三金汤治疗肾结石

【验案】刘某，男，52岁。2021年5月15日初诊。

刻诊：患者右肾积水肾结石，右侧腰痛，左肾结石，尿频，脉弦滑，舌淡，苔白水滑。

处方：茯苓15g，泽泻15g，海金沙30g，郁金10g，金钱草30g，鸡内金10g，怀牛膝30g，威灵仙30g，猪苓20g，滑石粉20g，阿胶10g，茯神15g，冬葵子15g，萹蓄15g，制附子5g。30剂，每日1剂，水煎服。

按：这是一例肾结石引起的肾积水。治疗1年，越治越重，慕名从郑州赶过来。我用的是猪苓汤合三金汤加减。人不虚不需用补药，利水化石排解。

付亿按：冬葵子比四金效果好。

巩和平按：遇到威灵仙，骨刺软如棉。

治疗输尿管结石、肾结石三则

【验案1】同学老公有多发肾结石，最大的1.4cm，到医院进行碎石治疗，但是纹丝未动，疼痛难忍。第一次几剂药喝完，疼痛不适感缓解，感觉石头下移。第二次几剂药喝完，顺利排下一颗石头，还是1.4cm。（张博医案）

【验案2】患者输尿管结石，疼痛呕吐，服了5剂药，症状缓解，第二次5剂药吃完，石头排出。（张博医案）

【验案3】患者，老年，输尿管结石，疼痛，开了3剂药，服完第1剂药，疼痛消失。（张博医案）

按：肾结石、输尿管结石，疼痛起来很难忍受，还会伴随呕吐。石头不在大小，主要在于位置，而且位置会变化，当石头刚好卡在输尿管三个生理弯曲处时，就会引起输尿管扩张、肾积水、疼痛。

学习王老师经验，运用中医经方猪苓汤，治疗膀胱炎、肾炎、肾结石、输尿管结石，按症状配合其他药物，缓解疼痛，舒缓输尿管排石，治疗效果就很好。而且因为原方中阿胶太贵，看了王老师的书，把阿胶换成楮实子一样有效，药费便宜了很多。

周仲瑛尿路结石验案录

下面通过《临证传奇》附篇《周仲瑛尿路结石临证传奇》中的三个具体的病案，来看看周老是如何辨证治疗的。

【验案 1】叶某，男，35 岁，职工。

病史：患者发作性肾绞痛半年，发作时右侧腰肾区剧痛，叩击痛（+），血尿，尿色深黄。

刻诊：患者舌苔中部黄腻，脉弦滑。X 线检查示右侧输尿管结石 2 个。周老辨证为湿热蕴结，气滞血瘀，阴络损伤。治则清利湿热，行气活血，化石通淋。

处方：金钱草 30g，海金沙（包）12g，萹蓄 12g，石韦 10g，六一散（包）12g，炮穿山甲（代）5g，王不留行 10g，风化硝（分冲）5g。

另琥珀粉 3g，沉香粉 1g，和匀，每日 2 次分吞。

服药 9 剂，患者尿出豌豆大小结石一块；再服 7 剂，又下一块，诸症消失。

【验案 2】沈某，男，53 岁。

病史：患者右肾结石，肾盂积水，输尿管狭窄，先后两次做输尿管扩张术，术后曾见小便排出砂石，但肾盂造影复查，右肾积水现象改善不著，右侧输尿管逆行造影，仍然不通，输尿管导管插入不进，术后一度导致尿血。

刻诊：右肾区酸胀，隐痛，背冷明显，小便尚畅或黄，有时尿急，夜尿 3 次，大便溏泄不实，稍觉口干，舌苔淡黄薄腻，质淡色暗，呈龟裂状，边有齿印，脉沉细。周老辨证为脾肾阳虚，湿热瘀结，气化失司。治则温肾健脾，益气助阳；化瘀通络，清利下焦。

处方：制附片 6g，肉桂（后下）3g，大熟地黄、生地黄各 10g，山茱萸 10g，炒怀山药 15g，牡丹皮 10g，泽兰、泽泻各 10g，鹿角片（先煎）10g，生黄芪 20g，川续断 15g，炒苍术 10g，川黄柏 10g，金钱草 20g，海金沙（包煎）15g，炮山甲（先煎）10g，乌药 10g。每日一剂。上药加减服用，有时配以川牛膝 10g，车前子（包煎）10g，威灵仙 15g，有时配狗脊 15g，淫羊藿 10g，补骨脂 10g。

经两个月，尿中排出泥沙样结石，放置后沉淀，曾见腰部持续疼痛3天，此后反复间断尿中沉积砂石，约3个月消失，尿液转清。继守上法，调治巩固，以防复发。

【验案3】洪某，男，67岁。2001年1月8日初诊。

病史：患者肾、输尿管结石3年余，多次B超检查提示双肾小结石、伴泥沙样结石，左肾结合系统分离，轻中度积液，输尿管上端明显扩张。两肾区时有疼痛，曾有肾绞痛史。

刻诊：患者舌苔薄黄，舌质暗红，脉细弦。周老从肾虚阴伤，湿热瘀结治疗。

处方：金钱草25g，海金沙（包）15g，酢浆草15g，石韦15g，萹蓄15g，瞿麦15g，威灵仙15g，大生地黄15g，生蒲黄（包）10g，怀牛膝12g，麦冬12g，核桃肉10g，桑寄生15g，冬葵子12g，乌药10g。

三诊：2001年5月10日患者自觉症状尚平，腰不痛，排尿通畅，小便时黄，舌苔焦，舌质细，稍暗，脉细。原方加炮穿山甲（先煎）9g，王不留行10g。患者其后即间断服用此方，服药时一般情况好，停药则腰痛仍有发作。

11月30日复查B超仍示双肾内有小结石，结合系统分离，输尿管下端扩张。在上方基础上，嘱自购琥珀30g，沉香15g，鱼脑石30g，三药研粉，每服2.5g，每日2次。

12月18日患者复诊时诉B超复查双肾内已无小结石，结合系统无分离，输尿管不扩张，无腰酸腰痛等不适感，小便通畅，再予原法巩固，病愈。

蒲公英葫芦茶治疗泌尿生殖系疾病

蒲公英葫芦茶源自于广州中医学院黄耀燊教授，由蒲公英、葫芦茶、冬葵子、车前子、瞿麦、石韦、藿香、王不留行、三棱、莪术、木通、川牛膝等组成。金保方教授为中西医结合男科学博士，在前人基础上，触类旁通，将蒲公英葫芦茶灵活运用于治疗男、女泌尿生殖系统多种疾病，疗效显著。

【验案】黄某，女，31岁，江阴人。

处方：蒲公英15g，葫芦茶15g，车前子（包）10g，乌药12g，木香10g，王不留行18g，三棱、莪术各10g，滑石20g，通草5g，怀牛膝10g。

功用：清热利湿。

主治：膀胱积热型前列腺增生症。（金保方医案）

前列腺增生验案一则

【验案】患者两年前开始尿频，尿不尽，并未在意，不料症状日益严重，后到医院B超检查，诊断为前列腺增生、肥大，一直服用特拉唑嗪，未见明显改善，转求中医治疗。

刻诊：患者前列腺增生，小便频，尿无力，尿不尽，眠差，脉沉弱，舌淡苔白。

处方：前列腺增生验方。柴胡10g，白芍30g，麸炒枳实18g，王不留行24g，刘寄奴18g，浙贝母6g，皂角刺3g，蜂房6g，乌药9g，冬葵子9g，车前子12g，怀牛膝12g，升麻2g，生黄芪120g。15剂，水煎服，日3次。

二诊：2018年11月27日，患者反馈小便次数减少，服药前从晚饭后至睡觉前差不多要小便8～9次，现在次数减少到3～4次；尿不尽的症状白天改善较为明显，晚上未见改善。患者总体感觉疗效好，因为要回四川老家，希望这次多开些药，继续巩固治疗。原方略作调整，继服15剂。

处方：柴胡10g，白芍30g，麸炒枳实18g，王不留行24g，刘寄奴18g，浙贝母6g，皂角刺3g，蜂房6g，乌药9g，冬葵子9g，车前子12g，怀牛膝12g，升麻2g，川牛膝15g。

三诊：2018年12月27日，患者夜尿次数减至1～2次，尿不尽有明显改善，患者不想再服汤药，原方加量制作水丸，每日3次，每次6g。

随访：年后其家属反馈患者坚持服用丸药一个月后，尿不尽症状改善，小便较利，总体疗效满意。

张光按：前列腺增生、肥大在老年男性中患病比率很大，主要表现为小便异常，尿频、尿无力、尿分叉、尿潴留等。中医学认为“肾司二便”，随着年龄的增长，人体肾气、肾阳的虚衰，气化功能失司，导致气滞血瘀，湿瘀互结，影响小便的顺利排出；治宜温补肾气，通瘀散结。

王老师临床用上方治疗前列腺增生，疗效确切，不少患者服用一段时间汤药后，尿频、尿无力等症状得到明显改善，接着服用丸药1～2个月巩固，可基本恢复正常功能。

前列腺炎效验方

主方：半枝莲30g，半边莲30g，虎杖30g，败酱草30g，马鞭草30g，怀牛膝30g，王不留行30g，地龙干25g，白蒺藜15g，焦杜仲12g，川续断12g，青皮12g，乌药12g，穿山甲（代）6g，水蛭5g，沉香5g，乳香3g。

白头翁治湿热下利，因前后二阴相通，故引申治疗小便淋沥涩痛，效果也好。故临床上治疗泌尿系统感染导致的尿频、尿急、尿痛、尿道灼热等，白头翁可作为专药应用，下焦湿热都可用，如盆腔炎、泌尿系感染、崩漏等。

白头翁汤具有清热解毒，凉血止痢之功，山东名医张志远先生的文章《地榆贯众白头翁汤治崩漏》中有详细讲解。

《伤寒论》第371条：热利下重者，白头翁汤主之。

《伤寒论》第373条：下利欲饮水者，以有热故也，白头翁汤主之。

黄芪甘草汤、猪苓汤、消瘰丸、当归贝母苦参汤合用治疗前列腺肥大

【验案】杨某，男，65岁。2021年7月6日初诊。

刻诊：患者前列腺肥大，小便不利，舌淡红苔白腻，脉浮大左寸不足。

处方：生黄芪150g，猪苓15g，茯神30g，泽泻30g，滑石粉30g，楮实子15g，浙贝母30g，生牡蛎30g，怀牛膝30g，甘草梢10g，冬葵子15g，威灵仙15g，当归尾10g，苦参10g，陈皮30g，玄参30g，生白术30g。

唱建远按（方解）：老年男性，前列腺肥大，脉浮大寸不足，病程久，本虚标实。

第一组，补气血，扶正气，黄芪150g，当归10g，白术30g。

第二组，猪苓汤，茯神30g，猪苓15g，泽泻30g，滑石30g，楮实子15g。

第三组，当归10g，贝母30g，苦参10g。第二三组是治疗主干。

第四组，玄参30g，浙贝母30g，牡蛎30g，软坚散结针对前列腺肥大，川牛膝30g，冬葵子15g，威灵仙15g，甘草梢10g，加强利尿通淋。

第五组：陈皮30g，防止黄芪量大引起腹胀。

按：上面方解基本正确，第一组是黄芪甘草汤。王清任医林改错方，其中用的猪苓汤，阿胶用楮实子代替。黄芪甘草汤，治老年人溺尿，玉茎痛如刀割，不论年月深入，立效。黄芪四两、生甘草八钱，水煎服，病重每日两剂。

《金匮要略》云："妊娠小便难，饮食如故，当归贝母苦参丸主之。当归、贝母、苦参各四两，右三味末之，炼蜜为丸如小豆大，饮服三丸，加至十丸。"

温泉饮合桑螵蛸散治疗尿床

温泉饮处方：生白术30g，巴戟天30g，益智仁10g，肉桂3～5g。

按：麻黄3～5g太少，10g左右合适。

桑螵蛸散处方：益智仁 30g，覆盆子 15g，金樱子 15g，五味子 6g，莲须 9g，杜仲 15g，山药 15g，太子参 15g，桑螵蛸 15g，韭菜子 15g，麻黄 10g，鸡内金 10g。（巩和平医案）

温泉饮、二仙汤、五苓散治疗尿频

【**验案**】患者，男，72 岁，山西榆社人。

病史：患者 3 年前出现嗜睡，白天叫一声说句话，就又睡着了，夜间尿频，为 4～5 次，右手蜕皮，走路下肢无力，舌淡苔白滑，脉细弱。三年来多方医治无效，家人甚是苦恼。

处方：麻黄 10g，桑螵蛸 10g，益智仁 30g，肉桂 6g，覆盆子 10g，淫羊藿 30g，仙茅 10g，巴戟天 30g，菟丝子 15g，白术 15g，甘草 6g，莲须 10g，茯神 30g，猪苓 10g，泽泻 30g。6 剂。

复诊：1 周后，患者夜间小便 1～2 次，白天不睡觉了，如常人生活，手掌也不脱皮了。（巩和平医案）

缩泉丸、六味地黄丸、水陆二仙丹、导赤散合用治疗尿床

【**验案**】张某，女，14 岁。

病史：患者尿床，隔一段时间连续尿上几天，夜间睡得太踏实，常遗尿而不自知，就算夜间家长呼叫，也不容易叫醒。

刻诊：患者左右寸尺不及，关沉细弱，舌胖大，质淡苔白，舌尖有杨梅点。辨证为心肾阳虚，下焦失固。

处方：缩泉丸、六味地黄丸、水陆二仙丹、导赤散合用，加神经兴奋专用药麻黄。生麻黄 6g，山药 15g，益智仁 15g，乌药 12g，枣皮 20g，生地黄 15g，熟地黄 15g，芡实 15g，桑螵蛸 10g，生甘草 10g，竹叶 10g，覆盆子 10g，鹿角霜 10g，金樱子 10g。

随访：服用 3 剂后患者说夜间不尿床了，也容易醒了，但有时还是会被尿憋醒，来不及尿而有些许漏尿。再诊又在原方基础上加减开了 3 剂，后反馈效果良好。（马愉骁医案）

马愉骁按：本方主要用补肾固精的药品为主，其中益智仁是补肾治疗遗尿的专药，又加兴奋神经的生麻黄是该方的点睛之药。

肾着汤治小儿漏尿一周痊愈

【**验案**】刘某，11 岁，男，学生。2011 年 10 月 5 日初诊。

刻诊：患者近3个多月半夜开始漏尿，求治多人不效，肥胖，面白，舌淡苔白，脉沉滑无力，食量大，少运动，乏困无力，二便正常。辨证为脾肾阳虚，水饮潴留。

处方：茯苓25g，干姜15g，炙甘草5g，白术25g，桑螵蛸25g，益智仁30g，麻黄10g，杏仁10g，淫羊藿30g，补骨脂15g，仙茅10g，巴戟天15g，金樱子15g，生黄芪30g，韭菜子30g。6剂，水煎服，日3次。

复诊：1周后，患者痊愈，母子甚为高兴。要求继续治疗肥胖症。

按：此案用的是肾着汤合二仙汤加减，肾着汤治疗漏尿是从胡希恕老中医处学的。胡老曾用此方治愈一例女患者，我看完此医话，印象深刻，故今用之。其余之药皆补肾固脬也。

需要提醒注意的是益智仁的用量，不要小于30g，是南京中医药大学孟景春教授的经验，也是我体会多年的经验。诸位不可忽略轻之。麻黄这味药也很关键，现代药理分析指出，麻黄具有兴奋神经，专治小儿漏尿。小儿漏尿有偏寒偏热，偏虚偏实之分，切不可一味照搬，此案偏寒偏虚，故出是药，药证相符，所以取效甚速。

升陷汤合肾四味治疗漏尿

【验案】患者，女，50岁。

刻诊：患者最近3天每天夜里流黄色臭秽浊涕、先寒战后发热牙痛，大便2～3天一行。三角舌，睡眠差，舌苔白腻，质暗淡，脉浮数。自诉漏尿史十多年，很严重，咳嗽也会漏尿。辨证为外寒内热。

处方：麻杏石甘汤加减。

患者服药第2天，症缓，漏尿也随之好转。（胡德禹医案）

按：张锡纯在《医学衷中参西录》里说到一张方子，叫作醒脾升陷汤，用于治疗小便不禁。在这张医方的论述里，张锡纯开诚布公地论及尿频的成因。他着重强调的乃是肝脾两脏的问题，而不是肾，至于肾，则只字未提。

《历代中医得效方全书》中记载“醒脾升陷汤”的用法用量为生黄芪、白术、龙骨、牡蛎各12g，桑寄生、续断各9g，山茱萸、萆薢、炙甘草各6g，水煎服即可。

怎么理解此方呢？

黄芪、白术和甘草，这三味药健脾益气。可以看出，张锡纯特别看重健脾益气在治疗尿频尿急、尿失禁方面的作用。张锡纯认为，脾居于中焦，是水饮上达下输的关键环节。正常情况下，脾气散精，上归于肺，由肺来通调水道，最后下输膀胱。这种情况下，我们的小便不会有异常。但是，如果脾气虚，不能上散精微于肺，反而直接下输膀胱，造成水液代谢的“节治”失常，小便就会急迫、频繁，甚至尿失禁。这一点，也应和了气主固摄的理论认识。所以，我们用黄芪、白术和甘草来补脾。

黄芪、桑寄生、续断三味药，张锡纯言其用于补肝。为什么要补肝呢?在张锡纯看来，肝是水液代谢的一条重要通道。因为《内经》云:“肝热病者，小便先黄。”同时，芍药作为理肝的良药，同时具备利尿之功。这就表明，肝和小便之间有着紧密联系，而且脾属土，肝属木。如今脾虚，肝木必然不荣，因此，补肝很重要。桑寄生、续断两味药都是补肝的，而黄芪作为传统的健脾益气药，张锡纯认为其生发之性与肝木相合，也有益肝的功用。这一点算是张锡纯对中药药性的独特认识了。

龙骨、牡蛎、山茱萸和萆薢四味药，张锡纯认为功在收敛固涩，可以帮助止小便。其中的龙骨、牡蛎和山茱萸都有固涩之能，这一点毫无疑问。只有萆薢，历来被认为是分清泌浊、清利湿热之品，但是张锡纯不这样看，在他眼中，萆薢之效在于固涩下焦，有止小便之能。所以说，此方的用意，在于健脾益气、补肝养肝，同时配合固涩下焦。这和传统意义上的补肾，有着很大区别，体现了张锡纯独特的用药心法。

实际上，用醒脾升陷汤来治疗尿频、尿急、尿失禁，在临床上是比较有效的。1998年的《浙江中医杂志》、1999年的《河南中医药学刊》等，都有过类似的临床报道。就日常我们所能观察到的现象来看，以健脾益气为中心调养思路，的确很符合实际。因为太多的尿频、尿急、尿失禁患者，容易并发胃下垂、消化不良、乏力懒言、免疫力低下等中气不足的表现。

白斑性膀胱炎术后小便失禁医案

【验案】刘某，女，46岁，虞城县人，农民。2018年3月18日初诊。

患者自诉白斑性膀胱炎术后3年，身寒怕冷，小便频，有尿道灼热感，大便正常。面色萎黄，脉沉缓无力，舌淡苔白腻，齿痕。辨证为脾肾两虚，膀胱不纳水。治则益气健脾，温补肾阳。

处方：桂枝25g，茯苓15g，甘草15g，炒白术25g，熟地黄15g，炒山药15g，泽泻15g，牡丹皮10g，肉桂10g，制附子25g，藤梨根25g，石韦15g，白头翁25g，车前草25g，党参12g，黄芪30g，当归6g，土茯苓30g，怀牛膝15g，麻黄6g，蒲公英25g，金樱子10g。7剂。

复诊：3月25日，患者小便灼热感消失，频率减少面色稍红润，乏力好转，患者信心大增以求巩固。守方加减两月，诸症悉除，已正常工作。

按： 此医案患者证属脾肾两虚，不能温阳化气，运化水湿，膀胱固摄无力，苓桂术甘汤合桂附八味汤、当归补血汤，健脾益肾，加上诸药解毒之功，患者坚持服药，最终临床治愈。

汗出如雨、大小便失禁治疗验案

【验案】 李某，男，45 岁，长途货车司机。2018 年 8 月 11 日初诊。

病史：患者饮水或见水小便失禁，汗出如雨，五年，耳鸣九年，腰酸，房事不给力，乏力明显，经常感冒，甚为苦恼，慕名而来求诊。

刻诊：患者面色白无光泽，体质高大魁梧，精神欠佳，虽然在空调室，仍然面部出汗如珠，上衣如淋雨，舌淡白松软，齿痕，舌苔白腻，脉虚无力，双尺脉尤甚。辨证为脾肾两虚。气不摄汗、膀胱承载水液能力失司。治则补中气，固肾气。

处方：黄芪 50g，党参 15g，炒白术 25g，茯苓 25g，炙甘草 10g，熟地黄 15g，山茱萸 25g，泽泻 15g，牡丹皮 10g，炒山药 25g，制附子 25g，肉桂 12g，干姜 6g，仙鹤草 30g，仙茅 10g，淫羊藿 15g，补骨脂 15g，杜仲 15g，川续断 15g，狗脊 15g，锁阳 15g，金樱子 15g，益智仁 15g。7 剂，水煎服，分早晚空腹服用。

二诊：8 月 21 日，患者微汗、小便见水已经能够控制，脉较前有力，腰酸也减轻，因其比较会过，节俭，每一剂煎 3 次服用一天半，家里还有 1 剂尚未服完。效不更方，守方续服 7 剂。(周厚田医案)

按： 此案脾肾阳虚，四君子加黄芪健脾补气，桂附地黄汤阴中求阳，三仙汤加减补肾壮督，大补元气。气足者，其固摄能力增强，故自汗止，小便制约有权。

猪苓汤治疗尿频

【验案】 患者，23 岁。

患者主诉每天 40 次小便，看过二十多个男科医生无效，常规疗法男科大夫都用过了。患者在诊病过程的几分钟就 3 次小便。经过四诊用了猪苓汤加厚朴 60g，益智仁 15g。患者服药两剂后，每天小便减少至 5 次，非常高兴。(李中文医案)

按： 我的老师东南大学附属中大医院博士导师金保方老师说过常规疗法无效就要选择不寻常的疗法。按老师的观点真的见到奇效，用厚朴的指标就是患者说吃完药有点困倦。这就是有效剂量，包括治疗早泄。

中西医结合治疗尿不尽、无力、性欲低下

【验案】患者，男，54岁。2021年3月4日初诊。

病史：患者自诉甲减，房颤，慢性前列腺炎，失眠。在多家医院诊治无效，故来此就诊。

刻诊：患者胃内热、胃胀，两胁不适，焦虑，抑郁；小腹不适特别是腹股沟区域不适比较重，时轻时重，有事工作忙时不适感反而不明显了；伴尿无力，尿不尽，性欲下降；舌质略红，少苔，脉沉弦。

处方：金丝桃30g，川楝子30g，瓦楞子30g，郁金20g，柴胡10g，黄连12g，木香10g，青皮10g，吴茱萸3g，厚朴15g，炒白术15g，合欢皮15g，海螵蛸30g。7剂，水煎服。

二诊：3月11日，患者自述有点效果，肋胁不适减轻，心情稍微好一些；尿无力尿不尽没有减轻，小腹和腹股沟不适没减轻，睡眠好些了，但仍有胃热，时而反酸。上方加石膏30g，贝母15g，黄连15g，青皮15g。7剂，水煎服。

三诊：6月15日，患者脉沉，舌苔厚腻，腹股沟处不时疼痛，尿不尽。更方如下。

处方：丹参30g，赤芍30g，红花15g，王不留行30g，鸡血藤30g，路路通15g，冬瓜仁30g，三棱30g，莪术15g，川楝子30g，柴胡10g，川牛膝15g，青皮15g。7剂，水煎服。

四诊：6月22日，患者反馈略有效果，小腹胀不适，尿不尽，尿无力有所减轻。上方加桃仁15g，去丹参、川牛膝。7剂，水煎服。

患者想在服用汤药的同时调整一下房颤。患者因房颤一直服用汤药，已经服药三年多了，效果不大，后停止汤药。上方加入甘松15g，白头翁30g，也是郭永显老师的房颤专用药对。嘱自购吲哚美辛一盒，每天晚上1次。

五诊：6月30日，患者舌胖大齿痕。上方加乌药，7剂，水煎服。此次复诊患者排气较多，没有特殊气味。

六诊：7月8日，患者小腹不适，腹胀时轻时重。李中文指导更方如下。

处方：赤芍50g，桃仁15g，王不留行30g，鸡血藤30g，路路通15g，冬瓜仁30g，川牛膝15g，青皮15g，三棱30g，莪术30g，川楝子30g，延胡索30g。7剂，水煎服。李中文指导中西医结合治疗加黄酮哌酯。

8月6日患者来电话反馈服用黄酮哌酯近一个月，感觉比原来好多了。

专方治疗肾虚所致弱精不育、闭经

患者自诉备孕七八年，老婆终于怀孕了，过程充满心酸。因为年轻不懂事，2011年老婆打过一次胎。2013年开始备孕，一直不孕，最初以为是老婆曾经打胎，身体不好，所以主要是老婆看医生。2018年查精子质量，畸形率高，活性非常低，活性a+b只有18%。辗转看了四五位本地名中医，活性a+b反而降至16%，内心很崩溃。下定决心靠自己，试用王老师的男性精弱不育方原方。

用药不到两个月，活性a+b达40%。后用左右归丸巩固一段时间，又西洋参配紫河车粉巩固了一段时间。

生精专方：生黄芪40g，党参30g，白术20g，茯苓25g，菟丝子40g，五味子12g，覆盆子15g，枸杞子30g，车前子15g，女贞子15g，蛇床子12g，桑椹30g，何首乌15g，急性子15g，威灵仙15g，韭菜子15g，羌活15g，甘草6g。

虚劳体弱治验一则

【验案】邹某，女，44岁，甘肃省天水人氏。2014年10月25日初诊。

病史：患病一年多，西医诊断不明，以不宁腿综合征处理，无效；辗转当地老中医多人诊治仍然不效，慕名前来西安求治。

刻诊：患者面黑无神，皮肤粗糙，瘦弱嶙峋皮包骨，面带痛苦不堪表情；走三五步一歇，腹痛腿酸困，呼号呻吟不止，两眼泪水直流；无食欲、腹泻，咽痛，失眠。脉沉弱无力，舌淡苔薄白。如此重症多年未见，此乃中医上的虚劳证。治之非一日之功，如实告知患者家属。家属回答说这是最后的希望，准备在西安住1个月，调理治疗见效并稳定后再离开西安。患者如此祈求，我只有接诊认真治之了。

虚劳一般是气血阴阳俱虚，调理起来相当不容易，很容易顾此失彼，药轻不易见效，药重脾胃又难以接受。病急又缓不得，难也！治则峻补气血，补涩并用，重药缓投，随证变方。

处方：生黄芪100g，当归15g，川芎10g，生地黄100g，仙鹤草60g，淫羊藿30g，仙茅10g，茯苓15g，苍术、白术各15g，怀山药30g，炙甘草30g，干姜30g，赤石脂90g，山茱萸30g，菟丝子20g，浮小麦30g，首乌藤30g，鸡血藤30g，焦山楂、焦麦芽、焦神曲各15g，生姜6片，大枣15枚。3剂，水煎服，每日4～5次。

按：此方为当归补血汤合六味地黄汤、二仙汤、理中汤、桃花汤、甘麦大枣汤加减。阴阳气血同补，重剂厚药齐投。但是这里很重要的一点是，药煎出来后，浓缩，每次喝50ml，每两小时服1次。既保证药力充足到位，又照顾到脾胃虚不受补。这是我治疗重急病的一点经验。

二诊：2014年10月28日，患者反馈服药后诸症未减，腹泻严重，又添感冒咽痛。

处方：苍术100g，干姜60g，赤石脂100g，煅牡蛎100g，连翘60g，玄参60g，姜半夏30g。1剂，水煎服，日3次。

三诊：2014年11月1日，患者腹泻好转，咽痛减轻。回到上方思路。

处方：生黄芪100g，当归15g，陈皮10g，桂枝15g，肉桂15g，赤芍、白芍各30g，清半夏、法半夏各30g，茯苓30g，仙鹤草60g，苍术50g，干姜30g，煅牡蛎60g，赤石脂100g，炒薏苡仁30g，木瓜30g，白鲜皮30g，怀牛膝15g，连翘30g，玄参30g。3剂，水煎服，日5次。

按：当归补血汤补气血；桂枝汤调和营卫；二陈汤化痰安神；理中汤、桃花汤止泻健脾；炒薏苡仁、木瓜、白鲜皮、怀牛膝、赤芍、白芍缓急镇痛，连翘、玄参治咽痛。

四诊：2014年11月4日，患者诸症平和，不想吃东西，上方加焦山楂、焦麦芽、焦神曲各30g。3剂，水煎服，日3次。

五诊：2014年11月11日，患者诸症有所缓解，再转回一诊处方思路上。

处方：生黄芪100g，当归15g，川芎10g，熟地黄100g，山茱萸30g，怀山药30g，菟丝子20g，茯苓30g，苍术、白术各15g，仙鹤草60g，淫羊藿50g，仙茅10g，炙甘草30g，干姜30g，赤石脂90g，浮小麦30g，大枣10枚，首乌藤30g，清半夏、法半夏各30g，鸡血藤30g，木瓜30g，玄参10g，焦山楂、焦麦芽、焦神曲各20g，生姜6片。3剂，水煎服，日3次。

六诊：2014年11月13日，经过半个多月治疗，患者各种症状减轻，能食不泄，腹腿疼痛缓解，宜回原籍慢慢吃药调养。

处方：生黄芪100g，当归15g，川芎10g，熟地黄100g，山茱萸30g，怀山药30g，菟丝子20g，茯苓15g，苍术、白术各15g，仙鹤草60g，淫羊藿30g，仙茅10g，炙甘草30g，干姜30g，赤石脂90g，浮小麦30g，大枣10枚，首乌藤30g，清半夏30g，鸡血藤30g，木瓜30g，玄参10g，白鲜皮30g，焦山楂、焦麦芽、焦神曲各30g，生姜6片。15剂，水煎服，日3次。

同时配服补肾强精胶囊（紫河车60g，黄芪粉60g，当归粉60g，阿胶40g，龟甲胶40g，鹿角胶40g，鹿茸30g，西洋参60g，鸡内金30g），每日3

次，每次4粒。

随访：半年后，患者虚劳彻底治愈，人丰满白胖，恢复正常生活。

按：此病治疗一步三折，步步险生，甚是棘手。在治疗上，一定要有定力，重病用重药，大方向不变，随证变方，亦步亦趋，守方时日，必见功效。

龙胆泻肝汤临床应用之阳痿

关于龙胆泻肝汤的临床运用，王幸福老师在《杏林薪传》之《医方真谛》篇“龙胆泻肝汤临床广用”中已详细地论述了，且列举了其在治疗高血压、脚跟痛、丹毒、皮肤病，带下病等，展示了龙胆泻肝汤的显著效果和广泛应用。今日与大家分享一则，运用龙胆泻肝汤加减治疗阳痿的医案。

本文摘自《中国现代百名中医临床家丛书：洪广祥》一书中洪广祥教授《龙胆泻肝汤的临床运用》一文。

龙胆泻肝汤出自《医方集解》，具有清肝胆实火、泄下焦湿热之功。主治肝胆实火上炎证，肝胆湿热下注证。清肝胆、利湿热是龙胆泻肝汤的功能定位。我的经验，凡属肝胆实火上炎或湿热下注所致的各种证候，均可使用。

【验案】张某，男，28岁。1975年12月27日初诊。

病史：患者一年前始发阳痿，伴有梦遗及滑精，有时尿后有精液滴出，性情急躁，小便短赤，口苦口黏，偶感腰酸痛，饮食如常，曾在当地服用壮阳补肾中药百余剂，效果不显，且症状日见加重。患者之妻要求其半年内治愈，否则就要离婚，故患者精神异常紧张，迫切要求进行有效治疗，经友人介绍前来就诊。

刻诊：患者舌质偏红，舌苔黄腻，脉弦数，左尺旺。西医检查前列腺无异常，小便正常。辨证为肝经火旺，肾精耗伤（火灼肾精），相火妄动，兼夹下焦湿热。拟直泻肝火，以护肾精，佐清利湿热。

处方：龙胆泻肝汤加减。龙胆6g，黄芩10g，生栀子10g，泽泻12g，木通9g，车前子15g，当归9g，柴胡6g，甘草3g，生地黄18g，知母9g，黄柏9g。7剂。

1976年1月6日二诊：患者服上方后诸症有好转，梦遗已除，阳痿有改善，尿后滴精已除，舌苔黄腻消失，脉象弦数明显好转。嘱原方再服7剂。

1977年12月20日，患者陪同其父亲来南昌请余诊病，闻服前方病证已愈，并告知妻子已怀孕8个月。

按：阳痿，《灵枢·经筋》称为“阴器不用”，《素问·痿论》又称为“宗筋弛纵”和“筋痿”。形成阳痿的原因是多方面的，尤其是现代社会男子产生阳痿或称为性功能障碍，单由“肾虚”所致者已不多见。大多数是由于生活、工作节奏紧张，身体过度疲劳，心情调节平衡紊乱，或因患慢性前列腺疾病等，而导致性功能障碍，是一种综合因素的结果。《景岳全书·阳痿》有“火衰十居七八，火盛者仅有之耳”的说法。余认为，阳痿由于命门火衰者已少见，而湿热下注已较常见。从诸多报道中也证实了这一观点。

阳痿与肝经密切相关。足厥阴肝经环阴器，肝者筋之合，筋聚于阴器，肝主筋，阴茎为筋之属。肝又主情志。《素问·痿论》指出：“思想无穷，所愿不得，意淫于外，入房太甚，宗筋弛纵，发为筋痿……筋痿者，生于肝，使内也。”表明以肝为中心的情志活动与男科疾病密切相关。

根据本案病史和证候分析，其病位在肝，其病因为湿热下注，宗筋弛纵而致阳痿，所谓“壮火食气”是也。王纶在《明医杂著·卷三》按语中说：“阴茎属肝之经络，盖肝者木也，如木得湛露则森立，遇酷暑则萎悴。”根据我的临床体会，因湿热下注而致阳痿者，以中青年较为多见。多与平素饮酒过度及嗜食肥甘厚味，滋生湿热，湿热羁留不解，浸淫肝经，热伤阴筋，致使宗筋痿弛遂发阳痿。本案患者尿赤、舌红、苔黄腻、脉弦数等肝经湿热候已极为典型，同时，由于火热灼伤肾阴，呈现肾精耗伤，相火妄动之兼证，梦遗滑精，佐尺脉旺已是明证。由于患者长期医治未效，已直接影响夫妻和睦，并强令限期治愈，故患者心情异常焦虑和紧张，进一步导致气郁化火，从而加剧了肝火炽盛，实属火上加油。我对本案的治疗，始终抓住肝火炽盛和肝经湿热这一主线，应用龙胆泻肝汤直折其火，清泄湿热。又加知母、黄柏滋肾降火，以护肾精，避免相火妄动，耗伤阴精，加剧肝火盛的恶性循环。患者前后服药仅十四剂，收效非常显著，实现了“邪去正安”，后妻子喜获身孕，家庭和睦。由此可见，正确运用中医药理论指导临床，把握辨证施治理法方药的一致性，是提高中医药疗效的关键。

通络熄风起萎汤治疗老年阳痿

【验案】患者王某，也是一位中医学的铁杆粉丝，30 多年一片西药未用过。3 年前得过脑梗死，经治疗已痊愈。近两年未有一次成功的性生活，自己曾配治很多中药都未见效果。曾有人建议用达拉非，他坚决反对。

刻诊：患者精神不振，腰膝酸软，头昏耳鸣，畏寒肢冷，脉沉细，尺脉尤弱。辨证为命门火衰，肾阳亏虚。

处方：制附子 9g，红参 12g，鹿茸 5g，淫羊藿 15g，巴戟天 15g，肉苁蓉15g，石菖蒲12g，海马1对，枸杞子12g，菟丝子20g，当归12g，丹参15g，白术15g。15剂，水煎服。

看到方子，患者说这些药都用过，未见效。勉强服药，果真未效。他3年前患脑梗死，正符合北京中医药大学东直门医院男科主任李海松教授的阴茎中风理论。于是二诊开了李教授的通络熄风起萎汤。

处方：当归15g，川牛膝15g，柴胡15g，白芍20g，水蛭6g，蜈蚣3条，蜂房10g，白蒺藜20g，郁金10g，青皮10g，淫羊藿10g，巴戟天15g，芝麻虫10g，丹参10g，合欢皮15g。15剂，水煎服。

患者用后果然大有起色，服用期间能正常完成一次性生活。于是原方加红景天15g，银杏叶15g，继续服用，现在已经能正常性生活。（李中文，李一医案）

李一按：如果有高血压患者患阳痿要加蚕砂20g。

按：蜈蚣、生水蛭、白蒺藜、蜂房、淫羊藿可治疗阳痿。

巩和平按：治疗阳痿，钟乳石能够替代鹿茸。钟乳石具有益胃、通乳、温肺平喘、益肾助阳的功效，临床上主要用于身体出现肺寒痰喘、肺虚虚喘等表现。其具有温肺平喘的功效，同时还具有益肾助阳的功效，用于身体出现阳痿遗精、腰冷脚痛等症状。因为其具有温阳的功效，可以配合其他药物进行温肾治疗。当身体出现产后乳汁不通、胃虚乳汁不下可通过钟乳汤进行调理身体。针对精血不足、乳汁不下者，可以配合补气养血的药物综合治疗。另外，钟乳石还具有滋养强壮的作用，能够壮骨、暖腰膝。我的兴阳回春丸里边就有钟乳石。

平胃散加减治疗湿郁之阳痿

【验案】刘某，男，41岁。

病史：患者阳痿多时，同时心悸，胸闷气短，有高血压病，西医治疗半年多，无效，阳痿越来越重，不能勃起，心情郁闷，寻求中医治疗。

刻诊：患者面略暗黑，舌淡体胖苔白腻，脉寸关弦滑有力兼数，尺不足。饮食尚可，大便偏溏。辨证为水气凌心，湿郁宗筋。

处方：平胃散加减。苍术30g，厚朴30g，陈皮15g，甘草10g，淫羊藿30g，羊红膻30g，仙鹤草30g，茯苓50g，白术15g，石斛30g，怀牛膝10g，补骨脂30g，羌活10g，蜈蚣3条，生龙骨、生牡蛎各25g，炒三仙各30g。7剂，水煎服，日3次。

复诊：1周后，患者阴茎已经可以勃起同房，虽然时间有点短，但患者很高兴。患者心率减缓，心悸减轻，血压基本正常。舌苔已经转为薄白苔，脉已经不数了。效不更方，续服7剂。

学生程奕斐按：此案阳痿不同于一般阳痿，其肾虚乃水气瘀阻厥阴肝经所致。患者面色暗黑伴有心悸、胸闷气短，结合舌淡苔白腻，脉弦滑，当属脾阳不足、水湿内盛之证。盖脾居中焦，司气化，为气机升降之枢纽，若脾阳不足，健运失司，则湿邪凝滞为痰为饮。

痰饮随气之升降，无处不到，停于胸胁，则见胸胁满闷；阻于中焦，易致清阳不升，则见头晕目眩；上凌心肺，则心悸、气短。肝经环阴器且“肝主宗筋”，若湿邪弥漫流注肝经，则宗筋失养易于致痿。患者年过四十，尺脉已现不足,《内经》又云：“男子五八，肾气衰。”

故此证当属水湿内盛导致肝肾亏虚，治宜祛湿健脾兼顾肝肾。

方中平胃散合茯苓、白术健脾燥湿利水以治其因。炒三仙消食除积使中焦得运，利于湿化。淫羊藿、怀牛膝、补骨脂补肾益肝合生龙骨、生牡蛎固肾涩精以治其本。羊红膻、仙鹤草健脾益气、补虚强心以增加局部血液流注量。羌活祛风胜湿，用此意在改善身体微循环。石斛清热养阴，平抑心率过快，既可防苦燥伤津又有阴阳相合之意。蜈蚣药典并无兴阳记载，但王老师有一治阳痿专方却将此药列为众药之首，开关通络，起阴兴阳，其深意值得思考。

引火汤合滋肾汤加减治疗梦交遗精

【验案】古某，男，32岁。

刻诊：患者中等个子，白胖，最近一段时间，明显出现腿酸软无力，气不足，耳鸣加重，尿频。每次都是梦里出现性交或者黄色画面刺激，导致梦遗；梦多而长，现在晚上睡觉提心吊胆。辨证为肾精不足，相火内动。

处方：引火汤合滋肾汤加减。生地黄、熟地黄各30g，麦冬30g，巴戟天30g，茯神30g，北五味子15g，生甘草10g，黄柏30g，知母30g，怀牛膝10g，肉桂10g，徐长卿15g，石菖蒲15g，制附子3g，杜仲30g，川续断30g，锁阳30g。10剂，水煎服，日3次。

随访：患者服药10日后反馈遗精已完全止住，尿频也改善了。只是腿仍酸软无力，睡眠浅，梦多。人易累，每天不兴奋。饮食大便都还好。

效不更方，续服原方10剂。诸症平息。

按：此案辨证不复杂，关键在用方。我用大剂引火汤合滋肾丸加减，填精补肾，平抑相火，镇静收敛，引火归元。徐长卿专治鬼怪狐惑，石菖蒲开窍平鸣，锁阳秘精固泄。全方紧扣病机，巧用专药，标本兼治，故收效较著。

知柏地黄汤合三物黄芩汤加减治疗频繁梦遗

【验案】张某，男，41岁。

病史：患者最近几个月夜间梦遗频繁，一周3～4次，白天无精打采，心神恍惚，记忆力下降故求诊中医。

刻诊：患者舌微红，苔薄白，略显干。脉弦细有力，尤其是尺脉更甚。口苦，眠差，腰酸困，特别是手足心常年发烫，心中烦躁，面有烘热，饮食二便基本正常。辨证为肾阴精亏，虚火外透。

处方：知柏地黄汤合三物黄芩汤加减。知母15g，黄柏15g，生地黄45g，山茱萸30g，山药30g，茯神30g，泽泻30g，牡丹皮15g，锁阳50g，金樱子30g，生龙骨、生牡蛎各45g，珍珠母45g，龙齿25g，苦参15g，黄芩15g，地骨皮30g，枇杷叶15g，紫苏子15g，首乌藤60g。7剂，水煎服，日3次。

复诊：患者服药一周后反馈，最近仅梦遗1次，睡眠多梦有所改善，手足心热减轻，脸已不红热，效不更方，上方减枇杷叶、苏子续服7剂，诸症消失。

按：此案辨证并不困难，一般中医都不会误诊，关键在于用对用好用足量方子和药物。

知柏地黄汤滋肾阴，清相火；三物黄芩汤专治手脚心发热；枇杷叶、苏子、牡丹皮、地骨皮降火下行，去面热发红；锁阳、金樱子、生龙骨、生牡蛎敛阳固精；珍珠母、首乌藤镇静安神；龙齿清心镇神。全方针对病机，丝丝入扣，故收效较速。

特别指出的是锁阳、金樱子、生龙骨、生牡蛎敛阳固精，量一定要给足，这是我的经验体会。

二仙汤合通关散送服雷丸治疗精液不液化

处方：知母10g，黄柏10g，肉桂粉（冲服）3g，金樱子20g，芡实15g，秦皮15g，仙茅10g，淫羊藿15g，生地黄15g，巴戟天20g，雷丸（冲服）2g。（姜威医案）

导气汤治疗睾丸厥阴疼痛

使用王老师讲解的导气汤，治疗男子睾丸疼痛，厥阴寒湿，效果很好。

处方：导气汤。吴茱萸、小茴香、木香。

桂枝茯苓丸：（桂枝、茯苓、牡丹皮、赤芍、桃仁）去掉偏寒性的牡丹皮、赤芍、桃仁，加入导气汤和延胡索，名桂枝茴香丸，与桂枝茯苓丸成一对子，治寒疝腹痛如神。

患者服用3个疗程，回访痊愈。(徐建伟医案)

当归贝母苦参丸合四妙散湿热下注

【**验案**】蔡某，女，45岁，香港人。2012年5月初诊。

病史：患者主诉下身经常性分泌物过多，色黄且有腥臭味，瘙痒难忍，每天需清洗多次，在香港看中西医均无果，数年下来，已丧失了治疗的信念。

刻诊：患者身体极其的消瘦虚弱，脉象沉取无力迟缓，浮取滑而数，舌质略偏红，舌体瘦小，舌苔微黄薄，舌底静脉曲张明显但不怒张。中医诊断为肝气郁结，湿热下注。

处方：当归贝母苦参丸合时方四妙散加减。当归10g，浙贝母10g，苦参10g，黄柏10g，苍术10g，薏苡仁60g，怀牛膝15g，乳香5g，炒杜仲15g，炒续断15g，忍冬藤30g，红藤20g，鸡血藤30g，生麦芽30g，焦三仙各5g。3剂。

随访：患者反馈服完第一剂中药之后痒症大减，服完第二剂下体分泌物的腥臭味几不可闻。患者非常开心，感叹中药之神奇，对治疗也信心十足。3剂中药服用完，身体感觉从未有过的轻松舒适。频频向我致谢，同时也推荐许多朋友来我处诊治疾病或调养身体。

嘱其饮食清淡，少肉食多素食，避开辛辣、冰冻、煎炸烧烤类食物。开养生茶饮和营养粥方为其善后。(余峰医案)

皮肤解毒汤治疗尖锐湿疣

方名：皮肤解毒汤。

处方：百部10g，土茯苓120g，川楝子10g，川椒6g，莪术10g，黄连6g，紫苏10g，徐长卿15g，紫草15g，乌梅10g，甘草10g，苦参10g，白鲜皮12g，蒲黄10g，艾叶10g。

主治：解毒，包括一切外来的细菌病毒或致过敏物。

方解：苦参、川楝子、川椒、乌梅杀虫（微生物），紫苏解鱼虾蟹毒或过敏，艾叶也杀虫，川楝子也可以作为引经药，入肝经，肝经绕阴器，故可治愈尖锐湿疣。(巩和平医案)

第8章 皮肤疾病医案

生肌膏、生肌玉红膏、蛋黄油制作应用

（一）生肌膏

处方：净蜂蜡2～3份，香油7～8份。

制法：将香油煎沸，投入蜂蜡熔化，放凉成软膏即可。本方关键是香油和蜂蜡的比例，如果软膏偏硬，可少加香油，反之则可少加蜂蜡，使之如凡士林软膏样即成，贮瓶备用。

功用：治溃疡久不收口，涂敷患处，外面可用敷料包扎。如腐肉太多，须先用白降丹或红升丹之类蚀脓去腐，再用此膏，收效更好。治臁疮久不愈，可视疮面大小，将软纸剪成比疮面大一点的纸块，叠成一叠，厚二三十层。纸边周围用线钉住，趁膏尚热而未凝固时泡入膏中，使其浸透纸层，取出放凉。将疮面清洁好，把蜡纸敷于疮上，外面常规包扎。每日或隔日从里面将沾满脓污的蜡纸揭去一层，余者再敷上。如此日日易之，自能渐愈。

按： 此法是我的舅舅所传，类似方也屡见于古方书中，但近世罕见使用。究其缘由，大概因其简约或平平吧。舅父初语此方，余也不甚信。1982年，我在风西住时，村中有一单身汉，姓葛，行二，人称二葛，故反而忘其名。其为人愚笨，一日驾牛车转弯时，牛奔直路，致使他的脚被路边篱笆撞伤，皮破数处，肿势甚剧。经我治疗已基本愈合，后因有人传方（用稻草烧灰，加入自已的小便调敷）而致感染，拖延旬余，下肢肿如小桶，溃如烂瓜，复来求余诊治。我见其溃烂严重，劝他进城治疗。医院用抗生素消炎、植皮等治疗两个月，不愈。因无钱再治，只好出院归家。舅父用此方为之治疗，二十余天竟渐愈。谁知如此平淡之方，竟收神效若此。

（二）生肌玉红膏

生肌玉红膏见于《医宗金鉴·外科心法》。

当归30g，白芷30g，甘草18g，紫草3g，轻粉6g，蜂蜡30g，血竭6g，香油250g，少量制作时可按此比例减量。上药除蜂蜡、轻粉、血竭外，其他俱用香油浸泡，慢火熬至药变枯黑，以双层纱布滤去渣，投入蜂蜡，烧沸，离火，候温热，掺入轻粉、血竭（研极细），搅匀，贮瓶备用。

【验案1】2007年，岸堤一公姓男子，右下肢整个小腿部大面积腐烂，疮口凹陷，深几至骨，周围黄疤重重，如山甲之鳞。因无药可用，只能用油纸盖着，外包以绷带。我令其解开绷带视之，惨不忍睹。

此病属西医诊断下肢淤积性湿疹，中医称之为臁疮，虽无性命之忧，却无特效方可施。民间有言曰：里臁外臁，二十四年，二十四年不好，长到老。乃形容此病病程长，且难治。公曰：你说得太对了，我这病算来已二十三年了，不断地治疗，始终不好，且越烂越深。其中有一阶段本已长出了一些肉芽，听说某医医术高超，因慕名求治。人家说必须把这些脓液刮去，否则绝无痊愈之理，于是便用手术刀刮了个干净。不想从此原来还算红活的肉越来越暗，渐渐变得像死肉了。伤口也变得脓少水多，腥多臭少了。因腿不便于行走，只好于自行车上挂一马扎，随时准备坐下休息之用。

彼乃西医不懂“煨脓长肉”的道理，特别是把新生的肉芽也都给刮掉了，故而把痊愈的一线生机白白地断送掉了。公某说：你既识此证，必有良方，何不为我治疗？我说：方有，但短期内恐无显效，大概你不能坚持。倘半途而废，不但你枉花了钱，我也落个劳而无功，还不如不治。他听我这样说，一再表示只要有效，一定坚持到底。于是我教他制作此膏，并配合内服方药三妙散加味。

苍术25g，黄柏15g，牛膝10g，连翘15g，蒲公英30g，甘草10g，白术10g，天花粉15g，黄芪30g（后来逐渐用到100g），有时也加少量的乳香、没药。

以上方为基础，药量和药品略有加减，服药两月余，肉色见红活。天气渐热，由于服药日久，胃口渐差，相商停药一个阶段，我说也可以，若不是你的疮口肉色晦暗，本来不用内服药也可。从此便停用了内服药。同时我用自制的生肌膏为之外敷。

其间经过了几次改变，一是他的伤口太深，用多层纸做的贴膏偏硬，不能与疮口契合，且易致不适或疼痛。后来经过几次的试验，用干净的医用纱布代替纸，也不用多层，只用一两层，两三天换药一次，不用清洗疮口，直接换药即可，此即“煨脓长肉”之意也。二是疮口出水多时，曾令其熬制药膏时加用松香。如此至冬季，已是肉芽红活，疮口渐敛。春节时我离开了岸堤，2008年秋季，得知他早已完全愈合。

按：古人赞医曰“生死人而肉白骨”，此方殆“肉白骨”之方欤？

【验案2】福洞一刘姓木工，一日工作中不慎，左手鱼际部位被工具刮伤，整个鱼际部的皮肤都被刮掉，而且伤得很深，当即到医院来止血敷药。以后每隔一日换药一次（用雷佛奴尔纱布），十余天后仍不愈。一日来找我看，疮面已经糜烂，时已是十月初冬，天气渐凉，深以为忧。我劝其用上方治疗，彼深信之，如法制膏敷之。十二月，他领女儿前来找我看病，赞药效很好，视其手，仅遗很小瘢痕而已。

按：生肌玉红膏是《医案金鉴》外科中的名方之一，当然不属于偏方之例。我之所以把它附录于此，是因为现代的医生都只习惯用现成的西药制剂，如此早已经过验证的明方，反少有人应用，实在可惜。并且，附我之治验于上，希望以后有人看到我写的这些，能够采用此方来造福于患者。

（三）蛋黄油

蛋黄油也是我临床上喜用的一个有效方。它的制备也比较简单，先把鸡蛋煮熟，去蛋清留蛋黄，把蛋黄放铁勺或小铁锅中，火上加热，至蛋黄变焦黑，继续加热，并用小匙按压，就能熬出黑色的油来。一个鸡蛋大约能出2～3ml，可研入少量的冰片，调涂于患处。

凡一切皮肤溃疡，不管病因，治疗到后期，基本已愈，快要结疤时，都可用此加快愈合，有时还能不留下瘢痕。鸡蛋黄与头发一起熬出油，可以用来治疗婴儿湿疹之类的皮肤病。这在《本草纲目》鸡子黄条下之发明中有专门的论述，此处即不再多赘了。（注：本文转载自中医书友会）

地肤子外用止老年性瘙痒，立竿见影

过年回老家，晚上和母亲坐着聊天，发现母亲不时地撩起裤管，使劲挠膝盖以下小腿部分，仔细一看，小腿血迹斑斑，伤痕累累。看我吃惊的表情，母亲说入冬以来，小腿就经常痒得难受，不分白天晚上；到村里卫生室找大夫看了，大夫开了治过敏的小药片，服了没用。后来偶然发现洗澡的时候热水冲着小腿，就不痒了，所以每天晚上都用热水泡腿部，但是也管不了多久，一不泡又开始痒，只有挠破皮、出血了才能好受点。

我埋怨母亲这么痛苦，也不打电话告诉我。母亲笑着说：你工作忙，还有两个孩子要照顾，这点小事不想麻烦你，也不是什么大病，痒了挠一挠就好了。母亲舌淡苔薄，脉略浮；问母亲痒的时候有没有起风团？是红的还是白的？挠破后有没有流水？母亲回答痒的时候不起风团，挠破后不流水，只流血。仔细看母亲的腿，皮肤很干燥，应当属老年性瘙痒；冬天气候干燥所以更加严重。

正思考开什么方，母亲说，咱们这儿讲究过年期间不服药，过年服药代表来年一年身体都不好，你看有没有什么偏方，泡水喝或者洗一洗能管用的？我思考了一下，想起跟诊王幸福老师的时候，老师治皮肤病，只要有瘙痒，一般都加地肤子这味药，于是告知母亲到村卫生室中医处买500g地肤子，回来煮水泡腿。过完年回西安后，琐碎事情多，也忘了问母亲这件事。

后来母亲打电话问过年时买的地肤子，是不是扫帚籽？说她看着一样，又不敢确定。我告诉母亲地肤子就是扫帚籽。原来，母亲用地肤子泡了两次就好了，以后再没痒过，前两天知道姨妈也经常腿痒，就想起来这个方法。扫帚籽在农村这很多，也好找，母亲说以后谁有这个病就把这个偏方告诉她，也是做善事。后来听说，姨妈用了这个偏方之后，也很灵验，没花钱就解决了大问题。

在此分享出来，有同样困扰的朋友们如只有瘙痒一症，不想服汤药，可试一试。

【小贴士】

地肤子

地肤子，具有利尿通淋，清热利湿，止痒的功效。主治淋证，阴痒带下，风疹，湿疹。

关于地肤子的功效，《神农本草经》记载“主膀胱热，利小便”，《滇南本草》记载“利膀胱小便积热，洗皮肤之风，疗妇人诸经客热，清利胎热，妇人湿热带下用之良”。

五苓散合皮肤解毒汤加减治疗日光性皮炎

【验案】聂某，女，30岁，陕西渭南人。2021年4月13日初诊。

病史：患者2016年起面部经常过敏，痤疮红肿疼痛，各大医院基本跑遍了，有的诊断为过敏性皮炎，有的诊断为湿疹，开的大都是外用药膏，抹上去有点用，但维持不了多久；几乎每隔两个月就要复发，复发时红肿热痛，痘疮流黄水。另外，涂外用药膏后极不舒服，感觉皮肤紧绷，以致眼睛无法睁开。2019年经朋友推荐，曾经来找过王幸福老师治疗，服了半个月汤药后，近两年时间没有复发。最近又复发了，于是径直来找王老师。

刻诊：患者体略胖，患日光性皮炎5年，面部过敏泛红疼痛，遇日晒即发红肿胀疼痛瘙痒，细看面部有大小不一的密布痘疮；严重失眠，脸部过敏后失眠更严重；常感觉燥热，月经量少伴有血块，脉浮，舌淡嫩苔白。

处方：五苓散合皮肤解毒汤加减。猪苓30g，茯苓45g，泽泻30g，肉桂10g，生白术45g，生甘草30g，莪术10g，川芎10g，土茯苓60g，苦参10g，黄连10g，金银花20g，白鲜皮30g，紫草30g，生地黄30g，丹参30g，茜草10g，牡丹皮10g，赤芍12g。7剂，水煎服，日3次。

另，外用老鹳草软膏涂抹患处。

复诊：2021年4月22日，患者一进诊室，我和老师都吃了一惊，因初诊时患者面部肿胀通红，给人留下深刻的印象。此次复诊，脸上已完全变了样，脸不肿胀了，痤疮也消失得无影无踪，面部皮肤光滑，仅微微泛红。

患者也很高兴，说没想到只服了7剂药就基本痊愈了，想再抓几剂药，毕竟这病已经好几年了，怕停药后复发。目前状态很好，不痛不胀不肿，只是还有点痒；这次的药膏抹上去不像以前那样紧绷难受。

患者还想确认一下这次药服完后，是否需要继续服药，是否继续使用外用药膏，能否使用护肤品。老师嘱咐这次药吃完如果彻底好了，就不用继续服药了，外用药膏也不用了；但是要注意，不要着急使用护肤品，以免堵塞毛孔，引起复发，观察一段时间，如无复发，可试着使用护肤品。

效不更方，原方金银花加至30g，继续清热解毒，加止痒专药地肤子20g，7剂，水煎服。

张光按：患者面部通红肿胀，痤疮溃破后流黄水，提示体内有湿毒、热毒；体胖，舌淡嫩提示脾虚湿滞，以五苓散健脾利湿，杜绝水湿之源。皮肤解毒汤是王幸福老师临床治疗急慢性湿疹和神经性皮炎的高效方，老师在《杏林求真》一书中有详细论述，经临床多例验证，疗效确切。二方合用，健脾利湿，清解热毒，酌加丹参、茜草、牡丹皮、赤芍、生地黄等凉血活血，方证对应，五年顽疾7剂中药即显大效。

附：皮肤解毒汤主方及加减

主方：土茯苓60g，莪术10g，川芎10g，甘草6g，白鲜皮30g，苦参10g。水煎服，每日1剂。

加减：有渗液者加黄连5g，金银花12g，干性者加地骨皮10g，紫草15g。

主治：急慢性湿疹，神经性皮炎等。

重用地骨皮治疗孕妇遍身瘙痒

【验案】患者，女，孕妇，33岁。

患者妊娠3个月，突患荨麻疹，浑身上下陡然云起大片红白相间的疙瘩，瘙痒无比，抓挠血痂。现代女性自我保护意识强。患者要求中医治疗，坚称不服中药，要外洗。接诊后思之，外治之理即内治之理，结合胡天雄老中医重用地骨皮之经验处方。

处方：荆芥12g，防风12g，透骨草30g，地骨皮100g，野菊花60g，蝉蜕20g，益母草60g，地肤子60g，蛇床子60g，生甘草10g。3剂，用大锅煎煮20分钟，洗浴。

患者3剂药用完即告痊愈。

按：此案即是重用了地骨皮，合其他药共奏疏风、透热、活血、止痒。平时临床上，吾不但外洗重用地骨皮止痒，内服亦然，仍然效佳。

读《中国百年百名中医临床家丛书：胡天雄》一书时，读到地骨皮止痒一篇真叫人拍案叫绝，不时拿到临床上验证确有实效，乃感天雄老中医不胡言也。

书中原文如下。

地骨皮性味苦寒，通常用之有二：退伏热以除蒸；清肺而定喘。此外，尚可祛风热以止痒，则不甚为人所注意。一人患疹，遍身瘙痒，胸腹尤甚，久治未效，谭礼初老医师用地骨皮30g，生地黄30g，紫草15g，猪蹄壳7个煎水服，三帖即愈。以药测证，知此种瘙痒，当有血分燥热证候之可验。又见一人患脓疱疮，瘙痒流汁，遍请县城诸老中医治之不愈。一年轻女医师单用地骨皮一味煎水洗之，随洗随愈，因而声名大噪。

温通法治皮肤病

【验案】周某，女，38岁，个体业主，洛川县城人。2018年6月12日初诊。

病史：患者平素身体很好，作息规律，眠好食欲佳，月事正常，经色紫黑有血块，经常怕冷，尤以冬季四肢冷冰为甚，时有便秘，想治面部色斑。

刻诊：患者身材中等，肤色正常，面部有黑色小斑点，尤以眼皮至颧骨处为重；脉象柔和有力，略显沉迟。辨证为阳虚体寒，脉络不通。

处方：当归四逆汤加减。桂枝12g，炒白芍9g，当归15g，细辛6g，通草12g，生姜12g，杜仲12g，麦冬9g，熟地黄15g，玄参12g，炙甘草12g，大枣5枚。5剂，水煎服，每日1剂，日3次。

二诊：6月19日，患者述服药后，四肢微温，怕冷略有好转，便秘得到改善；观之肤色，色斑有消退的迹象，细询之，便秘3～5天一行无所苦。效不更方，略加减。

处方：桂枝12g，炒白芍12g，当归15g，细辛3g，通草12g，川芎6g，杜仲12g，续断12g，麻子仁6g，麦冬9g，熟地黄12g，玄参6g，炙甘草12g，大枣5枚。5剂，水煎服，每日1剂，日3次。

三诊：6月27日，患者述服药后，四肢微温，怕冷大有好转，便秘得到改善。效不更方，略加减。

处方：桂枝12g，炒白芍12g，当归15g，细辛3g，通草12g，川芎6g，熟地黄15g，肉苁蓉15g，枳壳12g，怀牛膝12g，杜仲12g，麻子仁6g，泽泻18g，升麻6g，炙甘草12g，大枣5枚。5剂，水煎服，每日1剂，日3次。

四诊：7月2日，患者述已不怕冷，便秘情况得到改善，肤色色斑消褪迹象明显。

处方：桂枝12g，炒白芍12g，当归18g，细辛5g，通草15g，川芎6g，熟地黄18g，肉苁蓉15g，枳壳6g，怀牛膝12g，麻子仁12g，柏子仁12g，瓜蒌18g，丹参12g，升麻6g，炙甘草12g。5剂，水煎服，每日1剂，日3次。

五诊：7月15日，患者已不怕冷，肤色色斑进一步消褪，但腹胀满，纳差，问20日左右要参加黄陵的“桥山杯”越野赛，服药影响否，我说不影响。

处方：枳壳10g，厚朴10g，泽泻15g，当归18g，怀牛膝10g，肉苁蓉18g，升麻6g，瓜蒌18g，党参10g，生黄芪18g，生白术18g，炙甘草6g，大黄（后下）3g。5剂，水煎服，每日1剂，日3次。

随访：7月30日见到患者，问之，药已服完，谁知服两剂后，停服两天例假来临，影响了参赛成绩，实为可惜。并说道煎药时忘记了下大黄，遂泡水喝了两三杯，导致大便稀溏，每日2～3次，再没敢泡水喝。问便秘大有改善，手脚已不冰冷，唯皮肤色斑变化缓慢，看再要调理不，感觉患者对服药有为难情绪，故遵皮肤病调理非短期内所能取得速效，让其调养为主，注意饮食。(杨安民医案)

按：当归四逆汤为治手足冰冷，气血循环差，导致冷秘、色斑的效方。故一诊时抓住病机病因，收效良好，取得患者信任。随病情变化而合方加减，以当归四逆汤为主，先后合增液汤、济煎川及润肠通便之品、益气健脾之品而取效。用药体会一是大量生白术的确有润肠通便作用，二是大黄泡水喝可致大便溏泄千真万确，后下可能有协助治便秘的作用。

五苓散合五味消毒饮治疗牛皮癣

【验案】葛某，男，32岁。2021年5月4日初诊。

刻诊：患者患牛皮癣7年左右，面部痤疮，食辣加重，常熬夜，便溏，动则汗多，脉沉滑左沉细，舌淡苔白齿痕略厚。

处方：野菊花30g，忍冬藤45g，紫花地丁30g，蒲公英30g，连翘30g，乌梢蛇30g，茯苓30g，泽泻30g，猪苓30g，肉桂10g，苍术30g，羌活10g，丹参30g。

柴胡加龙骨牡蛎汤原方合黑顺片加麻黄治疗牛皮癣

【验案】张文明，男，73岁。2018年7月28日就诊。

病史：患者患银屑病三四十年，一直外用药膏维持，2018年全身大面积爆发，经人介绍前来就诊。因当时考虑患者年龄大，病史长，病情比较严重，怕在治疗过程中皮损加重，所以提前把治疗过程中可能出现的情况详细告知，并让其在门诊外等候一个多小时，想清楚，下定决心治疗再开药。最后患者还是决定要试一试。

刻诊：患者舌紫暗苔薄白，脉双寸关偏浮滑有力大于尺脉，整体属于有力脉。辨证为气血瘀滞兼夹湿邪，导致皮肤与肌肉层治疗经络不通，气血营养无法正常输达皮表，导致银屑病发作。处方予柴胡加龙骨牡蛎汤原方合黑顺片加麻黄。本方作用通调三焦气血湿瘀滞，加上麻黄开宣肺气，大黄用量随患者大便情况加减调整，肺与大肠相表里，开鬼门，洁净腑，上下内外全部通达。因考虑患者年龄大，右尺脉偏弱，加黑顺片15g，温阳补肾，佐制方中凉药。

处方：北柴胡60g，黄芩20g，制半夏20g，生姜20g，党参20g，大枣6枚，茯苓20g，龙骨20g，牡蛎20g，磁石20g，大黄20g，肉桂10g，桂枝10g，麻黄15g，黑顺片15g。5剂，每日1剂，水煎内服。

复诊：4天后，患者反馈第二天后就开始好转，大便仍然每日1次。大黄加量到25g，又开了5剂。

三诊：患者病情继续好转，大黄加到30g，再开7剂。

四诊：患者共服15剂，全身皮损已明显好转，24剂药用完后基本完全恢复正常。再开10剂巩固，未再复诊。后同村人来看病反馈说已痊愈。（郭丽医案）

按：本方应用诊断要点，患者舌偏紫暗或伴舌苔厚腻，脉较有力，身体不虚。药渣水煎外洗可增加疗效，单纯内服也管事，前提是对症。

治疗颈部牛皮癣、前额闭合性粉刺伴散在扁平疣

刻诊：患者患颈部牛皮癣，前额闭合性粉刺，散在扁平疣，舌色暗，舌质淡，苔水滑。

处方：麻黄10g，桂枝10g，白芍12g，葛根30g，甘草10g，白鲜皮12g，首乌藤15g，丹参12g，赤芍12g，鸡血藤20g，白茅根20g，生地黄20g，槐花20g，紫草15g，马齿苋30g，板蓝根30g，红花6g，当归12g，金银花15g，连翘15g，防风9g，薏苡仁30g，生姜3片，大枣6枚。（巩和平医案）

按： 葛根汤，白疕一号，消疣汤，加神经性皮炎特效药首乌藤，效用类似于维生素 B_1 与谷维素合用；加修复皮损的白鲜皮。复诊加乌梅，消疣之要药；葛根为美白之要药。

麻黄桂枝各半汤合玉屏风散加专药治皮肤红肿痒

【验案】 患者，女，35岁。

刻诊：患者寸关沉滑有力，尺不及，舌淡苔薄白，左右前臂红肿痒、出红色小疹子，肿痒难忍，诊断为过敏性皮炎。

处方：生麻黄5g，桂枝15g，生白芍15g，杏仁10g，生姜2片，大枣（切）4枚，生甘草15g，徐长卿20g，乌梢蛇10g，黄芪30g，炒白术12g，防风15g，栀子10g，白茅根15g，牡丹皮10g，地肤子15g，蛇床子12g，白鲜皮12g。

另，外用炉甘石里面加风油精6ml，氯苯那敏5片研细，加入混匀外涂止痒效果好。

如果蚊虫叮咬，可在炉甘石里面加入风油精6ml，再加入季德胜蛇药6片研细，效果亦佳。（马愉骁医案）

按： 麻黄桂枝各半汤合玉屏风散加专药，乌蛇、蛇床子、地肤子、白鲜皮、徐长卿合专治皮肤红肿痒的专药生栀子、牡丹皮、白茅根。

麻黄桂枝各半汤是我常用于皮肤瘙痒以及过敏的一个基础方剂。其一，生甘草用15～30g，是应用的一个亮点；其二，蛇床子、地肤子、白鲜皮、徐长卿五药合用，常用于皮肤瘙痒和过敏，可视为专药。玉屏风散虽为固表止汗而设，然亦为补卫气以祛外邪的良方，曾治疗一慢性荨麻疹久治不愈，用玉屏风散，服半年而愈，方中生栀子、白茅根、牡丹皮是治一切发红发热

的皮肤疾病的三味专药。这是本地一皮肤科老大夫教我几方合用，患者服一剂而诸症皆除。

桃红四物汤加减活血化瘀法治愈荨麻疹

【验案】王某，女，41岁，企业职工。2018年9月28日初诊。

病史：患者自诉1天前傍晚全身起风团，瘙痒难耐，彻夜未眠，苦不堪言，疲惫状前来就诊。

刻诊：患者面色泛黄，身材中等，舌苔白厚腻，脉象浮滑。辨证为寒湿蕴肤，血虚生风。

处方：桃红四物汤加减。当归10g，川芎5g，熟地黄15g，苍术10g，木通6g，防风6g，荆芥10g，白鲜皮10g，地肤子10g，红花6g，炙甘草10g。3剂，水煎服，日3次。

二诊：10月3日，患者述服药后当天晚上虽起风团，但不再痒；服完第二剂时，起风团大为减少，不再痒；服第三剂时月经初来，风团又如初诊样。

处方：生黄芪20g，当归10g，川芎5g，熟地黄15g，苍术10g，木通6g，防风6g，荆芥10g，白鲜皮10g，地肤子10g，白蒺藜10g，红花6g，生薏苡仁20g，炙甘草10g。3剂，水煎服，日3次。

三诊：10月6日，患者述服药后大为减轻，请再诊治。

处方：生黄芪20g，当归10g，川芎5g，熟地黄15g，炒白术10g，木通6g，防风6g，荆芥10g，白鲜皮10g，地肤子10g，白蒺藜10g，红花6g，生薏苡仁20g，炙甘草10g。3剂，水煎服，日3次。

随访：患者10月9日告知痊愈，表示感谢。（杨安民医案）

按：本方立意来源于"治风先治血，血行风自灭"，故以桃红四物汤促血行，合疏风止痒药物而成，方证对应，收效较好。二诊时月事来潮，血虚明显，谨遵"有形之血难以速生，无形之气应当急固"之旨，加入大剂补气药物黄芪及疏风止痒药物白蒺藜等。三诊时舌苔白滑好转，有口干，故易苍术为白术，变温燥为温润之品，以期取得佳效。

犀角地黄汤合银翘散加减治疗风热郁表型"荨麻疹"

【验案】韩某，女，60岁。

病史：患者慢性荨麻疹多年，时好时坏，一直未彻底治愈。近一周，突然荨麻疹全身遍起，红色斑疹满布，瘙痒无比，抓痕累累，夜不能眠，心烦易怒；在医院治疗1周，病情不减，又服中药3剂，无效，反而加重，经人介绍前来求诊。

刻诊：舌红苔黄腻，脉象弦滑有力，便干。我观前老中医方为消风散加减，药物偏热，明显药证不符，故而加重。此证明显为风热郁积体表，只宜辛凉解表，凉血散瘀。

处方：犀角地黄汤合银翘散加减。水牛角（先煎）60g，生地黄30g，芍药15g，牡丹皮12g，连翘30g，金银花30g，苦桔梗6g，薄荷10g，淡竹叶15g，生甘草30g，荆芥10g，防风10g，淡豆豉10g，牛蒡子12g，苦参30g，白鲜皮50g，紫草30g，茜草15g，地肤子15g，枳壳12g，地骨皮30g。5剂，水煎服，日3次。

复诊：1周后，患者告知服3剂后痒轻，5剂后发作减少。效不更方，续服7剂，痒止疹退，基本痊愈。后以乌蛇止痒丸善后，嘱忌口3个月，以防复发。

按：此病治疗之所以较快，关键在于辨证准确，用方得当。犀角地黄汤清热凉血，散瘀退斑。银翘散辛凉透表，清热解毒。外加治皮肤专药，苦参、白鲜皮等。

通过此案，应该注意一点，治病不要死守一法一方，要辨证处理，分清虚实寒热，分别不同施法用方，才能治起病来得心应手。

桂麻各半汤合五苓散治疗荨麻疹

【验案】马某，女，38岁。2021年5月10日初诊。

刻诊：患者荨麻疹3个月余，月经少，烦躁，脉浮濡，舌胖大齿痕苔白。

处方：柴胡10g，当归12g，川芎10g，茯神30g，生白术45g，泽泻30g，白芍10g，桂枝10g，生麻黄6g，猪苓15g，肉桂3g，徐长卿20g，白鲜皮30g，蝉蜕10g，地肤子15g，生甘草10g，生姜6片，大枣6枚，鸡血藤30g。10剂，水煎服，每日1剂。

方为桂麻各半汤合五苓散，皮肤病专药。患者月经少，烦躁，肝气不疏，用当归、川芎补血；鸡血藤活血通络，调经；柴胡疏肝。患者舌胖大齿痕，五苓散调水饮，去湿。桂麻各半汤，加皮肤病专药徐长卿、蝉蜕、白鲜皮、地肤子治荨麻疹。

二诊处方：柴胡10g，当归12g，川芎10g，茯神30g，生白术45g，泽泻30g，白芍10g，桂枝10g，生麻黄3g，猪苓20g，肉桂3g，徐长卿20g，白鲜皮30g，蝉蜕10g，地肤子15g，生甘草10g，生姜6片，大枣6枚，鸡血藤 30g，乌梢蛇 30g，乌梅 15g，防风 10g。

一味中成药，治好了多年顽固荨麻疹

【**验案**】患者，女，40 来岁。

病史：患者 20 多岁起荨麻疹频频发作，夏天略轻，其他三个季节特别严重，发作时全身遍布风团，剧痒无比。到处求医问药，病情时轻时重，始终未能痊愈。后来有位老中医给了个偏方，用浮萍煮水喝，她坚持服用一年后痊愈，此后几年未再复发。

30 岁左右生孩子，产后不久荨麻疹再次复发，这次喝浮萍煮水却没有效了。于是又再次开始了漫漫求医路，治了快十年，无效。后与我相识，得知我从事中医工作遂向我诉说。

刻诊：患者舌苔，淡红苔薄白，且长期便秘，荨麻疹遇风遇冷易发作。辨证属表寒里热，治宜表里双解。

考虑到其病史较长，短期内难以痊愈，加之她一边要上班，一边还要照顾一对双胞胎儿女，服汤药不便，故没有给她开汤药，建议她买中成药防风通圣丸服用。

后与患者在菜市场碰到，得知其服用 50 瓶防风通圣丸，荨麻疹痊愈。以前每到月经前荨麻疹就发作得厉害，至服用 20 瓶时月经前荨麻疹不发作了，初觉有效。但是偶尔受风受寒还是会发作，所以患者继续吃至 50 瓶，荨麻疹就再也没发作过了。

患者之所以如此坚持，是因为之前其母亲的病经我推荐用药痊愈，对我非常信任使然。其母亲病的详细情况如下。

患者母亲，女，80 岁左右。尿频，漏尿严重，整日裆部潮湿，血压高，腿浮肿。我分析其病机，为阳虚水泛所致，应该用《伤寒论》的真武汤。但老人因为每天要服多种药物，实在不愿再服汤药，看有没有合适的中成药，于是我建议其到药店自购济生肾气丸服用。

患者一次性购买了 30 瓶济生肾气丸，托人捎回老家给母亲。其母亲连服两个月后腿肿已消，漏尿也有了很大改善；以前不敢出门，怕身上有味儿遭人嫌弃，现在每天下午都去广场上看别人跳舞，很开心，表示要继续坚持服用丸药。

后来患者问我长期服药有无副作用。我告知任何药都有副作用，只是中药副作用较小。中医有句古话“有病病受，无病人受”，意思是说，如果你有这个病，药物作用的是疾病，没有病，乱服药是会伤身体的。前几年有人把六味地黄丸当作保建品，不管自己身体是否适合长期服用，身体反倒越来越差，这就是“无病人受”。

张博按：写此篇文章的目的，主要想说明信任和守方的重要性。临床有不少慢性病患者，病史好几年甚至十几年了，服药一周，觉得改善不明显，就怀疑是不是药不对症，频繁换大夫，或要求大夫换方；结果往往是换来换去，最终浪费了时间和金钱，病情却无大的改善，反而埋怨中医没用，中药无效。

常言道：病来如山倒，病去如抽丝。患了几年甚至十几年慢性病，就算方子开的合适，用药对症，大多数患者也不可能短期内有很大改善。患者如能信任大夫，调整心态，坚持服药一段时间，疗效自会显现；如果对大夫不信任，潜意识中身体就会怀疑、抗拒药物，再好的药也难产生作用。

如意黑白散治疗白癜风疗效显著

【**验案**】辛某，女，7 岁，平顶山人。2019 年 6 月 13 日初诊。

病史：其母代述，患儿病程近一年，在北京某医院治疗，不见好转。听其朋友推荐，特来求诊。

刻诊：患儿平时纳差，便秘，身高体重都低于同龄人，病变皮肤在额头。由于我没有治疗该病的临床经验，人家又吹捧这么高，一时情急，就想起王幸福老师书中如意黑白散治疗白癜风一文，以老师拿来主义为指导思路，处方如下。

处方：墨旱莲 15g，白芷 10g，制首乌 10g，白蒺藜 10g，沙苑子 10g，紫草 6g，重楼 6g，丹参 5g，苦参 5g，苍术 3g，自然铜 5g，焦三仙各 10g，鸡矢藤 20g。15 剂，水煎服。

另补骨脂 60g，肉桂 20g，打碎布包，水酒各半，密闭放热水内加热（打碎后放水酒加热，减少浸泡时间，即时可用）。

二诊：患者皮损颜色已改善，饮食增加。

因其父母较忙，原方断断续续服用共 45 剂。（周厚田医案）

按：此案证明“如意黑白散”确为白癜风良方！以王老师的拿来主义做指导思路，解决了多种疑难病的治疗短板。有了王老师的书在桌上，诊治患者信心倍增，每遇难题可迎刃而解，如同老师在身边。

湿疹事虽小，也令人烦恼！

湿疹是由多种内外因素引起的一种具有明显渗出倾向的皮肤炎症反应。

一般分为急性、亚急性、慢性三种，男女老幼均可发病，可泛发全身，又可局限于某些部位。西医以抗组胺、糖皮质激素、免疫抑制剂等药物治疗为主。多数患者不能坚持用药，是湿疹复发率高的原因之一。

湿疹中医学属“湿疮”“浸淫疮”范畴，其特点是多形损害、渗出倾向、反复发作、易成慢性、瘙痒剧烈。在治疗时，急性者以清热利湿为主；慢性者以养血润肤为主。使用中成药替代糖皮质激素、免疫抑制剂类治疗湿疹，是令人期待的。

一、急性湿疹

临床表现：急性湿疹的皮损以潮红斑疹、斑丘疹、丘疱疹或水疱为主，其主症特点在于发病急、瘙痒重，皮损红，渗出多，灼热感，舌质红、苔色黄。

辨证：多属湿热浸淫型。

治则：清热利湿止痒。

方药：①肤痒颗粒；②发于躯干部加用龙胆泻肝丸；③发于下肢加四妙丸或二妙丸；④发于面部红肿明显者加羚羊清肺丸。

二、亚急性湿疹

临床表现：亚急性湿疹可由急性湿疹经治疗，红肿及渗出减轻而来，或由慢性湿疹加重所致，皮损以小丘疹、鳞屑和结痂为主，证型要点在于发病缓，皮损暗，渗出少，乏力感，大便稀，舌色淡、舌苔白、脉弦缓。

辨证：多属脾虚湿蕴型。

治则：健脾利湿止痒。

方药：参苓白术丸和肤痒颗粒。

三、慢性湿疹

临床表现：慢性湿疹常由急性及亚急性湿疹迁延而成，皮损以色暗、干燥、肥厚、苔藓样变为主，证型要点在于病程日久，皮损粗糙，色素沉着，剧烈瘙痒，舌淡苔白、脉象细弦。

辨证：多属血虚风燥型。

治则：养血润肤，祛风止痒。

方药：①润燥止痒胶囊，配合当归补血丸；②伴腰酸腿软，配合六味地黄丸。

如果选择应用中药或是中成药，那么无论是汤液、水丸、胶囊还是颗粒，其剂型可以改变，但其辨证用药的思路不能变。

辨证准确是起效的关键，中成药治疗湿疹仍要遵循于此。避免见病用药以及中药西用，即单纯从西医的辨病角度用药，不辨阴阳表里、寒热虚实。

例如非湿热、实火者随意选用龙胆泻肝丸，这样就违反了中医的用药原则，容易出现药物的不良反应。（转载自药圈网）

小柴胡汤合五苓散治疗湿疹

【**验案**】张某，男，58 岁。2021 年 7 月 13 日初诊。

刻诊：患者全身皮肤湿疹下肢严重，右脉浮大左弦滑，舌淡红舌苔白腻。

处方：柴胡 10g，黄芩 12g，清半夏 10g，生姜 6 片，大枣 3 枚，生甘草 10g，苦参 15g，白鲜皮 30g，猪苓 15g，茯神 30g，泽泻 15g，肉桂 10g，生白术 30g，川芎 10g，土茯苓 60g，莪术 10g，黄连 10g，南沙参 30g。10 剂，水煎服，每日 1 剂。

皮肤解毒汤合五苓散治夏季湿疹

【**验案**】患者，女，60 岁。

患者一到夏季就长湿疹，二便，胃口正常，有烦热现象。舌胖大，淡红，脉滑。诊断为暑湿。服用下方 5 剂后痊愈。

处方：土茯苓 60g，莪术 10g，川芎 10g，甘草 6g，白鲜皮 30g，苦参 6g，黄连 5g，金银花 12g，泽泻 30g，猪苓 10g，肉桂 6g，白术 15g，藿香 15g，冬瓜皮 20g。（温卫安医案）

皮肤解毒汤治愈双手湿疹

【**验案**】赵某，女，54 岁。

病史：患者双手背严重湿疹，西医诊断为神经性皮炎，经皮肤科治疗三月，涂过医院开的不明药膏，用过药店买的各种治疗皮肤病的药膏，服用过激素和抗过敏药物，越治越重，心情郁闷，沮丧无比，经熟人推荐，慕名求治中医。

刻诊：患者双手背黢黑一片，上有明显疹子，微湿发痒；脉浮濡，舌淡苔白，余无他症。中医诊断为湿毒瘀积。

处方：皮肤解毒汤加减。土茯苓 30g，川芎 10g，莪术 12g，黄连 10g，紫草 12g，生甘草 30g，路路通 30g，徐长卿 30g。7 剂，水煎服，日 3 次。

复诊：1 周后，患者双手背颜色基本恢复正常，痒止，仅留数个瘀斑。

患者大喜，言中医真是神奇，几月不治顽疾，7剂药就搞定。

效不更方，上方加丹参30g，紫草加至30g，加强活血散结，续服7剂，痊愈。

按：此案无稀奇之处，专方治专病也，皮肤解毒汤治湿毒湿疹，吾常用效方，加路路通，徐长卿祛风止痒。

五苓散加减治疗手肘反复湿疹，一方止痒

有位朋友的怪病困扰了她许久，手肘、手脱皮，裂口，一抓就掉皮屑，瘙痒。反反复复，看了很多医生，有的说是湿疹，有的说是皮癣，可是都未能治好。

那这到底是什么病呢？刚好跟诊邢斌老师，有一个医案就是肘、膝湿疹反复不愈。中医学称为四弯风，西医学则称为特应性皮炎。这是一种缠绵难愈，中西医治疗都有难度的湿疹，原因就在于患者有宿根，现代或称之为过敏体质。

这类患者的皮肤往往都很干燥，这种情况大多数医生会认为是患者血燥，用滋阴养血之药。但邢斌老师认为这是湿的表现，为水壅津亏，看上去是“燥”，本质上是“湿”。结合患者舌苔可以确诊，患者舌苔水滑，白腻，治疗的重点是恢复水液代谢，邢老师运用五苓散治疗水湿内停（水液循环障碍）。

学习王幸福老师讲的五苓散舌症，果断在五苓散的基础上加减用药。3剂药吃完，患者手部明显好转。

跟师学习，可以快速掌握老师多年总结的临床经验，事半功倍。（张博）

龙胆泻肝丸治疗手掌疱疹

患者早晨醒来肝部闷胀感。脸部黄褐斑，这几天右手手掌起了很多水疱，特别痒。

处方：龙胆泻肝丸合生薏苡仁、败酱草、马齿苋。药渣泡手。（周厚田医案）

麻黄桂枝各半汤加味治愈荨麻疹

【验案】王某，女，49岁。

病史：患者皮肤痤疱半年，抓挠后留有划痕，突出皮肤，色白，日轻夜重怕风怕冷，口中和，舌淡苔白，脉偏浮。中医诊断为风团疹。

处方：麻黄桂枝各半汤加味。麻黄6g，桂枝6g，白芍9g，甘草15g，杏

仁 9g，徐长卿 30g，路路通 15g，生龙骨、生牡蛎各 30g，首乌藤 30g，地肤子 10g，生姜 3 片，大枣 6 枚。7 剂，水煎服，日 3 次。（巩和平医案）

按：止痒三味药：徐长卿，路路通，地肤子。

临床有两个好方子专治“乱”，一个是血府逐瘀汤，诸症繁多，查无实据；另一个是柴归汤，寒非寒，热非热，虚非虚，实非实，一个字：乱！柴归汤治疗甲状腺结节（夏枯草、牡蛎、王不留行、山慈菇、僵蚕）也不错。

皮肤解毒汤治疗面部黄水疮

【验案】患者皮肤溃烂、瘙痒，疮口有黄色汁液渗出，诊断为黄水疮。

处方：土茯苓 60g，莪术 10g，川芎 10g，乌梅 10g，防风 10g，紫苏 10g，紫草 20g，徐长卿 30g，甘草 15g，槐花 30g，牡丹皮 12g，赤芍 15g，生地黄 30g，薏苡仁 30g，滑石 20g，黄连 10g。7 剂，水煎服，日 3 次。

复诊：患者服药一周后，渗出液基本消失，大部分开始结痂，面部像涂一层白粉发白增厚，根据病情调整处方。

处方：土茯苓 60g，莪术 10g，川芎 10g，乌梅 10g，防风 10g，紫苏 10g，紫草 20g，徐长卿 30g，甘草 15g，槐花 30g，牡丹皮 12g，赤芍 15g，生地黄 30g，薏苡仁 30g，黄连 6g。（巩和平医案）

皮肤解毒汤、土槐饮、过敏煎合用治疗神经性皮炎

【验案】张某，男，28 岁，消防兵。

患者两年前不明原因颈部两侧对称出现红色密布丘疹，抓挠后连成一片，使用激素药膏后缓解，断断续续到现在，三天前站岗日晒熬夜后瘙痒加重，涂抹地奈德乳膏不见减轻，遂微信问诊，舌苔脉象不详。诊断为牛皮癣（神经性皮炎）。

处方：皮肤解毒汤、土槐饮、过敏煎合用加减。（巩和平医案）

按：患者主诉熬夜会加重，日晒会加重，故加龙骨、牡蛎、首乌藤、过敏煎等。路路通、地肤子，止痒专用，鬼箭羽、甘草专治皮肤过敏，如染发引起的过敏等。

皮肤解毒汤合过敏煎治疗激素脸

处方：银柴胡 10g，乌梅 10g，防风 10g，五味子 10g，土茯苓 60g，川芎 10g，黄连 10g，紫草 20g，莪术 10g，徐长卿 30g，甘草 15g，路路通 10g，地肤子 10g，栀子 10g，野菊花 10g，积雪草 10g，紫苏 10g。（巩和平

医案）

按：复诊处方加小剂量葛根汤。葛根汤表阳明，可治疗面赤。激素脸也是面红，可以理解为面赤。头面部的病，我都会少用点。

姜威按：我治过一个氟轻松软膏依赖性皮炎，用葛根升麻汤加蝉蜕、僵虫、酸枣仁，7天痊愈，不知对读者是否有借鉴意义。

皮肤解毒汤、四虫养阴汤、土槐饮合用治疗结节性痒疹

结节性痒疹大多数是蚊虫叮咬引起的，而且先从下肢开始，四肢比较多，胸腹背部少或没有，发于肢体外侧，甚至手背。

我原来用的是四虫养阴汤、犀角地黄汤、土槐饮，加路路通15g，地肤子12g止痒，但是有少部分患者用之不效，后来师傅告诉我用皮肤解毒汤。所以最近治结节性痒疹都用皮肤解毒汤，合四虫养阴汤、土槐饮。

任何外来侵入人体的都可以认为是毒。（巩和平）

皮肤解毒汤合犀角地黄汤加路路通治疗掌趾脓包病

【验案】巩某，女，49岁。

病史：患者1年前双手掌心出现丘疹瘙痒，伴皮肤增厚，先后找了几个私人诊所治疗，具体口服药物及外用药膏不详，但是从未间断，通过一年多的治疗后皮损扩大增厚，瘙痒加剧，手指指腹也出现干裂瘙痒，痛苦至极。诊所告诉患者这辈子治不好了，经人介绍求诊中医。

刻诊：患者双手掌及手指干裂，瘙痒，蜕皮，皮肤组织增厚，由于不间断口服激素药，出现水牛背，满月脸。西医诊断为掌趾脓包病，中医辨证为湿热毒蕴结，伤阴。

处方：皮肤解毒汤合犀角地黄汤加路路通、地肤子、槐花。土茯苓60g，莪术10g，川芎10g，黄连6g，紫苏10g，徐长卿30g，乌梅10g，防风10g，紫草30g，槐花30g，牡丹皮12g，赤芍15g，生地黄30g，甘草10g。

患者服用18剂后，基本痊愈。四诊，开药6剂，巩固。

按：皮肤解毒汤治疗接触性皮肤病，湿疹等效果很好，瘙痒剧烈加路路通、地肤子，对鱼虾蟹过敏、水果过敏等效果都不错。我当初认为是麻黄的作用，火郁发之，但是后来才明白，紫苏可以解鱼虾蟹毒。

处方：土茯苓60g，莪术10g，乌梅10g，紫苏10g，防风10g，徐长卿20g，黄连10g，苦参15g，当归15g，桂枝10g，赤芍15g，川芎10g，桃仁10g，红花10g，牡丹皮12g，紫草30g，白鲜皮15g，乌蛇15g，制首乌15g，

白蒺藜 15g，生地黄 30g，甘草 10g，甜叶菊 3g，蜂房 10g。（巩和平医案）

按：皮肤解毒汤合乌蛇荣皮汤加蜂房，乌蛇、蜂房治顽癣，条件好的可以用全蝎 6g 冲服。掌趾脓包病当用大量活血药，即用桃红四物汤加蜂房、乌蛇。

顽癣要药乌蛇、狼毒（从 3g 开始，慢慢加，一次加 1g）、蛇蜕、蜂房。其实狼毒、乌梅、川椒、川楝子治疗皮肤病，用的就是杀虫作用。

我用师傅的皮肤解毒汤为主方，加减治疗湿疹，结节性痒疹，皮肤过敏，临床显示效果很好，方精药简，效如桴鼓！

治疗疥疮验方

处方：荆芥 10g，防风 9g，蝉蜕 6g，胡麻 10g，苦参 10g，知母 9g，石膏 20g，苍术 9g，牛蒡子 10g，木通 6g，当归 12g，生地黄 12g，甘草 10g，百部 12g，徐长卿 12g，地肤子 10g，白鲜皮 12g。3 剂，早晚分服。

另，生硫黄 30g，苦参 30g，百部 30g，蛇床子 30g。3 剂，熬水用毛巾外洗，每天 2 次。（巩和平）

黄连阿胶汤原方治疗剥脱性皮炎

【验案】患者，女，48 岁。

病史：患者自诉为出生就有的病，最初只是手指指腹有，经过多年四处求医，发展到满手和腕部，基底淡红，皮损乳白而厚，不疼不痒，皮损局部皮温高，不断脱皮。

处方：黄连阿胶汤原方。黄连 48g，黄芩 24g，白芍 24g，阿胶 36g，鸡子黄 2 枚。短期服用，有效后减量，不然会伤了脾胃，但是比例不变。该方还可以治疗阴部干性湿疹，加萆薢 30g。（巩和平医案）

按：余国俊老大夫治剥脱性皮炎，使用大量的土茯苓。黄连阿胶汤原方用药指征，皮干，皮热，蜕皮，紧绷。需要注意，方中鸡子黄必不可少，而且是生的。

皮肤解毒汤、土槐饮、犀角地黄汤合用治疗双手上肢紫外线过敏性皮炎

处方：党参 12g，白术 15g，茯苓 15g，甘草 10g，土茯苓 60g，莪术 10g，川芎 10g，黄连 6g，防风 10g，紫苏 10g，徐长卿 30g，紫草 15g，乌梅 10g，地肤子 10g，银柴胡 10g，五味子 10g，槐花 30g，牡丹皮 10g，赤芍

12g，生地黄10g。6剂。

方解：皮肤解毒汤、土槐饮、犀角地黄汤合用，加路路通、地肤子。槐花替代了水牛角，也正好是土槐饮。（巩和平医案）

皮肤病解毒汤主方

处方：胆草12g，栀子12g，黄芩15g，柴胡15g，当归12g，木通12g，泽泻12g，车前草、生地黄各24g，紫草30g，连翘30g，白鲜皮30g，地肤子15g，白蒺藜15g，蛇床子15g，首乌藤30g，甘草10g，土茯苓60g，马齿苋30g。

这个季节的皮肤病，不论是皮炎、湿疹、痤疮、脓疱疮，只要是皮疹底红晕，舌质红舌苔腻，师父的皮肤病解毒汤就是个高效方，屡试屡验！车前草30g也行。上方可以加上秦皮，效果更好。（唱建远）

犀角地黄汤、皮肤解毒汤合用治疗皮肤干燥

【验案】柴某，女，48岁。2021年7月8日初诊。

刻诊：患者双臂双腿脱皮干燥痒甚一年多，色略红，鼻翼两侧脱皮干燥痒，睡觉起来减轻，急躁时，严重便溏，腹痛，黄痰，脉浮软，舌淡苔薄白。

处方：水牛角30g，牡丹皮10g，紫草30g，首乌藤50g，土茯苓60g，莪术10g，川芎10g，黄连10g，赤芍10g，生地黄30g，金荞麦30g，黄芩30g，鱼腥草30g，干姜10g。

二诊：患者服完2剂以后皮肤基本不痒了，颜色也没那么红了。仅感觉嘴巴有点黏，舌苔发黄略厚，大便每日1次，不成形。

处方：水牛角30g，牡丹皮10g，紫草30g，首乌藤50g，土茯苓60g，莪术10g，川芎10g，黄连10g，赤芍10g，地黄30g，金荞麦30g，黄芩30g，鱼腥草30g，干姜10g，秦皮10g，金银花30g，连翘30g，生甘草30g。10剂，水煎服，日3次。

魏庆富按：犀角地黄汤、皮肤解毒汤、黄连解毒汤部分，加金荞麦、鱼腥草，加强解毒化痰浊，秦皮解毒调理胃肠，金银花连翘轻轻解毒透散，干姜反佐，首乌藤解毒止痒，尤其夜间痒，紫草解毒凉血止痒。

巩和平按：干姜、秦皮治疗腹泻。

丹栀逍遥散合过敏煎治疗皮肤过敏

【验案】李某，女，32 岁。2021 年 8 月 5 日初诊。

刻诊：患者皮肤病，过敏，紫外线过敏，划痕性皮炎，右浮软左关浮滑，舌痕苔薄。

处方：牡丹皮 10g，栀子 10g，当归 15g，白芍 30g，银柴胡 10g，茯神 30g，紫草 30g，白鲜皮 25g，地肤子 15g，生白术 15g，生甘草 15g，薄荷 6g，生姜 3 片，防风 10g，乌梅 15g，陈皮 10g。7 剂，水煎服，每日 1 剂。

麻黄连翘赤小豆汤配合小建中汤治疗斑疹

【验案】患者，女，11 岁。

病史：患者全身出现干性的癣，瘙痒，看其图片身上遍布黄豆样大，扁平的红斑，但色又偏淡。皮肤不热，但胃口不太好，很瘦。于一年前开始出现全身散在性皮肤病，于各大医院皮肤科治疗，病情反复且无治愈迹象。现经医院按“牛皮癣”治疗近半年，并无好转，家属无奈，四处求医。

处方：麻黄连翘赤小豆汤配合小建中汤原方。麻黄 6g，连翘 9g，杏仁 9g，赤小豆 30g，大枣 12 枚，桑白皮 10g，炙甘草 6g，桂枝 9g，炒白芍 18g，生姜 9g。水煎服，7 剂，每日 1 剂，麦芽糖（药煮好后冲化）30g。

2021 年 8 月 24 日，中医同行反馈患者用到第四日身上的斑疹已开始大面积消退，7 日痊愈。（周忠海指导医案）

麻桂各半汤治疗皮肤瘙痒

一位老年患者，膝盖以下奇痒已有半年，辨证予麻桂各半汤。

处方：麻黄 5g，桂枝 10g，地骨皮 15g，牡丹皮 15g，生石膏 30g，桃仁 9g，红花 10g。

7 剂服完患者症状好转，继续喝 7 剂痊愈。（孟宪山医案）

第9章 代谢、免疫系统医案

犀角地黄汤、茵陈五苓散、消瘰丸、知柏地黄丸、专药合用治疗脑垂体生长激素瘤术后诸症

【验案】车某，男，17岁。2021年6月24日初诊。

刻诊：患者垂体生长激素瘤术后，肢端肥大，面部痤疮，痰多发青色，多汗，内热，便干，右浮软，左浮软细，舌尖红，苔黄腻、水滑。

处方：土茯苓45g，生地黄30g，当归10g，川芎10g，忍冬藤30g，赤芍12g，黄连10g，猪苓10g，茵陈30g，茯神30g，泽泻10g，肉桂6g，生白术15g，黄柏20g，清半夏15g，知母20g，玄参15g，浙贝母15g，生牡蛎30g，夏枯草30g，蒲公英30g，黄芩15g，水牛角30g，车前草20g。

二诊：2021年8月3日，患者垂体生长激素瘤术后，生长激素增高，肢端肥大，面部痤疮好转，痰多发青色，多汗，内热，便干改善，右浮软，左浮软细，舌尖红，苔黄腻、水滑。

处方：土茯苓45g，生地黄30g，当归10g，川芎10g，忍冬藤30g，赤芍12g，黄连30g，猪苓10g，茵陈30g，茯神30g，泽泻10g，肉桂6g，生白术15g，黄柏20g，清半夏15g，知母20g，玄参15g，浙贝母15g，生牡蛎30g，夏枯草30g，蒲公英30g，黄芩30g，半枝莲30g，车前草20g。

三诊：患者垂体生长激素瘤术后，生长激素增高已下降，肢端肥大，面部痤疮好转，多汗内热便干改善。右浮软，左浮软细，舌尖红，苔黄腻、水滑。

处方：土茯苓45g，生地黄30g，当归10g，川芎10g，忍冬藤30g，赤芍12g，黄连30g，猪苓10g，茵陈30g，茯神30g，泽泻10g，肉桂6g，生白术15g，黄柏30g，清半夏15g，知母30g，玄参15g，浙贝母15g，生牡蛎30g，夏枯草30g，蒲公英30g，黄芩30g，半枝莲30g，车前草20g，牡丹皮10g，升麻30g，羚羊角粉（分两次冲服）6g。20剂，水煎服，日3次。

随访：患者服药40剂之后就没有便秘的情况了，面部痤疮也好了一些。但是天气一热出汗依然特别多，运动量大的时候偶尔会发晕无力。感冒的话，鼻炎还有头痛头晕的症状更明显。情绪激动的时候，心前区还是会痛。

按：该患者脑垂体瘤，脑垂体生长激素过多，过去指标在4000多，最近两个月突然上升到2万多。这是一个内分泌方面的疾病，生长激素过分疯长。目前的表现是满脸痤疮，脸庞比较圆润；舌质偏红舌苔略腻；脉象浮濡略滑。怕热无风出汗；饮食二便基本上正常；指端肥大，我只看了十个手指，没有看到脚趾的情况。这位患者从青海慕名过来，在北京协和医院做的手术，治疗半年后，现在生长激素又开始大幅飙升。怎么治？从什么地方下手？

古人说看病首先别阴阳。从这点辨证，脑垂体生长激素过多是一个功能亢进的热证，姑且称之为“阳性患者”。治疗原则“寒则热之，热则寒之”，既然是阳性患者，是热证，在用药上首先要想到一不能用热性药，二不能用温补肾阳的药。所以我用了四个方子，犀角地黄汤、茵陈五苓散、消瘰丸、知柏地黄丸合用，加专药消热解毒散结。

一句话，要凉血，要抑制生长激素异常分泌，千万不能用热药和温补肾阳的药。热则亢进，寒则收引，这是个物理现象，也是我们用药的思路和原则。忌口牛羊肉、海鲜、高蛋白，多食素。

陈晨按：用大量清热解毒凉血药直折过亢的阳气，还用茵陈五苓散使阳邪有出路。我猜想下一步的治疗是滋阴潜阳为主。

按：你说的对，符合我的思路和想法。既然是亢进属于阳，在用药上就必须要用凉药和寒性药。这就和一块发热的铁块一样，要想叫它凉下来就给它泼凉水。比如在治疗胃热能吃的功能亢进上，我就用凉药，黄连、黄芩、石膏之类的。这个病首先在法治上要立足于这一点。先不管他的具体表现是寒是热是虚是实。牢牢抓住功能亢进属于阳邪这一点，用凉血散血之法，滋阴降火之招去治疗，所以收到了理想的效果。在具体的用药上，如赤芍、生地黄很重要，但是更重要的是羚羊角的使用。所以在治病中，有时候不要仅仅局限于具体的病症表现上，要抓住核心问题，要抓住实质问题去处理。

五苓散合二仙汤治疗脱发、汗毛脱落

【验案】杜某，男，21岁。2021年7月6日初诊。

刻诊：患者脂溢性脱发，眉毛体毛均脱落6年病史，左脉沉弦右沉滑，舌淡苔白略厚，眠差入睡难。

处方：生黄芪 120g，柴葛根 30g，猪苓 30g，茯神 45g，泽泻 30g，桂枝 6g，肉桂 10g，生白术 30g，豨莶草 45g，羊红膻 30g，淫羊藿 30g，白芍 15g，生龙骨 30g，生牡蛎 30g。

按：师父用药入神，豨莶草补益肝肾，入经络，《品汇精要》讲其可以安五脏、生毛发。该患者不仅是脱发，而是全身各个部位的毛发都脱光了，应是雄性激素失衡造成的。

五苓散合消瘰丸治疗腺样体肥大

【验案】孙某，男，6 岁。

刻诊：患者口气重，腺样体肥大，疳积，舌淡苔白，脉浮。

处方：茯神 15g，猪苓 10g，泽泻 6g，白术 10g，苍术 10g，肉桂 6g，穿山甲（代）3g，浙贝母 10g，鸡内金 6g，积雪草 6g，玄参 10g，生牡蛎 10g，甜菊叶 1g。

按：用方为五苓散合消瘰丸加积雪草、穿山甲。

腺样体肥大是另一种形式的水肿。积雪草和穿山甲是专药。如果是偏热症红肿可以适当再加一两味清热解毒散结的药，如重楼。

许斌按：常师兄的经验是用黄芩滑石汤，张博师兄加了五苓散。我的经验是，在此基础上再加王不留行、白英、三棱、莪术、白芥子、醋柴胡、黄芪、炙甘草，可针对性治疗一切腺体增生的疾病。

腺样体肥大治疗验案

战友的孩子打鼾，睡觉憋醒，医院确诊为腺样体肥大，用消炎药就好，不服药就控制不住。现在扁桃体也肿大了。医院说等再大点达到手术指标可以切除。战友的朋友家孩子有做切除手术的，说非常后悔。

原则上讲，如果找不到其他办法，手术切除还算比较好的选择。毕竟长期的腺样体肥大不仅影响孩子睡眠，还会引起脸型的改变，形成腺样体样面容，腺样体面容很典型。我接诊的一个孩子，年龄比较大，病程长，已经明显影响脸型的生长发育。

腺样体肥大真的这么难治吗？其实中医在这方面的治疗是有很大优势的。中医治疗这个病的思路还是辨证，一般多见上焦不通，水邪瘀结。

结合王幸福老师和常文师兄的经验，我用小柴胡汤合五苓散加散结利水的药，5 剂药就有效果，家长有信心坚持治疗，现在 14 剂吃完，明显好转，孩子已经可以正常睡觉了。

二仙汤合当归六黄汤治疗甲亢

【**验案**】魏某，女，48岁。2021年6月26日初诊。

刻诊：患者甲状腺功能亢进，眼皮肿，汗多，便秘，脉浮滑，舌淡苔白。

处方：淫羊藿15g，仙茅10g，巴戟天10g，黄柏30g，知母30g，当归12g，生龙骨30g，生牡蛎30g，川芎10g，赤芍10g，生地黄15g，黄芩15g，黄连10g，栀子10g，生白术30g，茯神30g，生大黄10g，怀牛膝10g。

二诊：患者服药几天后，不时发热、大汗淋漓的症状已有好转；眼睛的异物感不明显，但眼皮依然有点浮肿；大便干结，每天2～3次，质稀。

处方：淫羊藿15g，仙茅10g，巴戟天10g，黄柏30g，知母30g，当归12g，生龙骨30g，生牡蛎30g，川芎10g，赤芍10g，生地黄15g，黄芩15g，黄连10g，栀子10g，生白术30g，茯苓皮30g，生大黄10g，怀牛膝10g，大腹皮30g，生姜皮10g，陈皮10g，桑白皮10g。15剂，水煎服，日2～3次。

三诊：患者眼皮浮肿已退，汗多已正常，便秘好转，脉浮滑舌淡苔白。

处方：淫羊藿15g，仙茅10g，巴戟天10g，黄柏10g，知母10g，当归12g，生龙骨30g，生牡蛎30g，川芎10g，赤芍10g，生地黄15g，黄芩15g，黄连10g，栀子10g，苍术、白术各15g，茯苓皮30g，生大黄10g，怀牛膝10g，大腹皮30g，生姜皮10g，陈皮10g，桑白皮10g。15剂，水煎服，日2～3次。

巩和平按：当归六黄汤针对烘热汗出，龙骨、牡蛎治心慌汗出，二仙汤补充雌激素，五皮饮消表水肿。师父治疗甲亢经验用方总结：当归六黄汤+生脉饮+龙骨、牡蛎主方加减。

按：最后一次的方子，其中有些药量是进行调整了，为什么？

郭清源按：因患者舌苔偏于白腻，多汗等症消失后，减少黄柏知母用量，防止久用伤阳，不利于化湿，减白术量，加苍术是因便秘已好而且大便次数略多，加苍术加强燥湿之力。

当归六黄汤、加味逍遥丸、封髓潜阳、消瘰丸合用治疗甲亢

【**验案**】崔某，女，26岁。2021年5月27日初诊。

刻诊：患者甲状腺功能亢进，头晕，烦躁，经量少色黑，舌淡红苔薄，心率每分钟约80次。

处方：生黄芪45g，当归15g，黄连10g，生地黄15g，熟地黄15g，黄

芩 10g，南沙参 30g，麦冬 15g，牡丹皮 10g，栀子 12g，浙贝母 20g，玄参 30g，炙龟板 10g，柴胡 15g，茯苓 30g，肉桂 10g，生甘草 15g，知母 6g，砂仁 15g，白芍 30g，干姜 30g，苍术 30g。10 剂，水煎服，每日 1 剂。

按：此患者治疗两个月，基本好转。

用当归六黄汤的过程中，由于苦寒药比较多，很容易引起腹泻，此患者在服药过程中出现了腹泻、腹痛，所以我在方中加了苍术、干姜、肉桂等药。在该方中，之所以不用人参，是因为人参一类容易引起心率加快，甲亢患者本身心率就比较快了。但是我还要补气，不能用红参之类，只能用南沙参，既补了气又不增加心率。

唱建远按：第一组当归六黄汤，当归、黄芪、生地黄、熟地黄、黄芩、黄连、黄柏；第二组加味逍遥丸，牡丹皮、栀子、柴胡、当归、白芍、苍术、茯苓、生甘草；第三组封髓潜阳，黄柏、龟板、砂仁、肉桂、甘草；第四组滋阴软坚散结，玄参、贝母、沙参、麦冬、知母；第五组，苍术、干姜，健脾胃反佐寒凉药太过。

当归六黄汤、生脉饮、甲亢专方、三子养亲汤合用治疗甲亢

【验案】贺某，女，23 岁。2016 年 6 月 28 日初诊。

刻诊：患者眼略突，颈部略肿大，脉细数，问之有出汗，眠差，时有心慌，饿得快，舌红，建议检查甲状腺功能。第二日检查后复诊，西医诊断为甲亢，中医诊断为阴虚火旺，患者不想服西药，给予中医治疗。

处方：当归六黄汤加生脉饮加甲亢专方加三子养亲汤。黄芪 30g，黄芩 10g，黄连 10g，黄柏 10g，生地黄 15g，熟地黄 15g，当归 10g，夏枯草 15g，党参 30g，麦冬 10g，五味子 10g，白芍 10g，乌梅 10g，木瓜 10g，柴胡 10g，沙参 10g，石斛 10g，白术 6g，莲子肉 10g，桑叶 6g，栀子炭 6g，白芥子 10g，紫苏子 10g，莱菔子 10g。

此患者总计服用 53 剂中药，停药 3 个月后复查甲功正常，眼已不突出，颈部也不肿大了，症状全部消失。建议她一年后再复查，有不适随时就诊。后因其他病就诊，询问有没有复查甲状腺，答复查全部正常。此方自始至终没有太大变动，因为她服药以后症状一次比一次好。

随访：2020 年底偶遇患者，询问其甲状腺功能亢进没有复发，一切正常。

后又用此方治疗 3 例，皆恢复正常，此方对甲状腺功能亢进之效果应该是比较肯定的，分享出来。

五一甲亢汤：白芍 9g，乌梅 9g，木香 9g，沙参 9g，麦冬 9g，石斛 9g，

莲肉9g，白术6g，桑叶6g，柴胡6g，黑山栀6g。(许斌医案)

学用甲亢专方治疗自汗一则

当归六黄汤是一首主治阴虚火旺所致盗汗的方子，以前学习时没有太多的印象和体会。几年前拜读王老师著作《医灯续传》，对书中以当归六黄汤合生脉饮作为治疗甲亢专方的文章，感悟颇深，并把“甲亢专方”移用到其他疾病治疗当中。现举一例。

【验案】王某，男，33岁。

病史：患者自汗多年，无论静息还是动作，常常汗出不止，甚至汗如雨下，睡眠时一直没有发生盗汗，求医多处未能奏效，经人推荐来诊。

刻诊：见面色略白，鼻头有汗珠，否认其他不适。查舌质暗红，苔薄黄而干。左寸关滑数有力，右关及左尺均沉细数。

处方：西洋参24g，麦冬36g，五味子（捣）18g，生地黄24g，熟地36g，黄芩12g，黄连12g，黄柏12g，生黄芪72g，当归36g，龟板24g，龙骨24g，牡蛎24g。6剂，水煎服，日1剂。

随访：患者未再就诊，后期回访得知患者服用到第四天，即已不再汗出不止。(袁尽凡医案)

补中益气汤、当归补血汤、二仙汤合用治疗甲减

【验案】程某，男，53岁。2021年8月17日初诊。

刻诊：患者患有甲状腺功能减退，困乏，怕冷，眼睑下搭无力睁开，双寸弱，舌淡苔白舌缨线。

处方：升麻10g，党参30g，淫羊藿30g，羊红膻30g，麸炒白术30g，茯苓3g，陈皮15g，生甘草15g，柴胡6g，生黄芪60g，当归12g。

小柴胡、五苓散、阳和汤合用治疗甲状腺结节

【验案】马某，男，34岁。

刻诊：患者甲状腺结节已缩小，肝囊肿，胁偶痛，苔白齿痕。

处方：柴胡10g，黄芩10g，清半夏15g，太子参15g，茯神30g，猪苓20g，泽泻30g，苍术15g，白术15g，鹿角霜30g，熟地黄30g，生麻黄3g，白芥子10g，炮姜6g，生甘草10g，积雪草30g，生姜10片，大枣3枚，醋延胡索15g，川楝子10g，生牡蛎30g，肉桂6g。

二诊处方：柴胡10g，黄芩10g，清半夏15g，太子参15g，茯神30g，

猪苓20g，泽泻30g，苍术15g，生白术15g，鹿角霜30g，熟地黄30g，生麻黄3g，白芥子10g，炮姜6g，生甘草10g，积雪草30g，生姜10片，大枣3枚，延胡索15g，川楝子10g，生牡蛎30g。30剂，每日1剂。

周厚田按：阳和汤，五苓散加减，治疗甲状腺结节，疗效不凡。

赵鹏飞按：金铃子散，疏肝理气。

唱建远按：患者34岁，年轻男性，甲状腺结节，肝囊肿，舌苔脉象没有热相，疏肝健脾利湿，温阳软坚散结。

第一组小柴胡汤。柴胡10g，黄芩10g，清半夏15g，太子参15g，生姜10片，大枣3枚。

第二组五苓散。苍术15g，生白术15g，茯苓30g，泽泻30g，猪苓30g。

第三组阳和汤。鹿角霜30g，熟地黄30g，麻黄3g，白芥子10g，炮姜6g，生甘草10g。

第四组软坚散结兼治胁痛，延胡索15g，川楝子10g，牡蛎30g，积雪草30g。

师父按：每个方证都是一个经验的结晶。每一个方证掌握好，实际上就是病机掌握住了，经验掌握住了，看起病来就容易，见证发方。有是证用是方，有是症用是药。就这么简单，没有任何高大上，也谈不上一套理论。

五苓散、四逆散、阳和汤合用治疗淋巴结肿大

【验案】宋某，女，75岁。2021年6月3日初诊。

刻诊：患者颊部淋巴结肿大，便难，脉弦滑，舌淡苔白腻。

处方：猪苓15g，茯神30g，泽泻15g，肉桂10g，生白术30g，积雪草30g，猫爪草15g，柴胡6g，白芍15g，枳壳15g，生甘草10g，牛蒡子10g，生麻黄3g，熟地黄40g，白芥子10g，生姜6片，鹿角霜30g，夏枯草30g，莪术15g。5剂，水煎两次混合后，取600ml，每日2～3次分服。

治疗糖尿病专方

【验案】张某，男，70岁。2021年5月6日初诊。

刻诊：患者高血糖4年，不服二甲双胍时空腹血糖为10mmol/L，脉弦滑，舌淡红苔略厚。

处方：天花粉30g，粉葛根60g，青藤香10g，桑椹30g，炒僵蚕10g，红花10g，黄连15g，苦瓜片15g，地骨皮60g，鬼箭羽30g，山茱萸30g。30剂，水煎两次混合后，取600ml，每日2～3次分服。

降糖灵验方实践

【**验案**】刘某，男，48 岁。2017 年 12 月 16 日初诊。

病史：患者每年冬季晨起即流少量鼻血，就诊于各大医院，未能查明病因。今年入冬以来，又增添面部及脊部烘热难耐，遂求诊。既往糖尿病、高血压十余年，服用二甲双胍、格列吡嗪、美托洛尔。平时空腹血糖 7～8mmol/L，血压 130～140/95mmHg。

刻诊：患者舌质胖大略红，苔白而干，舌底青筋迂曲。脉左寸细数，左关及右寸均沉弱数，右关滑数沉取无力，两尺沉细数。

处方：白虎加人参汤加减。知母 15g，生山药 36g，生甘草 18g，青蒿（后下）12g，西洋参 15g，仙鹤草 72g，炒白芍 36g，狗脊 15g。6 剂。并嘱停用格列吡嗪，二甲双胍和美托洛尔不变。

二诊：患者面部和脊部烘热感明显减轻，鼻血在就诊当天才有所好转。查患者舌仍胖大，舌根苔黄腻，左关及两尺沉取无力。

处方：炒白芍 36g，狗脊 12g，生甘草 6g，西洋参 15g，黄柏 15g，炒苍术 15g，滑石 15g，贯众 12g，白茅根 24g，仙鹤草 108g。因回河北老家，故开方 15 剂。

三诊：2018 年 3 月 10 日，患者烘热及鼻血均消失。自查空腹血糖 5～6mmol/L，自行停用降糖药近一月未见反弹。血压 120/80～90mmHg，美托洛尔减为每日半片。患者感到中药效果神奇，并且降糖降压效果好，要求专门治疗糖尿病、高血压。遂以王幸福老师之降糖灵验方加减。

处方：西洋参 30g，炒僵蚕 60g，三七 30g，琥珀 30g，磁石 15g，血竭 15g，水蛭 15g，酒大黄 15g，肉桂 6g，鹿角胶 10g。1 剂，磨粉冲服，每日 10g，每天 2 次。

四诊：患者烘热感及鼻血未再发作，查空腹血糖 5.6mmol/L，寸关略滑数，两尺沉取无力，舌质略红，苔薄黄。

处方：西洋参 60g，炒僵蚕 120g，琥珀 60g，磁石 30g，血竭 30g，水蛭 30g，酒大黄 30g，鹿角胶 30g，天花粉 30g，淡附片 30g。1 剂，磨粉冲服，每次 10g，每日 2 次。

按：患者阴虚火动，波及督脉及足阳明经。故以白虎加人参汤去石膏加青蒿清阳明虚热，芍药甘草汤养阴护里加狗脊引入督脉滋补奇经。用大量仙鹤草，一为止血，二为降糖。

多年前，拜读王幸福老师著作，学得降糖灵验方及仙鹤草的用法，不断

地在临床中再实践再感悟。今奉上病案一则，请老师批正。（袁文思医案）

降糖专方合五苓散治疗小儿1型糖尿病

【验案】邵某，女，4岁半。

刻诊：患者1型糖尿病，4个月，人略虚胖，脉浮濡，舌淡苔白齿痕。

处方：生黄芪30g，白晒参10g，苍术6g，玄参6g，茯苓10g，白扁豆6g，苦瓜片10g，猪苓6g，怀山药15g，陈皮3g，天花粉6g，蓝布正6g，知母3g，生甘草6g，车前草10g。

按：蓝布正本身有降糖作用，同时偏凉可以反佐。

糖尿病治疗探讨

【验案】李某，男，63岁，西安美术学院教授，画家。2020年3月15日初诊。

病史：患者患2型糖尿病20余年，餐前血糖一直在10mmol/L以上；业余喜欢研究中医养生、经络等，因笃信中医，这些年到处找中医治疗，但疗效不理想，后经刘大夫引荐，前来王幸福老师处就诊。

刻诊：患者小便泡沫多，便秘，舌胖大苔白，脉浮滑。

处方：高血糖验方。白晒参15g，生白术60g，苍术15g，茯苓15g，生薏苡仁30g，白蔻仁10g，玉米须15g，黄连15g，苦瓜片15g，金荞麦15g，盐荔枝核15g，土鳖虫15g，川萆薢30g，天花粉20g，知母15g，怀牛膝10g，生大黄10g。15剂，水煎服，日3服。

复诊：患者服药期间，餐前血糖基本维持在6.1～7mmol/L；最近这十天停药了，加上生活不规律，有点反弹，平均在7.1～8mmol/L；另外，小便泡沫减少，便秘改善，总体疗效满意，希望再服中药巩固。效不更方，加消糖五味子饮加强疗效。

处方：白晒参15g，生白术60g，苍术15g，茯苓15g，生薏苡仁30g，白蔻仁10g，玉米须15g，黄连15g，苦瓜片15g，金荞麦15g，盐荔枝核15g，土鳖虫15g，川萆薢30g，天花粉20g，知母15g，怀牛膝10g，生大黄10g，青木香15g，炒僵蚕15g，红花6g，桑椹30g。7剂，水煎服。

张光按：此方为王幸福老师临床治疗糖尿病的基础方。

临床发现，糖尿病患者在患病初期，大多数人并不会出现“三多一少”的典型症状，而是以湿热为主，故此方以清利湿热为主。湿热日久，难免伤阴伤气，故酌加白晒参、知母、天花粉等补气养阴之品；患者另有小便泡沫多的症状，加专药川萆薢。此外，患者便秘严重，生白术用至 60g，如遇患者便溏，生白术改为炒白术为宜。

此方为基础方，临床根据患者实际症状，灵活加减药味与药量即可。

附 1：王幸福老师与患者对于糖尿病治疗探讨。

患者：我糖尿病快 20 年了，药服了不少，疗效一直不明显。在您这儿治疗一个月就发生了很大的变化。听您的建议，这段时间吃饭也不像以前那样忌口，饮食比较均衡，反而巩固的不错。以前不仅不敢吃，血糖还一直居高不下。后期希望通过治疗，能长期巩固到一个理想的状态。

老师：对你这个年龄的人来说，没必要追求 6.1mmol/L 的数值，能保持在 7～7.5mmol/L、不超过 8mmol/L 即可。

患者：现在这个状态我已经很满意了。之前从来没有控制得这么好。

最近因为疫情期间，不能出去，待着家里生活不规律，摄入的太多，导致血糖略有升高，后面我会注意。

按：老师对于糖尿病患者的饮食建议，并不要求太过忌口，通常只是强调主食不要吃得过多。中医治疗糖尿病与西医不同，西医通过注射药物来代替脏腑的功能，用进废退，久而久之，脏腑功能逐渐丧失，只能终身依赖药物；而中医则是通过药物的作用，实现人体各脏器的平衡，恢复脏器本身的功能。

附 2：王幸福老师与患者关于中医治病的趣谈。

方子调好，还未打印。

患者说：我最近左腿老是抽筋，特别是久坐和睡觉的时候，动不动就抽，在网上搜了一下，说是缺钙；买了不少补钙产品，服了也没作用。

听闻此话，老师对我说：方子合上芍药甘草汤。

我正准备调方，患者说：现在已经好了，不抽筋了。前两天发作频繁，特别难受。我就拿了一贴刘大夫给我的感冒贴，贴在大腿外侧，膏药能通络止通，说不定对腿抽筋有点用。结果出人意料，这几天再没有出现腿抽筋的情况了，神奇得很。

患者把裤腿撩上来，果然，左腿外侧大约“血海”穴的位置，贴着小小的一贴感冒贴。坐在一旁的刘大夫说：“中医确实很神奇，临床经常会有意料不到的效果。上次有个小孩来我诊所看病，小腿外侧被开水烫伤留下的瘢痕，我处方予颈椎贴，大概用了两盒，瘢痕就逐渐变淡、变平了，不仔细看基本看不出来。孩子的奶奶十分高兴，非要邀请我去他们农家乐吃饭。”

我说：“我这里也有患者反馈，本来想治疗颈椎病的，贴了几天膏药，没想到大便不成形得到了改善。还有的说，使用后腰变细了，听起来似乎不可思议，但确实是患者的真实反馈。”

刘老师说：“疼痛类、痉挛类疾病大都是经络不通导致的。中医所谓的‘痛则不通’，膏药通络，故能对腿抽筋起效；冷敷贴里有活血化瘀的中药成分，能消除瘢痕也不足为奇；至于改善大便，我想大概是经络通了，湿气得以祛除的原因。”

王老师说：“中医中药有很多我们未知的领域，临床经常是治疗主症的同时，顺带治好了其他的病。看似毫无关系，其实和中医的整体观念息息相关。中医把人看作一个整体，脏腑之间相生相克，无法截然分开，故这种情况并不少见。”

糖尿病验案一则

最近来看病的患者中糖尿病患者所占比例很高，每次王老师出诊，总能遇上几位。

糖尿病可归为中医学的“消渴”范畴，病机为气阴两虚；气虚责之于脾，与饮食直接相关；摄入过多，脾脏不能及时运化，久而久之则脾虚湿盛，痰浊瘀阻；阴虚主要责之于肾，对于中老年人来说，随着年龄的增长，肾阴逐渐亏耗，表现为烦热、口渴多饮等一派热象。

大多数人的观念里，患糖尿病的基本都是老年人。老年人身体功能下降，脾胃的运化功能减弱，加上肾阴的逐渐亏损，容易患上糖尿病；但临床发现，不止老年糖尿病患者很多，30 岁左右的年轻人也不少见；有的由于工作原因，外出应酬频繁，肥甘厚腻摄入过多，患上了糖尿病。还有的患者是 20 多岁的年轻妈妈，生产之前血糖并不高，生完孩子以后，血糖升高，可能与妊娠期及坐月子期间，营养补充太过有关。

【验案】卜某，男，30岁。2020年4月28日初诊。

病史：患者家人介绍，两年前发现患者消瘦得非常快，于是到医院检查，确诊为糖尿病。确诊后这两年主要是服用二甲双胍，但控制的不理想，体型一直在不断消瘦，口渴多尿、便干越来越严重。最近服用枸杞后，症状更严重了，经人介绍，前来寻求中医治疗。

刻诊：糖尿病病史两年，空腹血糖13～14mmol/L，餐后血糖23～26mmol/L；面容消瘦，眼窝深凹，口干，尿多，便干，疲乏，左寸浮滑关尺沉弱无力，舌淡红苔白齿痕有瘀点。

处方：糖尿病验方。白晒参10g，茯苓15g，苍术15g，生白术15g，草豆蔻10g，白豆蔻10g，苦瓜片20g，黄连10g，金荞麦15g，盐荔枝核16g，生薏苡仁15g，马齿苋15g，地骨皮30g，桑椹30g，炒僵蚕12g，红花6g，天花粉20g，麦冬15g，蓝布正15g。10剂，水煎服，日3服。

按：此患者症状表现为典型的"三多一少"，即多饮、多尿、多食，消瘦，临床多见于脾虚湿热证。原因可能在于患者一般都经过西医治疗，常年服药，一部分症状得到控制，而表现的不明显。

此患者病机为气阴两虚，舌苔两侧齿痕明显，口干，为虚中夹湿夹热；治则益气养阴利湿。生晒参益气，茯苓、苍术、白术健脾利湿；草豆蔻、白豆蔻芳香化湿；苦瓜片、黄连、金荞麦、盐荔枝核、生薏苡仁、马齿苋清热利湿；地骨皮、天花粉、麦冬养阴清热。虚久必瘀，从患者舌苔瘀点可知体内有瘀，故以小量红花祛瘀除热；桑椹、炒僵蚕为降糖专药，临床验证多例，降糖作用明显。

复诊：2020年5月12日。患者反馈口干、尿频、便秘皆有好转，空腹血糖降至11mmol/L。患者非常高兴，重拾信心，希望经过治疗，能达到痊愈。老师鼓励道：抓紧时间治，还是有希望痊愈的，平时注意少吃点面食和稀饭之类，多吃点肉，把身体补起来。

效不更方，继开10剂，加山茱萸、怀山药各30g培补肾阴。

张光按：总体来说，糖尿病除先天之外，致病因素主要是摄入营养过多，而运动少，代谢少所致，故糖尿病也被称为"富贵病"。临床有些患者并无明显症状，只是体检时发现血糖偏高，大部分患者表现为一派湿热。此患者症状是典型的"三多一少"，临床比较少见，但无论哪种证型，中医治疗的宗旨都是"对症下药"，抓住病因病机用药，才能取得好的疗效。

糖尿病患者要慎服枸杞。此案中老师问该患者为什么要服枸杞，患者在网上查到说枸杞能治疗糖尿病。老师说，现在市场上卖的枸杞，有不少是用糖水泡的，看着饱满红亮，咬在嘴里很甜，含糖量非常高，服后多是适得其反。患者听了，恍然大悟，说最近症状突然加重，一直不知道原因，没想到是服用枸杞引起的。在此提醒，望糖尿病患者注意。

柴胡加龙骨牡蛎汤治疗糖尿病脑梗死

【验案】女，75岁。

患者有高血压、糖尿病病史，脑梗死15年，活动不便，近半个月突然神志不清，怀疑有人迫害，打骂叫喊，夜间不睡，饮食正常，大便通畅，舌淡苔白。

处方：柴胡30g，黄芩15g，半夏15g，人参10g，桂枝20g，大黄12g，茯苓30g，茯神30g，珍珠母20g，龙骨、牡蛎各30g，桃仁30g，丹参40g，石菖蒲20g，郁金15g，远志20g，胆南星、礞石各30g，冰片1g。

按：这位患者没有舌苔变化，所以辨证起来心里没底。我就按师父的方证辨治，主方为柴胡加龙骨牡蛎汤，加活血化痰开窍的专药，效果挺不错，这是摒弃自己思路，完全按师父思路治病的尝试。(唱建远医案)

香砂养胃丸合三仙治疗糖尿病

【验案】患者，女，66岁。

患者有糖尿病，腹痛，治疗前血糖12.6mmol/L，服药28剂，现在血糖7.7mmol/L。

处方：陈皮15g，苍术15g，厚朴15g，半夏15g，藿香15g，草果6g，木香6g，砂仁6g，豆蔻仁6g，干姜6g，炒白术15g，党参15g，仙茅15g，淫羊藿15g，仙鹤草30g。(周厚田医案)

金匮肾气丸加专药治疗糖尿病

【验案】管某，男，36岁。2021年5月6日初诊。

刻诊：患者有高血糖，空腹16.3mmol/L，精子活力低，右关浮滑左弦细，舌胖大苔白厚腻。

处方：肉桂10g，制附子10g，鬼箭羽30g，密蒙花10g，木贼10g，熟地黄45g，怀山药30g，山茱萸60g，茯苓30g，泽泻15g，牡丹皮10g，天花粉30g，桑叶15g，桑椹15g，北五味子30g，黄连20g，玄参10g，苍术10g，苦瓜片15g，胡芦巴30g。15剂，每日1剂，水煎服。

按：胡芦巴有降糖作用。小檗碱具有一定的促使胰腺B细胞再生功能，葛根中的黄酮类物质也有一定效果。

施今墨治疗性欲低：女贞子、续断、仙茅、淫羊藿、巴戟天、胡芦巴、麝香、樟脑、没药。

金匮肾气丸治疗糖尿病

【验案】李某，男，45岁。2021年8月17日初诊。

刻诊：患者血糖高，空腹6.2mmol/L，半年来消瘦了20多斤，小便泡沫多，脉沉软舌淡苔白齿痕。

处方：制附子6g，肉桂6g，熟地黄45g，怀山药30g，茯苓30g，山茱萸30g，泽泻15g，菟丝子30g，牡丹皮10g，淫羊藿30g，土鳖虫10g，仙鹤草30g。

金匮肾气丸治疗糖尿病肾病

【验案】袁某，女，51岁。2021年8月5日初诊。

刻诊：患者小便不利，汗多，腹泻，呃逆，晨起咽干，右手脉象弦滑有力左弦细，舌淡苔白齿痕。

处方：怀牛膝30g，玉米须60g，车前草30g，茯苓30g，制附子6g，肉桂10g，牡丹皮10g，泽泻30g，生地黄30g，干姜10g，怀山药30g，山茱萸90g，生龙骨30g，刀豆30g，砂仁30g，五味子30g，生牡蛎30g，玄参30g。

糖尿病之尺肤潮热

糖尿病并发自主神经病变，出汗较多，尤其是上半身出汗多。另外，由于患者糖代谢障碍，导致自主神经功能紊乱、交感神经兴奋，使汗腺分泌增加，而出现皮肤潮湿、多汗。血糖高导致代谢率增高，也是多汗的原因之一。

糖尿病重症验案

【验案】侯某，男，60岁，高级教师。

病史：患者面黑憔悴，神情默默，身高175cm左右，确诊为糖尿病1年多，当前空腹血糖15.5mmol/L，原来体重75kg，现在不到50kg。患者情绪悲观失望，在妻子劝说下，寻求中医治疗。此病是典型的“消渴”，属于中消证。

刻诊：患者消瘦，舌淡红苔薄，脉沉弱无力。人乏困无力，无精神，记忆力下降，反应迟缓。能食每顿吃不饱，大便时有失禁。辨证为气阴两虚，火郁中焦。

处方：生黄芪150g，苍术30g，怀山药30g，玄参15g，仙鹤草50g，淫羊藿30g，黄连30g，石菖蒲15g，远志12g，葛根60g，翻白草30g，生甘草30g，鬼箭羽30g，陈皮10g，熟地黄30g。10剂，水煎服，日3次。

二诊：患者反馈已无强烈饥饿感，气力恢复少许，大便已无失禁现象，脉已转为浮濡，舌淡苔白。人明显有精神，情绪振奋，要求继续治疗。

上方黄连减为20g，续服20剂，诸症消失。体重恢复至60kg左右，血糖降到8.0mmol/L。上方继续，每2日服1剂，要求再服3个月，检查化验。

按：糖尿病属中医学消渴症，临床上已不多见，此患者无三消症。该案治疗起来无新意，无非按中医辨证，施方用药，只要对症，见效是很快的。

上方生黄芪、仙鹤草、淫羊藿、生甘草补气；怀山药、玄参、葛根、熟地黄滋阴；苍术健脾；黄连清热降低胃功能亢进；石菖蒲、远志开窍醒志；翻白草、鬼箭羽活血降糖；陈皮行气，防止大量黄芪补中壅塞。故病机相投，速见疗效。

治疗糖尿病一定要按中医辨证处理，切忌堆积具有降糖作用的中药治疗。

小建中汤治疗刮宫手术后腹痛

【验案】患者，女，49岁，湖南祁阳。

患者几年前因为月经不停做过刮宫手术，术后主刀医生曾问患者是否腹痛，患者答没有。一年后腹痛发作，患者才后知后觉是当时手术后遗留的问题，此后患者总是痛，痛到无法入睡，不想饮食。2020年来我这边治疗半月后不痛了，高兴回家，回到家一段时间后，告知我还是痛，白带多，下面湿热，患者本人又怕冷。

我按老师的少腹逐瘀汤开给她，前后喝了10剂，白带好了，但仍然湿热。期间又开了红藤、芍药类活血化瘀药，反反复复，到了2020年底，患者极为痛苦，便再来治疗，经治疗后又不痛了，患者自述回到湖南三天后又开始痛，到了2021年5月份再次来治疗。

这次最严重，患者经常痛得晚上睡不着，痛的时候全身发汗，没有力气，痛的部位是前面左侧小腹靠近腹股沟处疼痛与腹部里面连到八髎处疼痛，只要敲八髎就会连着腹部里面疼痛。经多天治疗患者好转。

师父：前些天我开过膈下逐瘀汤，患者大便很多。前些天，患者在痛的时候会想拉大便，总是想跑厕所，但每次只拉一小点。去年停经，但中间又来过一点点，像是出不来，肚子还很痛。患者自述每次痛时感觉压着肛门，就想拉大便，腹胀，但又不下来，过后下气，腹痛消失。

这个病首先要考虑从“久病从瘀，久病从虚”角度去治。病了这么长时间，如果是急症，早轮不到中医治了。当前主症是少腹疼痛，可以排除是热证。尽管没有提供脉象，从舌象就可以看出来。首先舌苔是干净的，舌质不是胖大的。可以排除湿热下注。这样的舌象在久病之后多数是偏虚的。

既然是少腹疼痛，那就首先解决这个问题。小建中汤是最合适的，一可以缓中补虚，二可以活血通瘀。小建中汤可以加大量鸡矢藤，疏肝解郁止痛。同时要求医者提供更详细的资料，尤其是西医的检查，首先要排除肠梗阻、恶性肿瘤一类，除此之外就是子宫肌瘤一类。按照疼痛的性质和现状来看，子宫腺肌症的可能性最大。

小建中汤解决各种剧烈的腹痛是不二之选。我给出的第二步方子是治子宫腺肌症的经验方：穿山甲、三七粉、当归、三棱、莪术、肉桂各等分，打粉炼蜜为丸。每丸 9g，每日 3 次。15 天一个疗程，先吃 3 个疗程。

患者吃完小建中汤以后不痛了，以后就用这个方子。

【小贴士】

人流术后腹痛

人流术后腹痛临床较为多见。由于“人流术”易损伤胞脉伤及气血造成气血亏虚，运行不畅进而瘀阻胞宫不通则痛。而《金匮要略·血痹虚劳病脉证并治第六》载：“虚劳里急，悸，衄，腹中痛，梦失精，四肢酸痛，手足烦热，咽干口燥，小建中汤主之。”《金匮要略·妇人杂病脉证并治第二十二》中也载：“妇人腹中痛小建中汤主之。”小建中汤具有温中补虚缓急止痛之效，再酌加延胡索、蒲黄以增强化瘀通经止痛之力。每用治“人流术”后腹痛者，屡屡收效。

“三高”的中医临床治疗

现在临床上“三高”疾病非常普遍。王幸福老师曾说，“三高”属慢性消耗性疾病，应该归于中医调理和治疗，但是古代中医理论体系里没有完备的解读和治疗方案。如何研究和应用中医中药调理和治疗“三高”疾病，值得中医人认真思考。在王幸福老师的启发和指导下，我注重临床思考和总结，将之前发表的几篇相关的文章做一分享。

一、妊娠高血压

【验案】患者，女，36岁，身高160cm，体重70kg。

患者2013年怀一胎时患妊娠高血压病，七个多月剖腹产，产后一直有蛋白尿，服中药治愈。体重由孕前50kg左右到产后65kg以上，一直降不下来，平时饭量不大，月经较为正常，有时经量较多，睡眠质量较差，头发掉得厉害。2016年想生二胎，宫外孕，经西医保守治疗好了。现在还是想生第二胎，非常担心又发生妊娠高血压。患者丈夫学西医，对妊娠高血压没特别办法预防，希望通过中医调理，看到医生帖子特来求诊。

妊娠高血压以肾性高血压为多，因为肾供血不足导致肾分泌血管紧张素过多，引起高血压症状。患者蛋白尿也是肾小管对血蛋白的重吸收功能不足导致的，归根到底还是肾虚、肾供血不足。所以只要注意温补脾肾改善气血的供应，就可以预防妊娠高血压的出现。患者脱发是供血不足引起的，舌头胖大，淡嫩，都是脾虚、肾虚，气血不足的表现。妊娠更会加重心肾的负担，肾供血不足就自然而然地引起肾性高血压了。处方让其调理一段时间，调理得当是有继续生育可能的。

处方：党参15g，黄芪30g，茯苓20g，白术20g，炙甘草10g，陈皮15g，川芎15g，白芍20g，当归20g，熟地黄20g，杜仲30g，防风20g，仙鹤草30g，制附子15g，桂枝20g，肉桂15g，干姜15g，大枣5个，生姜3片。10剂，水煎服，每日1剂。平常坚持服用香砂六君子丸健脾、桂附地黄丸温肾。

按：该案如果完全按纯中医的理论体系可能就会束手无策，因为中医理论体系根本没有妊娠高血压的概念。中医要想生存，必须与时俱进，学习和接受现代的科学理论。中医治疗的根本在于恢复人体的脏腑功能，改善偏差的体质。要想把以上两个治疗方针落实好，就必须学习和借鉴现代的生理和解剖知识，清晰地了解人体的生理功能，在临床中遣方用药就能做到有的放矢、有效提高临床疗效。

现在的中医教科书对于高血压的治疗，主要理论认为是肝阳上亢引起的，要敛肝清热、重镇潜阳，用牡蛎、决明子、钩藤、黄连等。我学习了西医的生理学，发现针对高血压的病因病机的概括存在的不足，忽略了生理功能不足导致病理表现的重要一项，肾虚肾寒、肾供血不足引起肾分泌过多血管紧张素所导致的高血压症状。了解肾虚肾寒、肾供血不足会分泌过多的血管紧张素，引起高血压的症状，也就弄清楚了杜仲、桑寄生等补肾的药物能够有效降血压的原因所在。所以，要想在临床上有确切的疗效就不能完全迷信教科书，还应该有一套自己摸索总结的东西。

二、高血压

【验案】张某，男，46岁。7月12日初诊。

病史：患者患有高血压，服用三种药物降压，效果不理想，同时担心药物的毒副作用伤肝伤肾，寻求中药调理。

刻诊：患者舌头淡白胖大，脉沉细，胃口一般，多汗，畏寒怕冷，腰酸，早泄，夜尿频繁、量少，高血压未服药前是180/130mmHg。

患者属于阳虚寒湿体质，肾阳虚导致腰酸、早泄、尿频。高血压也与肾寒肾阳虚息息相关，肾分泌血管紧张素调节全身的血压，如果肾寒肾虚自身的供血不足就会过度分泌血管紧张素调节血压，改善肾脏的供血，结果会引起全身的血管紧张、血压升高，从而产生高血压。肾虚肾寒的症状没有改善，血管紧张素就会持续不断地保持高水平，从而形成高血压“病”。一些降压药是通过扩张血管来显示血压下降了，其实身体状况依然如故、毫无改善，而且长期服用有一定的毒副作用。中药降血压是通过温补肝肾，改善肾脏的供血，使肾脏分泌血管紧张素的水平恢复正常，从而有效地缓解血管的过度紧张和收缩，达到降低血压的目的。实践证明一些补肾的药物如杜仲、桑寄生、车前子等都有降血压的作用，其药学机制就在于此。

治则：温补肝肾，改善供血。

处方：杜仲30g，制附子15g，桂枝20g，干姜15g，炙黄芪20g，茯苓15g，白术15g，陈皮15g，补骨脂20g，狗脊20g，川芎10g，丹参20g，白芍20g，艾叶5g，天麻15g。7剂，水煎服。

同时停止服用降压药，服用杜仲降压片、五子衍宗丸。

7月20日早上患者反馈：血压130/92mmHg，心率每分钟77次，腰酸、尿频、早泄、多汗、畏寒怕冷等症状改善。比较满意，继续服用中药温肾降压。

按：高血压也分虚寒和实热，以上是肝肾虚寒导致血管紧张素过度分泌引起的高血压，治疗是通过温补肝肾，改善供血。

还有一种是湿热、痰浊、肝阳上亢引起的高血压，表现为面红耳赤、口干口苦，伴随高血脂、高血糖、高血压等，治疗是通过清热泻火、化痰降脂、活血化瘀等。高血压是一种危险性较高的疾病，平常不注意预防和保养，容易引起中风、脑梗导致半身不遂、偏瘫等。心脑血管病与癌症等疾病一样是危害人类健康的重大疾病，每个单位、每个家庭都牵涉其中，心脑血管病有“一人发病，全家发疯”的说法，所以，如何通过中医中药正确调理和预防，值得大家深思和重视。

三、高血糖、高血脂与阴虚燥热体质

【验案】男，38岁。

病史：患者口腔溃疡，口干口苦，小便黄，便秘，未服用降糖药，空腹血糖11mmol/L左右，面部痤疮，舌头红有裂纹，舌苔白腻，脉浮数。辨证属肝胆郁热，肾水不足形成阴虚燥热的体质。治则敛肝补肾、清热滋阴润燥。

处方：黄芩20g，黄连15g，金银花20g，连翘30g，生石膏30g，知母20g，白芍药30g，熟地黄20g，生地黄20g，乌梅20g，牡蛎粉30g，天花粉30g，茵陈30g，补骨脂30g，干姜5g，肉桂5g，生姜（切片）1块。7剂。

按：关于中医的阴虚燥热如何用现代的医学理论来解释，以及阴虚燥热与高血糖、高血脂的关系，我也看了不少书籍，但都没有具体、系统的说法。自己研究总结了以下几点。

第一，阴虚就是津液不足。造成津液不足的原因与人体细胞内的一种白蛋白有关，它负责调解细胞吸收水分或者排出水分。如果该白蛋白不足或者功能紊乱，细胞无法正常吸收储存水分就会出现阴虚状态、津液不足；如果细胞不能正常排出水分就会造成水肿。天花粉滋阴润燥治疗消渴口干，现代药理研究发现其富含白蛋白，同时还有降低血糖的作用。鲤鱼加黄芪煮汤治疗腹水水肿也是与它富含白蛋白有关。

第二，阴虚与肝胆有关。阴虚燥热体质的人都伴有口干口苦的症状，而我临床研究发现口干口苦都是胆囊炎、胆结石、胆壁粗糙等出现胆汁分泌排泄不畅造成的。而胰腺与肝胆相邻，胰岛素的排泄也是与胆汁一样通过胆总管，如果胆总管堵塞就会造成胰岛素和胆汁的排泄不畅，从而引起胰岛素和胆汁、胆盐的缺乏，进一步导致高血脂和高血糖。伴有口干口苦的胆囊疾病会引起高血脂、高血糖，所以，对于口干口苦的症状不可等闲视之，应该及时检查和调理，免得引起连锁反应。胆汁和胰岛素都属于津液，胆汁和胰岛素分泌、排泄不畅，会导致津液不足，阴虚燥热。中医用乌梅、白芍、茵陈等敛肝滋阴，其实就是促进胆汁、胰岛素等消化液的生成和分泌。中医所谓的肝胆郁热、胃阴不足，就是肝胆功能不畅导致的胆汁、胰岛素等消化液形成和分泌排泄不足。糖尿病患者的多饮、多食都与此有因果关系。胆总管堵

塞不畅导致肝胆郁热引起消渴、多饮；胃阴不足引起消谷善饥、多食。高血糖、高血脂、阴虚燥热体质与口干口苦、肝胆疾病息息相关。

第三，阴虚与肾小管对人体水分的重吸收能力有关。当水分经过肾脏的时候，肾小管将毒废物质过滤分解，通过尿液排出体外；无毒无害的水分重吸收，重新进入血液循环。如果肾虚肾寒，肾小管对正常水分不能有效的重吸收，就会造成津液的流失，出现多尿，从而形成阴虚、津液不足的状况。糖尿病患者的多尿，就是肾寒肾虚导致肾小管的重吸收功能不畅引起的。糖尿病患者的多饮、多食是“上热”，多尿是“下寒”。调理糖尿病、阴虚燥热体质，要清上温下，不能一味苦寒直折。这也是在调理阴虚燥热的方子里要加上干姜、肉桂、补骨脂等温肾的药物的原因，古人说在大量寒凉药里加少量辛温药叫“反佐”，其实是清上不忘温下而已。清楚了引起阴虚燥热体质的脏腑功能方面的原因，对调理高血糖、高血脂疾病群体有非常重要的现实意义，所以，掌握恢复脏腑功能和调理偏差体质两个根本大法，针对一些棘手的慢性病还是可以有所作为的。（黄锦凌）

治疗高脂血症验方

处方：杭菊花20g，全当归15g，赤芍15g，正川芎10g，蔓荆子10g，薏苡仁30g，藏红花10g，紫丹参15g，天麻20g，蜈蚣1条，制何首乌15g，泽泻20g，怀牛膝15g，太子参15g，石菖蒲10g，葛根20g，炒山楂30g。

疗效：患者甘油三酯19.98mmol/L，吃了7剂中药（加减药量），现降到4.1mmol/L，疗效显著。（胡德禹医案）

五苓散合泽泻汤治疗高血脂、蛋白尿

【验案】申某，男，52岁。2021年7月13日初诊。

刻诊：患者血脂高，尿蛋白，脉弦滑，舌淡苔白水滑。

处方：猪苓15g，茯神30g，豨莶草30g，骨碎补30g，泽泻45g，肉桂10g，生白术30g，金雀根30g。30剂，水煎服，每日1剂。

龙胆泻肝汤治疗痛风脚肿

【验案】吴某，男，47岁。

患者右足面红肿热痛两天，不能行走，乘车需人搀扶进来，服药止痛无效，静脉滴注抗生素治疗越来越重，无奈经朋友介绍要求中医治疗。

刻诊：患者中等个子，略胖，有痛风病史，尿酸高，前两天连续喝酒造成右足面突然红肿疼痛，不能着地，脉弦滑数，舌淡苔白略腻，饮食二便基本正常，平时有痔疮。辨证为湿热下注，热毒痈积。诊断为中医丹毒。

处方：龙胆泻肝汤合五味消毒饮加减。龙胆草 18g，车前子 20g，川木通 10g，黄芩 15g，栀子 12g，当归 15g，生地黄 30g，泽泻 30g，柴胡 12g，生甘草 30g，怀牛膝 10g，赤小豆 60g，卷柏 15g，丹参 30g，炙乳香、炙没药各 10g，蒲公英 30g，野菊花 30g，忍冬藤 30g。7 剂，水煎服，日 3 次。

随访：患者服药 2 天后肿消痛止，7 剂后痊愈。

按：中医对丹毒，西医亦称为淋巴管发炎的治疗一般采取清热解毒的方法处理，我的经验是用龙胆泻肝汤清利湿热，五味消毒饮消毒散结。此案加活络效灵丹止痛，卷柏治痔，赤小豆消水利肿。方证对应，效如桴鼓。

当归拈痛汤治疗痛风脚痛

【验案】患者，男，75 岁。

患者痛风发作几天了，左脚痛后右脚痛，发热 38.5℃，小便深黄色，大便每日 1 次，质不硬。诊断为湿热痹痛，用当归拈痛汤加减，2 天治愈。

处方：当归 8g，葛根 8g，党参 8g，苍术 15g，升麻 8g，苦参 8g，泽泻 20g，白术 20g，知母 9g，防风 9g，羌活 10g，黄芩 10g，猪苓 10g，甘草 10g，茵陈 10g，怀牛膝 30g，红花 9g，百合 10g，车前子 30g，土茯苓 50g，草果 10g，泽泻 20g，熟地黄 20g。

胡德禹之痛风外洗方：大黄 60g，山慈菇 30g，土茯苓 60g，芒硝 20g，人工冰片 2g。（温卫安医案）

治疗全身多发脂肪瘤

处方：制南星 15g，芒硝 15g，陈皮 60g，白茯苓 80g，法半夏 80g，苍术 50g，炒薏苡仁 80g，僵蚕 60g，枳实 50g，白芥子 15g，厚朴 50g。全部打粉，搅拌均匀，每次 6g，每日 2 次，热水冲服。服用 2～3 个月，服药期间注意忌口辛辣、海鲜、寒凉、鱼、酒、肥甘厚腻食物，动物内脏。月经期间，感冒期间停服。（胡德禹医案）

按：大量食用或每天食用海带也有利于治疗脂肪瘤。

魏庆富按：可以服用白芥子、莱菔子。

陈智敏按：十六味流气饮合麻辛附子汤加减。

巩和平按：这是脂肪瘤特效药方。

许斌按：本病治疗也可以用粗火针（最好用电火针，可以掌握深浅）扎破囊壁，把内容物挤出来即可。不怕痛身体好的人可以这样做，但要确诊是脂肪瘤才行。我治疗过一位鸡眼患者，电火针定位，一针搞定，扎完一会儿就不痛了，踮脚进来平步出门。

四君子汤、阳和汤、消瘰丸合用治疗脂肪瘤

【验案】储某，女，33岁。2021年8月17日初诊。

刻诊：患者面部、颈部脂肪瘤，月经量少色暗，白带多稀发黄，眠差入睡难，便秘，舌尖红苔薄水滑，脉浮软。

处方：陈皮15g，茯苓30g，生白术15g，玄参15g，生甘草10g，积雪草30g，生牡蛎30g，浙贝母20g，仙鹤草30g，生麻黄3g，郁金10g，香附10g，败酱草30g，熟地黄30g，鹿角霜10g，鸡血藤30g，马鞭草15g。

消瘰丸合三子养亲汤治疗痰核

【验案】储某，女，33岁。2021年8月5日初诊。与上案为同一患者。

刻诊：患者打完（新冠）疫苗后脸部两颊出现痰核，颈部甲状腺淋巴结节，月经量少色暗，白带多稀发黄，眠差入睡难，便秘，舌尖红苔薄水滑，脉浮软。

处方：玄参15g，浙贝母30g，生牡蛎30g，猫爪草15g，积雪草30g，生白术15g，生甘草15g，白芍15g，怀山药30g，柴胡6g，苍术10g，陈皮10g，仙鹤草30g，车前草20g，炒莱菔子15g，炒紫苏子10g，白芥子10g。

五苓散合理中汤治疗干燥综合征

【验案】王某，女，28岁。2021年6月14日初诊。

刻诊：患者咽干，鼻炎，月经量少，腹泻，阴中干涩，舌淡苔白齿痕，双关浮濡。

处方：太子参30g，茯神30g，苍术20g，麸炒白术15g，猪苓15g，泽泻15g，肉桂10g，干姜20g，菟丝子30g，阿胶20g，车前草20g，羊红膻10g，紫苏10g，黄连10g，益母草30g。10剂，水煎服，每日1剂。

按：此案很多医生按干燥综合征处理，结果越治越重。

患者三大主症：口干咽干，腹泻，经少阴干，要围绕这三症用药。舌淡苔白齿痕，用五苓散（津不上承）合理中汤（温中止泻）。经少阴干用菟丝子、羊红膻、阿胶、益母草补充雌激素。阿胶同时有止利作用，益母草同时有活

血利水作用。黄连少量有反佐作用，车前草利水止泻。苍术、炒白术健脾止泻，不用生白术，防腹泻加重。

黄煌教授经验，小柴胡汤治疗干燥综合征常有两种加味法，见于两种不同类型的体质患者中，需要鉴别。最多见的是阴虚体质，在口鼻眼干的情况下伴见患者形体偏瘦，肤白唇红，口渴喜饮，舌红少苔，腿抽筋，大便干结者，此时可在小柴胡汤的基础上加入白芍、枸杞子、天花粉、生地黄、麦冬等养阴药。还有一种脾虚型干燥综合征患者，表现为脸色暗黄，缺少红光，唇舌暗淡，舌体胖大有齿痕，大便稀等，此时不能仅根据患者口鼻眼干而一味地使用滋阴药，需在小柴胡汤的基础上合用五苓散等以健脾利湿治疗。

外台茯苓饮合茵陈五苓散加减治疗干燥综合征

【验案】程某，女，65岁。2021年7月13日初诊。

刻诊：患者左眼疼，下眼睑跳动，眼干，口干涩，眠差易醒，手脚疼，流鼻血，火大，晚上尿频，便秘，手骨节变形，风湿性关节炎，腿抽筋，牙龈肿，便干，舌淡红，苔薄，舌缨线，脉浮弦，右弦细。

处方：金雀根5g，虎杖根5g，岗稔根5g，茯神30g，太子参15g，生白术45g，生姜6片，陈皮10g，枳壳30g，茵陈30g，猪苓15g，泽泻30g，肉桂10g，麦冬30g，生地黄60g，川楝子10g，当归12g，枸杞子15g，南沙参30g，砂仁15g，制龟板20g，炒莱菔子15g，木瓜20g。15剂，水煎服，每日1剂。

史氏风湿方、五苓散、泽泻汤合用治疗脑出血、类风湿

【验案】韦某，女，61岁。2021年9月2日初诊。

刻诊：患者有高血压、高血糖、脑出血中风史，类风湿，晨僵，腿肿，烘热，出汗，左寸浮滑关尺不定，舌胖大齿痕苔略厚。

处方：秦艽10g，防己30g，生黄芪180g，青风藤15g，桃仁10g，红花10g，泽兰30g，益母草30g，海风藤15g，地龙10g，怀牛膝30g，生甘草6g，猪苓30g，肉桂10g，生白术30g，泽泻45g，穿山甲（代）6g，茯神45g，车前子20g，代赭石30g，杜仲30g，生牡蛎30g，生龙骨30g，山茱萸60g。20剂，水煎服，每日1剂。

【小贴士】

史氏治疗类风湿专方

主方：黄芪200g，秦艽20g，防己15g，红花15g，桃仁15g，青风藤20g，海风藤20g，地龙15g，桂枝15g，牛膝15g，甲珠15g，白芷15g，白鲜皮15g，甘草15g。

张博按：青风藤、海风藤本为治疗风寒湿痹常用药，但根据陕西名医张效科经验，此类药有搜剔祛风之良效。重用泽泻，取泽泻汤之意，益母草可降压，又可利下肢水肿，山茱萸重用止汗，龙骨、牡蛎收敛，降压，利水，止汗，安神。代赭石可降压，桃仁、红花、益母草、泽兰、地龙、牛膝活血，茯神也是一药两用，可健脾利水，又安神。

许斌按：我用乌梢蛇30g，蜈蚣15g，土鳖虫15g代替炮甲珠（印会河，朱良春的用药经验）。

第10章 脊柱、四肢疾病医案

四逆散、当归活血汤、四味健步汤、活络效灵丹合用治疗腰腿疼

【验案】刘某，男，76岁。2021年5月10日初诊。

刻诊：患者心梗病史，腰椎增生，左腿痛，手脚冰凉，脉寸弱关尺，弦滑不齐，舌淡红苔白中裂纹。

处方：四逆散、当归活血汤、四味健步汤、活络效灵丹合用。柴胡10g，枳壳10g，白芍10g，生甘草10g，丹参30g，川芎15g，玉竹15g，威灵仙15g，怀牛膝15g，石斛30g，当归15g，生黄芪45g，制乳香10g，制没药10g。5剂，水煎服，每日1剂。

按：四逆散、当归活血汤、四味健步汤、活络效灵丹合用，手脚冰凉，四逆散调气机；当归活血汤治气血凝滞之腰痛；四味健步汤治疗腿脚不利，加乳香，没药止痛；舌中裂纹，玉竹滋阴。

患者76岁，气阴两虚正常。脉有结代，舌苔胖大水滑，兼有裂纹不按阴虚对待。舌质大胖，舌苔干燥有裂纹，要考虑到有阴虚问题。看裂纹是不是阴虚所造成的，关键看舌质的干湿。舌质胖大，水湿滑润就不是阴虚；舌质干燥，舌质胖大舌苔干燥，中间裂纹不管多少都属阴虚。

治疗过一位渐冻症患者，当时舌苔大部分都剥脱。我并没有用滋阴的药，而是用的五苓散。半个月以后就开始好转，舌苔慢慢长上来。

何：很多西医ICU的医生粗略评估患者血容量也是师父这个思路。

程：舌体大、舌苔满布、黄厚腻苔干燥，裂纹中间也是黄厚腻舌苔偏干燥，能理解成除了有湿热，还有阴虚，是吗?

师：重点不在滋阴，在清热化积。

复诊处方：千金续命汤合五苓散加减。生麻黄20g，桂枝15g，苦杏仁10g，生甘草10g，细生晒参20g，当归15g，猪苓15g，生黄芪60g，茯神

30g，泽泻 20g，厚朴 10g，生白术 30g，陈皮 10g，淫羊藿 30g，鹿茸 5g，怀山药 30g，五味子 30g，路路通 10g，烫狗脊 15g，杜仲 30g，续断 15g，柴葛根 15g，鸡血藤 30g。30 剂，水煎服，每日 1 剂。

麻黄附子细辛汤合独活寄生汤治疗下肢寒冷

【验案】姚某，女，44 岁。2020 年 8 月 24 日初诊。

病史：患者五年前在三江农场承包稻田地，三月初做种地前准备，不小心右腿掉进带有冰水的小沟渠，因急于把活干完，未能及时换掉湿裤子，三小时后完工才脱掉。从此右腿寒如冰身寒怕冷，右腿颜色青紫，一年四季穿棉袜子带护膝，春夏秋冬睡电褥子不觉得热，不敢食寒凉。

刻诊：患者舌质暗苔白腻，左侧有瘀斑，舌下络脉怒张。大便溏泄。

处方：麻黄附子细辛汤合独活寄生汤加减。桂枝 45g，炙甘草 30g，生姜 45g，大枣 12 枚，麻黄（先煎去沫）30g，细辛 18g，黑附子 25g，独活 45g，羌活 45g，桑寄生 12g，杜仲 15g，牛膝 15g，茯苓 15g，肉桂（出锅前五分钟下）6g，川芎 12g，党参 15g，当归 10g，地黄 15g，防风 12g，白芷 12g。7 剂。

嘱患者因细辛量过大，煎药过程不盖锅盖使药性挥发减低毒性。患者大便溏泄，独活寄生汤去掉秦艽换羌活，羌活解表散寒祛风祛湿止痛。

随访：患者服完第 7 剂药后感觉身上不那么凉了，腿也不痛了；服完第 10 剂药的时候全身开始出汗，晚上睡觉不用盖被了，穿裙子腿也不痛了；服完第 18 剂药的时候小腿瘀堵的血管不再是青紫色了，瘀堵的地方也不麻木了，舌下的青筋也没有了。9 月 12 日入秋之际，患者尚未穿线裤，脚上穿薄丝袜也不觉得冷了；月经期腰不痛了，乳房也不胀痛了，睡觉也不用找热炕头了；身暖心宽也有心情打扮自己了，表示万分感谢。（王洪风医案）

强直性脊柱炎临床治验三则

强直性脊柱炎是脊椎慢性进行性炎症，属于风湿免疫科疾病。症状表现为腰背疼痛、关节痛、晨起或久坐起立时腰部发僵明显，活动后减轻。伴有乏力、消瘦、气短、贫血等症状，长期发展可引起驼背。强直性脊柱炎病变多由骶髂关节开始，逐渐向上侵犯腰椎、胸椎及颈椎，长期发展可引起驼背、畸形等。还会累及多种内脏，心脏病变多为主动脉瓣关闭不全。肺部病变为肺上叶慢性进行性纤维化等。

中医将强直性脊柱炎称为龟背风、竹节风，该疾病已有两千多年历史，属于一种古老的疾病。强直性脊柱炎主要累及后背脊柱部位，而脊柱乃督脉经络循行所在。中医学理论认为督脉主一身之阳气，因患者肝肾亏虚或痰浊、瘀血互结，又受外感寒湿之邪，易导致督脉精血亏虚，致使阳气不能温养脊柱关节，从而引起一系列的临床症状。下面是王幸福老师的三则典型医案。

【验案 1】赵某，女，48 岁，青海人。2012 年 4 月 15 日初诊。

病史：患强直性脊柱炎十余年，经西医久治不愈，后期又吃了一段时间中药，疼痛症状不减，认为无效，慕名转诊于余。

刻诊：患者身高约 165cm，不胖，面略暗黑，脊柱强直，不能弯腰，颈椎疼痛拘急，不能左右转动，一副痛苦不堪的面容。双关脉浮滑濡，尺不足，舌淡苔白。饮食一般，月经已绝，二便基本正常。现要求治疗强直性脊柱炎，怕以后残废不能自理。中医诊断为骨痹尫痹痛痹综合征。治则补肾通督，活血镇痛。

处方：当归 30g，丹参 30g，鸡血藤 30g，香附 18g，羌活 30g，独活 30g，威灵仙 20g，忍冬藤 60g，老鹳草 30g，怀牛膝 15g，制乳香、制没药各 10g，杜仲 30g，续断 15g，骨碎补 30g，金毛狗脊 30g，桑寄生 18g，生地黄 30g，杭白芍 30g，生甘草 10g。15 剂，水煎服，日 2 次。同时服补肾通督胶囊（紫河车、鹿角胶、龟甲胶、阿胶、三七、黄芪）。

二诊：5 月 20 日，患者反馈服药效果不明显，颈椎脊骨痛得更严重了，脉浮濡，舌淡苔白，余症同前。我曰：此乃好现象，药轻病重。于是在前方基础上加重祛风镇痛药续服 10 剂。

处方：当归 30g，丹参 30g，鸡血藤 30g，香附 30g，羌活、独活各 30g，威灵仙 30g，葛根 60g，麻黄 10g，怀牛膝 15g，制乳香、制没药各 10g，杜仲 30g，续断 30g，骨碎补 30g，金毛狗脊 30g，桑寄生 30g，杭白芍 50g，生地黄、熟地黄各 30g，生甘草 10g，秦艽 10g，细辛 6g，全蝎 6g，蜈蚣 2 条，生姜 6 片，大枣 3 枚。

三诊：5 月 30 日，患者一进门笑逐颜开，兴奋地告诉我，这次药真灵，服完不痛了，比上次的药强。我笑曰：你只知其一，不知其二。服药和吃饭一样，你吃三个馒头吃饱了，你能说我只吃第三个馒头就饱了，不吃前两个馒头能行吗？由于前 15 剂药垫底了，病情改变才会从量变到质变，才有今天的结果。患者听后莞尔一笑，点头称是。

随后嘱之，此病治之非易，冰冻三尺，非一日之寒。得病如山倒，去病如抽丝。要想治好此病，短则三个月，长则需半年一载。患者说我知道，我有思想准备。

于是我将二诊方，又服5剂以巩固镇痛成果，而后转第一诊方续服2个月，后追访诸症平息，化验正常，基本达到痊愈。最后以第一诊方为基础制作蜜丸，坚持服半年善后。

后来随访，患者一切正常，不仅能操持家务，还能参加娱乐锻炼。

按：此是我多年治疗强直性脊柱炎病例中的一例，其治疗大法就是补肾填精，通督强腰，活血通瘀，祛风镇痛。强直性脊柱炎是一种慢性、进行性疾病，主要侵犯骶髂关节、脊柱骨突、脊柱旁软组织及外周关节，并可伴发关节外表现，严重者可发生脊柱畸形和关节强直。

此病发病隐袭，患者逐渐出现腰背部或骶髂部疼痛和发僵，半夜痛醒，翻身困难，晨起或久坐后起立时腰部发僵明显，但活动后减轻。疾病早期疼痛多在一侧，呈间断性，数月后疼痛多在双侧，呈持续性。随病情进展由腰椎向胸、颈部脊椎发展，则出现相应部位疼痛、活动受限或脊柱畸形，致残率很高。

此病治疗起来很麻烦，时间长，见效慢，西医多以免疫抑制剂、细胞毒性药物治疗；由于疗程长，药物的毒副作用反应很难控制，并且费用很高，同时，疗效并不理想。中医对该病一般按痹证进行治疗，祛风、散寒、除湿、活血、化痰，但效果并不太理想。

我早年治疗此病也没有经验，后学习了大量的名老中医治疗此病的经验，又参考了焦树德老教授的著作，并按照焦老的经验思路，采用益肾补督的治法和常用处方着手治疗患者，疗效明显提高。

经过多年的经验积累和思索，我认为治疗此病，要注意两点：一是在补肾通督的前提下，用药要狠且重；二是长期守方，以时间换空间，取得数量到质量的变化。坚持扶正，祛邪为辅，切忌三天打鱼两天晒网，来回变方似的治疗方法。只有树立咬定青山不放松，长期打持久战的思想，才能治好此病。

【验案2】赵某，男，25岁，河南商丘人。

病史：患者5年前患强直性脊柱炎，期间不断遍访各地名医，服过中药不计其数，仍不见好转，自感越治越重。偶听旁人介绍，并多次研读我在网上的医案，通过网络联系求治。然因我未见该患者，不知其强直严重程度如何，也不知其脉象和舌质，并缺乏其他诊断资料，无法辨证下药，故要求其前来面诊。

刻诊：该患者如约而至，一进门，只见两家人相搀，瘦羸嶙峋，皮包骨立，弱不禁风，亦步亦趋，撑拐而行，旁人松手间几欲仆倒。其病重之势，远出我预料之外，吾心甚是痛之，如此大好年华，竟患此重疾也。

此人身峭力弱，面如菜色，行动间喘息不定，龟背直行，浑身疼痛，脉弦浮濡，舌胖苔白，食欲差，易感冒，大便稀溏，小便清白，双下肢无力。

患者哭诉自患病以来，寻医数载，竟越治越重，令其已没有再治之心，今抱一线希望求诊于我，如无回天之力今生不再求治。吾心甚惜，告知不必灰心丧气，病虽重仍可救，即使不可痊愈，也可缓之，不再加重。辨证为五脏俱虚，肺脾肾尤甚，须慢慢调之，不可操之过急。治宜扶脾益肾填精，兼顾祛风镇痛。

处方：生黄芪 150g，淡全蝎 30g，蜈蚣 3 条，鹿角胶 10g，鸡血藤 100g，穿破石 45g，杜仲 30g，补骨脂 30g，菟丝子 30g，骨碎补 30g，怀牛膝 15g，川牛膝 15g，麻黄 15g，狗脊 30g，土鳖虫 30g，制乳香、制没药各 10g，威灵仙 30g，熟地黄 60g，羌活 10g，独活 30g，秦艽 10g，白芍 30g，怀山药 30g，炒白术 30g，甘草 15g，生姜 6 片，大枣 3 枚。30 剂，每日 1 剂，慢火水煎，日分多次少量服下。

此服用方法尤为重要。同时配服补肾通督胶囊（紫河车、鹿角胶、龟甲胶、高丽参、东阿胶、血蝎等）。

复诊：次月患者自行挪步前来，一见面就高兴地报告服药 10 剂左右，浑身就像蚂蚁爬，背部像有东西拱，痛得更严重；25 剂之后诸症大减，也有劲了，身上也不那么痛了，僵硬也缓解多了，比以前能吃了，也不腹泻了。观其面色，已有红润，精气神已显现。患者心急要求再下重药，以求速效。

我笑答急不得。俗话说：病来如山倒，病去如抽丝。此等重病，还是要假以时日，慢慢来。效不更方，原方加减。

处方：生黄芪 200g，淡全蝎 20g，蜈蚣 3 条，鹿角胶 15g，龟甲胶 15g，鸡血藤 60g，穿破石 45g，杜仲 30g，补骨脂 30g，菟丝子 30g，土鳖虫 20g，制乳香、制没药各 10g，羌活 10g，骨碎补 30g，怀牛膝 15g，川牛膝 15g，威灵仙 30g，生地黄、熟地黄各 30g，独活 15g，狗脊 50g，秦艽 20g，白芍 30g，炒白术 30g，怀山药 30g，甘草 30g，自然铜 6g，小白花蛇 1 条。30 剂，每日 1 剂，慢火水煎，日分多次少量服下。同时配合服用补肾通督胶囊。

半年后再见患者时，其兴高采烈之情洋溢其表，反馈其生活已基本自理，僵硬程度已有大的改善，背部较治疗前略为挺直，行动转身之间比先前略有灵活，痛楚感已基本消失，人已略显丰满。

通过疗效，患者说和家人看到治愈的希望了，不论药再贵、时间再长都要坚持。我告知此是慢性疾病也，治疗时间较长，需一年左右方能痊愈。患者坚定地说有充足的准备，只要能治愈，两年也行，三年也行。原方改为丸剂续服。

随访：通过近几个月服用丸剂病情已基本稳定，嘱其再服丸药直至彻愈。

按：此病治疗原则就是补脾益气、补肾填精、通督强腰、活血通瘀、祛风镇痛。扶正固本，用药要重，服药要轻，轻重缓急，分步进行；否则药力不够，损伤脾胃，不但达不到补肾填精，强腰壮骨的目的，反而会犯虚虚之戒，和实实之误，越补越实、越实越虚，以致越治越重的现象。只有坚守效方，重药轻投，以时间换空间，才能达到质的变化，最后取得治愈的效果。

【验案3】罗某，男，32岁。2016年1月16日初诊。

病史：患者因强直性脊柱炎兼鼻炎从外地来永福堂中医馆寻求中医治疗。我告知强直性脊柱炎治疗比较慢，要长期吃药，患者答曰知道，希望先治疗鼻炎，此病也时间长了，遇冷和感冒就犯，鼻塞，流浓涕，额痛。

刻诊：患者舌淡苔薄白，脉象沉弱无力，腰困脊骨疼痛，人瘦弱。饮食二便基本正常。辨证为风寒袭肺，郁久化热，脾肾两虚，督脉不充。治则清热宣肺，补肾强督。

处方：牛黄粉30g，生麻黄30g，鹿角胶100g，龟甲胶100g，阿胶60g，鹿茸30g，西洋参60g，金毛狗脊60g，骨碎补60g，自然铜60g，鸡血藤60g，生黄芪100g，当归60g。打粉装胶囊，每日3次，每次5粒。

患者服药1个月后鼻炎痊愈。1年后强直性脊柱炎好转稳定。

按：此案鼻炎和强直性脊柱炎是久病致虚，不同一般的外感，所以不能仅祛寒解表，宣肺理气；要补肾强骨从本治之，且鼻通督脉，督脉不充，肺气不宣，易感外邪。故要补督脉，强肾骨才能治好鼻炎。

我临床上对慢性鼻炎喜欢从督脉入手治之，效果还是不错的。此案以补肾强精丹合阳和汤加减，兼补气血，标本兼治，所以收效。

陈氏通补汤治疗腰痛

妇人腰骶酸痛，检查结果正常，日轻夜重，越睡越腰痛，起床活动后缓解。

处方：苍术 12g，黄柏 12g，怀牛膝 15g，薏苡仁 30g，续断 15g，杜仲 15g，黄芪 30g，菟丝子 15g，补骨脂 15g，枸杞子 15g，巴戟天 15g，当归 10g。（巩和平医案）

四神煎合平胃散加减治疗脑梗腿痛

【验案】邢某，女，58 岁。

病史：患脑梗死已有 1 年多，左侧肢体行动不便，经康复锻炼，在丹东泡温泉 3 个多月疗养，游泳一个冬天，结果今年立春后，左腿痛，左侧膝关节轻度肿胀，有积液。

刻诊：患者舌淡白苔厚腻，因是网诊脉象不详。饮食二便基本正常。根据症状辨证为寒湿瘀滞，气虚血瘀。

处方：四神煎合平胃散加减。生黄芪 150g，石斛 60g，远志 40g，怀牛膝 30g，穿山龙 50g，羌活 10g，苍术 30g，陈皮 30g，厚朴 10g，茯苓 50g，炒白术 30g。10 剂，水煎服，日 3 次。

随访：10 天后患者反馈腿已经不痛，肿胀积液消失，左侧肢体功能大有好转。效不更方，嘱此方再服 10 剂。

学生程奕斐按：患者体质脉象不详，但舌质淡白苔厚腻提示有湿浊内盛无疑，故脑梗死多半因湿浊阻滞脉络而致。膝关节肿胀在冬泳后出现，结合舌象，考虑为外感于寒内有湿浊，寒湿凝滞，流注关节，积而成液，日久而肿。此症中医名为鹤膝风。

四神煎乃治疗膝关节积液之专方，具有补气养阴祛痰消肿之功，因无明显热象故去金银花不用，此则治标。平胃散为治疗寒湿内滞之经典方剂，具有燥湿运脾之功，苍术一味气味雄烈，去湿则周身无处不到；陈皮用至 30g，增强理气之效，气行则湿亦行。古语有“治湿不利小便非其治也”，故用茯苓使湿从小便而去，脾主运化水湿；白术健脾厚土，结合苍术一个运一个补，恢复脾土运湿之功；羌活乃风药，具有祛风胜湿之效，穿山龙活血通脉。

前方治关节积液之标，后方调湿浊内盛之本，两方合用紧扣病机，且量大效专，实为不二妙法！

四神煎合独活寄生汤治疗膝关节积液

【验案】患者，男。

刻诊：因膝关节滑膜炎引起水肿，伴有剧烈疼痛，每天要靠吃布洛芬止痛，医生不建议抽水，在家静养；痛得受不了，每天睡觉都要先摆好姿势不能移动，睡着后稍微移动就能疼醒。患者舌苔厚如积雪，脉沉弱无力。面白胖，左膝部明显肿大，不能移动。

处方：王幸福书中四神煎原方原量。即黄芪240g，金银花30g，川牛膝120g，远志120g，石斛120g。1剂，水煎服。

特别注意临睡前服下，覆被勿见风，同时用保鲜膜扎紧膝关节部位取汗。

第二天去看患者，患者很高兴反馈，昨天晚上痛得不是很严重，能够忍受。出汗特别多，早上起来床单上都印出了一个人形，关节处所敷薄膜里也全是水；夜里有便意，实在忍不住就去大便，结果泄出去很多水，膝关节处明显看出肿已消了大半，用手揉不太痛了。只是药太难喝，喝完后忍不住想吐。我告知这是远志矾味重刺激肠胃引起的，不要担心，因为还有水肿，建议再喝1剂，患者同意了。

配药时有些忐忑，如此大汗是否会出问题？但是王老师书中提到病情严重的可用至两三剂，这都是名医传下的经验，应当无恙。一夜心中紧张。第二天一早就去看患者，结果患者说昨天夜间出的汗并不多，还是上一次厕所，泄出很多水，想吐但忍着没有吐出来。

看来此方可以使用2～3次，第二次出汗不多也许是因为此方对排湿有调节的作用，并非一味大汗淋漓。真是好方。

观患者水肿已消，膝关节已能弯曲，痛减，可以扶着拐杖走路，舌苔由厚如积雪变成苔白腻，脉象依旧沉弱。转方独活寄生汤，温阳利水活血化瘀。

处方：独活45g，桑寄生30g，当归30g，党参30g，茯苓30g，杜仲30g，怀牛膝30g，细辛30g，秦艽30g，肉桂15g（因原方用桂心30g，气味俱薄，而肉桂偏燥，气味俱厚，所以减量），防风30g，川芎30g，甘草30g，芍药30g，干地黄30g。15剂，水煎服，日3次。

患者15剂药服完已能走路，只是稍微还有些僵硬，告愈。

治疗鹤膝风专方

王文鼎与名医岳美中均对《验方新编》中的四神煎治疗鹤膝风极为推崇。王氏云："鹤膝风，膝关节红肿疼痛，步履维艰，投以四神煎恒效。"岳氏亦云："历年来，余与同人用此方治此病，每随治随效，难以枚举。"

根据两位专家经验，四神煎治疗鹤膝风的药方量为生黄芪240g，川牛膝

120g，石斛120g，远志120g，金银花30g。

同时要求“要保证药质药量，不可随意增多或减少”。用水十碗，先将前四味药煎熬，待煎至两碗水时，加入金银花，再煎熬成一大碗。临睡前，空腹一次服下，全身大汗，听其自止。用毛巾把汗擦干，搓揉全身。“一般的用一剂药，就可以肿消病愈，严重的两三剂就行了。患者空腹吃下药去，要出大汗，尤其身体虚弱的患者，方中用了大量黄芪，补了气，止了汗，防止了虚脱。”

无独有偶，明末清初的名医傅青主，也有大剂黄芪治疗鹤膝风的特效方，在其后人为之整理的《石室秘录》中做了详细介绍。

药用黄芪三两，肉桂一钱，薏苡仁四两，茯苓二两，白术二两，防风五钱，水十余碗，煎二碗，分作二服。上午一服，临睡服，服后以厚被盖之，必出大汗，不可轻去其被，令其汗自干而愈，一服可也，不必再服。

傅氏认为：“此方妙在黄芪以补气，盖两足之所以能动而举步者，气以行之也。今鹤膝之病，则之气虚不能周到，行步自然艰难。今用黄芪三两，则气旺矣，又佐之肉桂以通其气，防风以散其邪，始相恶而相济，白术，薏苡仁以去寒湿之气，邪气去则正气自固，此所以速成也。若以为人不能受，畏而不用，则反害之矣。”

治疗鹤膝风，尽管两方配伍不同，但均以黄芪为君，如此大剂用之，古今实为罕见，其效亦卓然，可供借鉴。我在临床上经常用此方治疗双膝关节肿大，疗效斐然。

【验案】患者，女，65岁。

病史：患者双膝肿大，疼痛难忍，步履艰难，求治于余。

刻诊：患者白胖，略高于常人，脉沉涩，舌淡白，苔略厚，饮食二便基本正常。诊断为鹤膝风。

处方：四神煎。生黄芪240g，川牛膝120g，石斛120g，远志120g，金银花30g。1剂。

服用方法：用水十碗先将前四味药煎熬，待煎至两碗水时，加入金银花，再煎熬成一大碗。临睡前，空腹一次服下，如全身大汗，听其自止。同时用塑料薄膜把双膝部包裹扎紧，勿透气。

患者服药后当晚全身略出汗水，但双膝出汗特多，一昼夜闷湿难受。第二天解开塑料薄膜，双膝已恢复如常，患者一看惊喜万分，直叹神药。

此为内外兼治，内服补气托表，外用局部封闭取汗，故立收捷效。后以此药加工成蜜丸给患者善后，痊愈。

温胆汤合血府逐瘀汤加减治疗疑难杂症

【验案】石某，女，64岁。

病史：患者主诉全身肌肉抖动，嘴里也有抖动感，手抖得更厉害，感觉记忆力下降，偶有心烦烘热，每天饭后感觉很困，大便不成形，每天一次，但一放屁就有想大便的感觉。西医诊断为脑萎缩，在河南某医院治疗半月有余，症状无有改善，介绍其来西安寻余治疗。

刻诊：患者中等身材，面略黄色泽润，舌边有齿痕，舌根处苔厚黄腻，脉浮滑。辨证为久病脾虚湿盛，瘀久化火生风。

处方：温胆汤合血府逐瘀汤加减。天竺黄30g，法半夏15g，陈皮12g，茯神30g，桃仁10g，红花10g，当归12g，白芍30g，川芎10g，生地黄30g，桔梗10g，怀牛膝10g，柴胡10g，枳壳12g，生甘草30g，蜈蚣3条，全蝎3g，钩藤15g，煅牡蛎30g。7剂，水煎服，日3次。

复诊：1周后，患者反馈现在身上抖动已经停止，只有右手还稍微有些抖动，要求继续服药。续方7剂。

按：此案用温胆汤祛痰化火，血府逐瘀汤改善神经症状，蜈蚣、全蝎、钩藤、煅牡蛎息风止痉。方证对应，故收效较速。

柴芍龙牡汤合五苓散加麻黄治疗手抖、多梦

【验案】患者，女，14岁。

患者双手静置时微微发抖，用力时抖动加剧；精细动作抖动剧烈，如拿镊子拿东西。最早出现这种情况约为一年前，时好时坏；怕热，易出汗。别人感觉合适的温度，自己觉得热，一热就出汗，暴躁。嗜睡、梦多，白天犯困、易抑郁、思虑较多、烦躁、焦虑、精神疲倦、易怒。

处方：桂枝30g，白芍30g，生姜10片，大枣10枚，生甘草15g，泽泻30g，生白术30g，猪苓30g，柴胡6g，生龙骨30g，生牡蛎30g，玉竹15g，生黄芪30g，茯苓30g，麻黄3g。

肾着汤合活络效灵丹治疗椎间盘突出

【验案】闵某，男，46岁。2021年5月18日初诊。

刻诊：患者椎间盘突出，腿麻痛，人消瘦，左寸不足关尺浮软，右弦滑，舌淡苔白。

处方：淫羊藿30g，威灵仙30g，骨碎补15g，杜仲30g，干姜30g，茯

苓 30g，麸炒白术 25g，生甘草 15g，制乳香 10g，制没药 10g，丹参 30g，当归 10g，怀牛膝 10g，苍术 25g，生黄芪 30g。7 剂，水煎服，日 3 次。

活络效灵丹、肾着汤、二仙汤合用治疗腰椎间盘突出

【验案 1】刘某，男，44 岁。2021 年 5 月 18 日初诊。

刻诊：患者腰椎间盘突出，第 4、5 腰椎骨质增生，舌淡苔白。

处方：活络效灵丹、肾着汤、二仙汤。干姜 30g，茯苓 30g，茯神 30g，麸炒白术 30g，生甘草 10g，补骨脂 30g，骨碎补 30g，当归 10g，丹参 30g，制没药 10g，制乳香 10g，细辛 3g，五味子 10g，淫羊藿 30g，仙茅 10g。7 剂，水煎服，日 3 次。

【验案 2】刘某，女，69 岁。2021 年 5 月 18 日初诊。

刻诊：患者腰椎间盘突出近一年，第 3～5 腰椎椎管狭窄，腰腿疼麻困，五更泻，寸关浮滑，尺不足，舌淡苔白略厚。

处方：干姜 30g，茯苓 15g，白术 50g，生甘草 10g，淫羊藿 45g，仙茅 10g，杜仲 30g，续断 15g，骨碎补 30g，补骨脂 30g，威灵仙 15g，老鹳草 15g，川牛膝 10g，丹参 30g，当归 10g，制没药 10g，制乳香 10g，茯神 15g，苍术 15g，生黄芪 30g，陈皮 10g。15 剂，水煎服，日 3 次。

活络效灵丹治疗外伤水肿

【验案】患者，女，79 岁。

病史：患者摔伤，脑部缝了 7 针，后引起整个面目水肿。服用 3 剂药患者脸部水肿消退。

处方：丹参 30g，三七块 15g，益母草 45g，泽兰 15g，栀子 10g，制乳香、制没药各 10g。3 剂，水煎服，日 3 次。

按：活络效灵丹为什么不用当归而换成了三七？应用活络效灵丹的方义，活血化瘀止痛，换当归为三七更增活血止血止痛之功，益母草、泽兰相须为用，利水消肿活血引水下行，栀子具有消肿清热之用。

独活寄生汤治疗腰痛

【验案】患者轻度肾功能异常（肌酐 110mmol/L），肥胖（身高 167cm，体重 96kg），高血压（服降压药控制在 100～140mmHg/65～90mmHg），心率偏快（每分钟 90 次），腰椎间盘突出症腰痛 1 个月，脉细数，有肾结石及痛

风病史。

处方：独活寄生汤。其中独活开了60g。

患者服药两次后，反馈腿不痛了，腰也好了大半，人也很精神。

彭坚肩周炎治疗验方心得

《辨证录》双臂肩膊痛方：当归90g，白芍90g（养血和营通脉），柴胡15g，陈皮15g（行气），羌活9g，秦艽9g（祛风），半夏9g，白芥子9g（化痰），附子3g（启阳）。

肩凝证（俗称“五十肩”）的发病率非常高，我对这个病始终关注着，经常为长期找不到特效治疗的方药而烦恼。直到读陈士铎的《辨证录》，得“双臂肩膊痛方（归芍肩凝汤）”，才感觉找到了对证的方药。后来又参考了李可的运用经验，从此对这个病有了相当的把握。患者一般服用7剂就能够缓解十之八九。

李可在原方基础上，加生黄芪120g益气运血，加桂枝尖15g载药直达病所，加止痉散（全蝎3g，蜈蚣4条）研粉冲服，入络搜剔，更加桃仁、红花、地龙活血。

我的理解则很简单，这首处方的设计的确颇有特色：养血的当归、白芍剂量用到90g之多，超出常规剂量的10倍，肯定是主药。而附子的剂量仅仅3g，是当归、白芍的1/30，以其启动阳气，不去喧宾夺主。整首处方以和血养血、祛风化痰为治，而前者的剂量远远大于后者。虽曰治疗双臂肩膊疼痛，但并没有一味用于止痛的药。不止痛而痛自止，这就是制方者的高明之处。李可老师的加减法，融合了黄芪桂枝五物汤、止痉散、补阳还五汤三方在内，加强了益气活血通阳止痛的效果，但改变了原方的思路。

大剂量的当归、白芍有明显的致泻作用。但根据我的观察，大部分肩周关节炎患者都有大便秘结的症状。服药后一两天，每日大便5～6次，拉出油一样的黏便，证明风痰由下而去，疼痛很快缓解。既往大便溏稀者可加神曲10g，以免泻利过度。

四物汤合五苓散加专药治疗骨质疏松

【验案】董某，女，29岁。2021年6月3日初诊。

刻诊：患者骨密度低，骨质疏松，眠差改善，脉右浮软，左沉软细，舌淡苔白嫩中，有裂纹，肤白瘦削。

处方：生黄芪60g，当归25g，熟地黄45g，川芎10g，白芍15g，怀山药30g，山茱萸30g，补骨脂15g，自然铜10g，杜仲15g，生白术45g，淫羊藿30g，香附10g，升麻20g，鸡内金15g，五味子30g，鹿角霜15g，肉桂10g，茯神45g，猪苓15g，泽泻15g，骨碎补30g，接骨木15g。

桂枝加葛根汤治疗颈椎病

【验案】患者，女，45岁，双手麻木。

处方：桂枝30g，白芍30g，生姜30g，大枣12g，甘草20g，葛根60g，羌活15g，续断15g，狗脊15g，骨碎补30g，杜仲15g，红花6g，川芎15g，丹参15g。（周厚田医案）

鸡鸣散治疗腿痛

【验案】患者，女，69岁。腿凉，肿，痛，脉沉有力。

处方：焦槟榔12g，茯苓30g，苍术10g，苏梗10g，紫苏10g，薏苡仁30g，防己10g，桔梗5g，吴茱萸6g，黄柏10g，牛膝15g，丹参30g，赤芍30g，石斛30g。（许斌医案）

鸡鸣散治水肿案

【验案】患者，女，46岁。2020年11月21日初诊。

病史：患者双下肢浮肿多年，曾就诊排除了心肝肾疾病；素来入睡困难，多梦，醒后难以入睡；以前怕冷，不易出汗，最近几年怕热易出汗；近两三年有时右腹部疼痛；年轻时脾气暴躁，近几年好转；偶有心慌出汗；月经、胃纳、大便正常。最近数月左肩疼痛，活动受限。

刻诊：患者舌偏紫，苔薄白，脉偏弦。

处方：柴胡9g，赤芍9g，枳壳9g，甘草5g，红花9g，桃仁9g，牛膝9g，生地黄12g，川芎9g，桔梗6g，醋龟甲30g，醋鳖甲30g，炒酸枣仁30g，柏子仁30g。7剂，水煎服，每日2次。并针刺治疗左肩周炎1次，针刺后症状明显好转。

二诊：2020年11月28日，患者反馈病症无明显改善；舌偏紫，左脉弱涩，右弦。

处方：槟榔9g，陈皮9g，木瓜9g，吴茱萸4g，桔梗9g，生姜9g，紫苏9g，柏子仁30g，酸枣仁30g。7剂。

三诊：2020年12月5日，患者反馈药后睡眠基本正常，双下肢浮肿减轻；舌偏紫，左脉弱涩，右弦。守二诊方，加益母草15g，泽兰15g，车前子

30g。7剂。

四诊：2020年12月12日，患者反馈双下肢浮肿减轻，眠安；舌偏紫，左脉弱涩，右弦。守三诊方，加白芥子9g。7剂。

五诊：2020年12月19日，患者下肢已看不到浮肿，患者说白天已经不浮肿了，但到晚上还有一点；舌偏紫，左脉弱涩，右弦。守四诊方，加桂枝6g，柴胡9g。7剂。

按：鸡鸣散出自《朱氏集验方》卷一，原文谓："鸡鸣散，治脚气第一支药，不问男女皆可服。如人感风湿，流注脚足，痛不可忍，用索悬吊，叫声不绝，筋脉肿大。槟榔七枚，陈皮、木瓜各一两，吴茱萸二钱，桔梗半两，生姜（和皮）半两，紫苏茎叶三钱。上为粗末，分作八服。隔宿用水三大碗，慢火煎，留碗半，去滓，留水二碗，煎滓取一小碗。两次以煎相和，安顿床头，次日五更分二三服。只是冷服，冬月略温亦得，服了用饼饵压下。如服不尽，留次日渐渐吃亦可。服此药至天明，大便当下一碗许黑粪水，即是元肾家感寒湿，毒气下来也。至早饭前后，痛住肿消，但只是放迟迟吃物，候药力过。此药不是宣药，并无所忌。"读原文，鸡鸣散所主治的"脚气"似乎是现代医学的痛风。后世则有用鸡鸣散治疗水肿的案例，我最早了解鸡鸣散则是通过宋孝志教授的医案。本案患者下肢水肿多年，但没有查出病因，初用血府逐瘀汤治疗无明显效果，后改用鸡鸣散逐渐获效。然鸡鸣散的组方与所主治病症的病机还有待更进一步的研究。

巩和平按：鸡鸣散也是治疗喉头水肿，青霉素过敏之好方。

真武汤合当归芍药散合鸡鸣散加减治疗阳虚腿肿

【**验案**】夏某，女，60岁。

病史：患者主诉近日上下眼睑肿，小腿肿，特别是小腿感觉痛僵硬不舒服，按之没指，有高血压病史，没有用药；其职业有长期受风寒侵袭和熬夜的环境，工作比较辛苦。

刻诊：患者身材瘦小，面色暗黄，血压在正常范围，心脏无自觉不适，吃饭大小便尚可；舌淡白，苔白腻，脉象双寸尺细弱关弦。

处方：真武汤合当归芍药散合鸡鸣散加减。附子（另包，先煎）10g，白芍12g，白术15g，茯苓20g，生姜4片，甘草5g，当归15g，川芎10g，泽泻12g，紫苏15g，陈皮10g，吴茱萸7g，槟榔15g，桔梗10g，生薏苡仁20g，木瓜15g，山茱萸15g，桂枝5g，生麻黄2g。4剂，水煎服，日3次。

复诊：患者服药4剂后，反馈喝完后腿发热，感觉有一股热气从大腿走到脚底，腿也没有以前僵硬了，也不肿了。但还怕冷，腿已经不凉了，上下眼睑亦不肿了，唯有干一天活后，踝关节处有一点痛有一点肿，要求再服几次药。诉说近几日口苦，于是去上方生薏苡仁、桂枝，加柴胡 12g，龙胆草 3g，又开 2 剂。

随访：十余天后回访说只吃了一次药诸症消失，剩下一剂药未服。

按：此人有高血压病史，眼睑肿、小腿肿，怀疑系高血压导致的肾系疾病，建议先去做相关检查，但患者不允，要求先用中药试试。症因怕冷，舌淡苔白腻，中医诊断为阳虚水泛，经络瘀阻；不通则痛，不行则肿，故用真武汤温阳化水，辛温散寒。水肿多有水和血的矛盾，所以用当归芍药散解决血与水的矛盾。最后又加入了行气降浊，化湿通络，治疗足胫肿无力的鸡鸣散，包括槟榔七枚，陈皮、木瓜各一两，吴茱萸二钱，桔梗半两，生姜（和皮）半两，紫苏茎叶三钱。三方合用，收到理想效果。

附子理中汤、肾着汤合五苓散治疗下身寒湿、尿频

【验案】李某，男，63 岁。2021 年 7 月 13 日初诊。

刻诊：患者下半身寒湿，出冷汗，尿频，脉弦滑硬，舌淡胖苔薄白。

处方：附子理中汤、肾着汤合五苓散。制附子 6g，党参 30g，干姜 30g，麸炒白术 30g，生甘草 30g，骨碎补 30g，茯神 30g，猪苓 15g，泽泻 15g，肉桂 10g，生黄芪 120g，陈皮 10g。3 剂，水煎服，每日 1 剂。

葛根汤、芍药甘草汤合解痉散治疗怪病

【验案】患者，曹某，男，16 岁。2021 年 7 月 4 日初诊。

患者为好友亲戚，突然患怪病，头偏向一边，时时咬牙吐舌，在医院进行 CT 检查，未发现异常，医生怀疑为脑炎，一家人吓作一团，求救于我，并拍视频传于我。

我看后只问一句，可有发热，下利，或呕吐，或汗后吹冷风，便知分晓。

而后经过四诊如我所判，旋即带回家中针灸治疗，患者症状稍减。开药 3 剂，嘱咐孩子及家人不用怕，夜里服一剂药天亮便可如常人，最多不超 3 剂，必愈。

处方：葛根汤、芍药甘草汤合解痉散。加川芎、羌活、僵蚕，取止痉散之意，加酒，以助升阳发散，解肌之功。

第二天早上一早打电话来反馈说患者已愈如常人。

按：当今医患关系较为紧张，对于患者非信任者不医、心中病机不明者不接，免得贻误病情。（周厚田医案）

治疗腰椎间盘膨突

【**验案**】黄某，女，64岁，农民。2017年7月13日初诊。

病史：患者主诉乏力明显，膨突、突出混合型，腰腿痛半年。

刻诊：患者走路颠簸，痛苦面容，舌淡，苔白腻，齿痕，双尺脉沉无力。辨证为脾肾两虚。治则益气健脾，温补肾阳。

处方：黄芪30g，炒白术25g，茯苓25g，丹参25g，熟地黄15g，木瓜15g，鸡血藤30g，甘草10g，威灵仙30g，淫羊藿15g，仙鹤草30g，川续断15g，狗脊15g，骨碎补15g，杜仲15g，川牛膝15g，怀牛膝15g，土鳖虫6g，独活15g，桑寄生15g，肉桂10g，制附子15g，透骨草15g，甘草10g。

二诊：7月20日，患者自诉感觉腰腿痛明显减轻，走路基本不颠簸，浑身有劲，舌质淡，舌苔微腻。效不更方，守方继续服用共28天，临床症状消失，浑身有劲，停药观察。

处方：足跟痛方合活络效灵丹。即六味地黄丸加龟甲30g，威灵仙20g，川芎12g，茜草12g。

按：此患者诊断为脾肾两虚，黄芪、炒白术、茯苓、甘草益气健脾；合丹参、土鳖虫，活血利水能消除神经节水肿，且肌肉强健有力；加三仙汤和独活寄生汤、督脉用药，达到补肾强督壮骨之效，固体培元，脾肾之气充盈，故能痊愈。（周厚田医案）

龙胆泻肝丸、肾着汤、左金丸治疗腰椎疼痛

【**验案**】李某，男，43岁。2021年8月5日初诊。

刻诊：患者腰椎间盘突出，尾椎骨疼痛，腰椎疼痛，汗多，胃胀，眼涩流泪，便黏，口黏，脉弦滑，舌淡苔白腻，舌缨线。

处方：栀子10g，龙胆草10g，黄芩15g，当归12g，杜仲30g，生地黄15g，泽泻30g，续断30g，木通10g，生甘草10g，车前草30g，柴胡15g，生白术30g，干姜15g，茯苓30g，黄连10g，淫羊藿30g，木香10g，防己10g，吴茱萸3g。

跟诊治疗癫痫等疑难杂症、重症体会

观摩学习王幸福老师坐诊，发现王老师治疗疑难杂症、重症确实有一套

真本领。

患者一，驻马店的小伙子，肌肉窜疼，王老师用四神煎，重用黄芪 120g 治疗。患者服药 1 个月后，疼痛间隔延长、范围缩小，就继续调理。这位患者很聪明，知道中药调理较为安全，不正确治疗会发展成肌肉萎缩、强直性脊柱炎。

患者二，癫痫病，服药 1 个月癫痫没有发作。王老师说继续调理，如果 3 个月不发病就可以确定痊愈。我真是不敢相信，癫痫病竟然可以用中药治疗好。

患者三，63 岁，静脉曲张，服药 1 个月症状明显改善。原来我一直认为器质性病变西医擅长治疗，功能性疾病中西药擅长调理。通过这个病例，我知道中医也可以治疗器质性病变。

患者四，济宁的姑娘，22 岁，一直低热。医院检验没有发现任何病变，辗转各处都没办法治疗。后来按抑郁症治疗，服用抗镇定药物，不但症状没有缓解，反而记忆力严重减退，像个老年人一样丢东忘西的。原来，她的病因是经期淋雨把月经激回去了，第二天洗头又没有及时吹干而感冒，从此以后就开始发低热了。王老师对我说，她这是寒湿，郁而发热，用三仁汤加减治疗。王老师对我反复强调，一定要辨证论治，不要生搬硬套，一见持续低热就用青蒿鳖甲汤加地骨皮、银柴胡。如果患者是阴虚发热当然可以，而这位患者舌头淡白，舌苔白腻就属于痰湿体质，郁而发热，就要用三仁汤加减健脾化湿。1 个月后，患者复诊，低热明显减轻，能吃饭了，体重增加了 2.5kg，抗抑郁药已经减半，继续服药调理，争取不吃抗抑郁药。（黄锦凌）